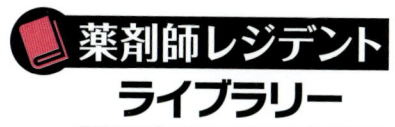

臨床精神薬学

名城大学薬学部教授　野田幸裕　編
東邦大学薬学部教授　吉尾　隆

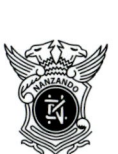

南山堂

●編　者

野田　幸裕　　名城大学薬学部病態解析学Ⅰ　教授
吉尾　　隆　　東邦大学薬学部医療薬学教育センター臨床薬学研究室　教授

●執筆者（執筆順）

天正　雅美　　医療法人北斗会 さわ病院薬剤部　部長
三輪　高市　　鈴鹿医療科学大学薬学部臨床薬学センター　教授
野田　幸裕　　名城大学薬学部病態解析学Ⅰ　教授
吉見　　陽　　名城大学薬学部病態解析学Ⅰ
吉尾　　隆　　東邦大学薬学部医療薬学教育センター臨床薬学研究室　教授
馬場　寛子　　医療法人社団明照会 常盤病院薬剤部　主任
毛利　彰宏　　名城大学薬学部病態解析学Ⅰ　助教
桑原　秀徳　　医療法人せのがわ 瀬野川病院薬剤課
坂田　　睦　　医療法人井上会 篠栗病院薬剤室　室長
椎　　　崇　　学校法人北里研究所 北里大学病院薬剤部
梅田　賢太　　財団法人創精会 松山記念病院診療部薬剤課　課長
橋本　保彦　　神戸学院大学薬学部臨床薬学部門　講師
宇野　準二　　桶狭間病院藤田こころケアセンター薬剤部　部長
石動　郁子　　医療法人社団大藏会 札幌佐藤病院薬局　薬局長
倉田なおみ　　昭和大学薬学部薬物療法学講座薬剤学部門　准教授
八島　秀明　　群馬大学医学部附属病院薬剤部
女屋　朋美　　群馬大学医学部附属病院薬剤部
松本友里恵　　名城大学薬学部病態解析学Ⅰ
齋藤百枝美　　帝京大学薬学部実務実習研究センター　准教授
加瀬　浩二　　医療法人静和会 浅井病院薬剤部　課長

発刊によせて

　自殺・うつ病等対策プロジェクトチームの報告によると，自殺者は1998年に3万人を超え，現在までほぼ同じ水準で推移している．自殺の主な原因は経済・生活問題に次いで，うつ病である．厚生労働省は2011年の医療法改正で，患者が多く，緊急性が高い「がん，脳卒中，心筋梗塞，糖尿病」に加えて，「精神疾患」を「五大疾病」の1つとした．2009年のデータによると精神疾患患者数は323万人となっており，がん患者数152万人，糖尿病患者数237万人と比べてはるかに多い．そのうち，入院患者数は約35万人である（2006年）．日本では平均在院日数が298.4日であるのに，先進諸外国では18.1日である（2005年）．精神疾患患者の社会復帰と医療費抑制のために厚生労働省は早期退院，在宅療法を促進している．
　精神疾患の基本的治療は心理行動療法と薬物療法である．上記のような社会状況であるので，在宅の精神疾患患者の薬物療法を適切に行うため，精神科専門薬剤師のみならず，すべての薬剤師の寄与が欠かせない．しかし，精神疾患を診断するためのバイオマーカーがまだなく，薬物の効果，副作用を客観的に評価することができないため，薬物の選択や用量設定が難しい．さらに医療現場では抗精神病薬の多剤併用大量処方が日常的に行われている．そのため錐体外路症状，過鎮静などの副作用によって患者のQOLが著しく損なわれている．また，抗精神病薬や抗うつ薬に難治性の患者や，ベンゾジアゼピン系薬物による常用量依存などの問題もある．このような困難な状況を克服し，患者のQOLを向上するために薬剤師の資質が問われる．
　この度，薬剤師レジデントライブラリー「臨床精神薬学」が発刊されることになった．本書は精神科薬剤師業務をサポートするために南山堂から刊行された日本病院薬剤師会監修「薬剤師の強化書　精神科薬物療法の管理」よ

りも基本的な内容まで網羅し，精神科薬剤師業務を始める病院薬剤師のみならず，精神科領域の初学者にもわかりやすく作られている．薬剤師の薬物療法における役割は，医薬品の適正使用である．薬物の効果や副作用をモニタリングして，安全で適切な療法を提供し，患者のQOLを向上させねばならない．薬物の効果や副作用を各種の評価尺度を利用し，また患者をしっかりと観察して評価し，安全で適切な処方の提案などを通して，安全で適切な薬物療法を推進するため，本書は精神疾患の薬物療法に初心者である薬剤師にとっても良いガイドブックとなるであろう．

2013年2月

NPO J-DO 医薬品適正使用推進機構　理事長
名城大学薬学部地域医療薬局学講座　特任教授

鍋島　俊隆

序

　うつ病や統合失調症などの「精神疾患」患者は年々増え，「がん」，「脳卒中」，「心筋梗塞」，「糖尿病」の「4疾病」をはるかに上回っており，厚生労働省は，重点的に対策に取り組んできた「4疾病」に「精神疾患」を新たに加えて「5疾病」とする方針を決めている．今後，ますます精神科医療が注目され，精神科薬剤師の役割に大きな期待がかかるものと思われる．精神科専門制度が導入されて以来，これまで5年間に認定された精神科専門薬剤師は21名（平成24年4月現在），精神科薬物療法認定薬剤師は223名（平成24年10月現在）となっており，精神科領域を担当する病院薬剤師のエキスパートは年々増加しつつある．

　一方で，保険薬局薬剤師などの非専門薬剤師にも精神科処方を熟知した対応が求められているが，その対応で悩む薬剤師は少なくない．精神科薬剤師をサポートする書籍として南山堂から，精神科領域における標準的な薬剤師業務を解説した『薬局』臨時増刊号「精神科薬剤師業務標準マニュアル」や精神科患者への服薬管理に役立つ強化書（教科書）として『薬剤師の強化書　精神科薬物療法の管理』が発刊されている．両書籍は，あるレベルにまで到達している読者にとって大変有用な書籍ではあるが，初学者にとってはハイレベルな解説になっている部分もある．その他，精神疾患を扱う書籍としては，病態生理学や薬理学などの基礎的な解説はあるが，精神疾患に特化した病態と治療を統合した臨床的な「治療学」に関するものは見あたらない．

　本書では，最初に精神科領域で扱う疾患の分類と薬物（向精神薬）の基本的な作用機序について解説している．次いで臨床で遭遇する13精神疾患に加え，一部の神経疾患の病態，成因，治療方法や治療薬の作用点を示したイラストを掲載し，視覚的に示すことで，理解と知識の定着を図ることができ

るようにした．ケーススタディにおいては，なぜその薬を投与するのか，服薬説明のポイント，注意すべき副作用などを解説している．それ以外にも，がん疾患での緩和医療における向精神薬の使い方，心理教育と服薬指導，薬効・副作用の評価方法，精神保健福祉法についても臨床系薬学教員を中心に医療現場で実際に業務を行っている専門性の高い薬剤師が協力して解説を加えた．薬学的知識としては，かなり基本的な内容から最新の情報まで広く，しかも非常にわかりやすくコンパクトに書かれている．したがって，これから精神科領域に携わろうとする薬剤師や薬学生にも最適のテキストになるものと思われる．臨床現場における参考書としてだけでなく，薬学教育にも活用していただけると幸甚である．

2013年2月

名城大学薬学部　教授　**野田幸裕**
東邦大学薬学部　教授　**吉尾　隆**

CONTENTS

序章　精神科薬物療法の管理

1●精神科薬物療法が抱えている問題点 ……………………………… 2
2●精神科薬物療法の管理 …………………………………………… 4
　情報の収集と提供　4
　処方適正化への関与　5
　クロザピン投与への関与　5
　ベンゾジアゼピン常用量依存を予防するために　6

〈天正雅美〉

Chapter 1　精神疾患・向精神薬の基本

1●精神科の疾患分類 ………………………………………………… 10
　精神疾患とは　10
　精神症状　10
　精神疾患の分類　11
　主な精神疾患：ICD-10　精神および行動の障害　12
　症状性を含む器質性精神障害　12
　統合失調症，統合失調型障害および妄想性障害　16
　気分・感情障害　17
　神経症性障害，ストレス関連性障害　19
　生理的障害および身体的要因に関連した行動症候群　21
　成人の人格および行動の障害　22
　知的障害（精神遅滞）　23
　心理的発達の障害　24
　小児期および青年期に通常発症する行動および情緒の障害　24
　パーキンソン病　25

〈三輪高市〉

2●向精神薬の分類と作用メカニズム ……………………………… 27
　抗精神病薬　28
　抗うつ薬　33
　気分安定薬　38
　抗不安薬　41

睡眠薬　45
　　精神刺激薬　48
　　抗パーキンソン病薬　51
　　認知症治療薬　57
　　抗酒薬　62

〔野田幸裕，吉見　陽〕

Chapter 2　精神疾患における薬物療法の基本

1・統合失調症 …………………………………………………… 66
　　精神医学の基本　66
　　治療薬　78
　　薬物治療　84
　　典型的な処方とその解析　86
　　服薬指導の留意点　87
　　第二世代（非定型）抗精神病薬の薬学的管理　89

〔吉尾　隆〕

2・気分障害：うつ病・躁うつ病 …………………………… 104
　　精神医学の基本　104
　　治療薬　110
　　薬物治療　120
　　典型的な処方とその解析　127
　　服薬指導の留意点　130

〔野田幸裕〕

3・心因性精神障害 …………………………………………… 132
　A　神経症　132
　　精神医学の基本　132
　　治療薬　136
　　薬物治療　150
　　服薬指導の留意点　155

〔吉尾　隆〕

B 心身症　156

精神医学の基本　156

治療薬　159

薬物治療　161

服薬指導の留意点　162

（吉尾　隆）

C 人格障害　163

精神医学の基本　163

治療薬・薬物治療　173

典型的な処方とその解析　174

服薬指導の留意点　176

（馬場寛子）

4 ● 薬物依存症　178

A 薬物依存症のしくみ　178

精神医学の基本　178

薬物治療　185

服薬指導の留意点　185

（野田幸裕，毛利彰宏）

B アルコール依存症　186

精神医学の基本　186

治療薬　190

薬物治療　192

典型的な処方とその解析　194

服薬指導の留意点　195

（野田幸裕，毛利彰宏）

C ベンゾジアゼピン依存症　196

精神医学の基本　196

治療薬　200

薬物治療　201

典型的な処方とその解析　202

服薬指導の留意点　203

（桑原秀徳）

D 化学物質（覚せい剤・麻薬）依存症　205
- 精神医学の基本　205
- 治療薬　211
- 薬物治療　212
- 典型的な処方とその解析　214
- 服薬指導の留意点　215

（桑原秀徳）

5 ● 摂食障害　218
- 精神医学の基本　218
- 治療薬　224
- 薬物治療　225
- 典型的な処方とその解析　226
- 服薬指導の留意点　229

（坂田　睦）

6 ● 睡眠障害　230
- 精神医学の基本　230
- 治療薬　246
- 服薬指導の留意点　249

（椎　崇）

7 ● 小児の精神障害　253
A 精神遅滞（知的障害）　253
- 精神医学の基本　253
- 薬物治療　259
- 治療薬　264
- 服薬指導の留意点　267

（梅田賢太）

B 注意欠陥・多動性障害（ADHD）　269
- 精神医学の基本　269
- 治療薬　275
- 薬物治療　278
- 典型的な処方とその解析　281

服薬指導の留意点　282

（天正雅美）

C　広汎性発達障害：自閉性障害・アスペルガー障害　283

精神医学の基本　283

治療薬　289

薬物治療　291

典型的な処方とその解析　294

服薬指導の留意点　295

（橋本保彦）

8・器質性精神障害（神経疾患に伴う精神症状）……296

A　アルツハイマー型認知症　296

精神医学の基本　296

治療薬　302

薬物治療　304

典型的な処方とその解析　307

服薬指導の留意点　308

（宇野準二）

B　レビー小体型認知症　309

精神医学の基本　309

治療薬　313

薬物治療　316

典型的な処方とその解析　317

服薬指導の留意点　318

（石動郁子）

C　パーキンソン病　319

精神医学の基本　319

治療薬　329

薬物治療　333

典型的な処方とその解析　338

服薬指導の留意点　340

（倉田なおみ，八島秀明，女屋朋美）

Chapter 3 緩和ケアにおける向精神薬の使い方

1 • 緩和医療とがん疾患 ……………………………………………… 344
　情報開示後におけるがん患者の心理反応　344

2 • 緩和医療における精神的支持療法 ……………………………… 346
　せん妄　346
　適応障害　350
　うつ病　352

3 • 鎮痛補助薬としての向精神薬 …………………………………… 354
　鎮痛補助薬の分類と使い方　355
　鎮痛補助薬　356

（野田幸裕，松本友里恵）

Chapter 4 心理教育と薬剤管理指導業務

1 • 心理教育 ……………………………………………………………… 362
　ストレス‐脆弱性モデル　362
　感情表出（Expressed Emotion：EE）　363
　心理教育　364
　家族心理教育　365
　SST　367
　服薬自己管理モジュール　368
　福島医大版服薬管理自己モジュール　369

2 • 薬剤管理指導業務 ……………………………………………… 371
　アドヒアランスの向上　371
　認知行動療法を用いた服薬指導の例　373
　まとめ　374

（齊藤百枝美）

Chapter 5 精神科薬物治療における薬効・副作用の評価

1 • 精神科医療における評価尺度 …………………………………… 378
　薬剤師が評価尺度を活用する必要性　378

2 • 精神症状に関する代表的な評価尺度 …………………………………… 379
精神疾患全般に関する評価尺度　379
統合失調症に関する評価尺度　381
気分障害に関する評価尺度　383
認知症に関する評価尺度　387
精神科に従事する薬剤師が活用すべき評価尺度　388

（加瀬浩二）

Chapter 6　精神保健福祉に関する法律

1 • 精神科医療の現状と特徴 …………………………………………………… 396
精神科医療の現状と特徴　396
精神科医療の変化　397

2 • 心神喪失者等医療観察法（医療観察法）………………………………… 398
心神喪失者等医療観察法の背景　398
心神喪失者等医療観察法の概要　399
指定入院医療機関　401
指定通院医療機関　403
精神科医療の水準向上（心神喪失者等医療観察法の附則3条）　405

3 • 心神喪失者等医療観察法と薬剤師 ……………………………………… 406
心神喪失者等医療観察法における薬剤師の役割　406

（吉尾　隆）

索引　409

序章

精神科薬物療法の管理

# 精神科薬物療法が抱えている問題点

　1952年にクロルプロマジンが統合失調症の治療に使用されて以来，薬物療法は精神科治療の中心を担うようになり，その治療効果は飛躍的に発展した．わが国においては，1955年にクロルプロマジン，1964年にはハロペリドールが市販されたことにより，統合失調症患者に対し薬物療法が実施されるようになった．以後，多くの第一世代抗精神病薬が開発され，臨床現場で使用されるようになった．そして，1996年にはリスペリドン，2001年にはオランザピン，クエチアピンなどの第二世代抗精神病薬が開発され，副作用の発現リスクが少ないという利点から，現在では統合失調症の薬物療法の主流になっている．一方，抗うつ薬については，1957年にモノアミン酸化酵素（MAO）阻害作用をもつ抗結核薬イプロニアジドの抗うつ作用が報告されたのがはじまりである．その後，三環系抗うつ薬，四環系抗うつ薬が使用されるようになり，1990年後半からは，安全性の高いSSRIやSNRIが使用されるようになった．

　薬の作用機序が徐々に解明され，より安全性が高く，副作用の発現リスクの低い薬剤が治療の主流となり薬物療法が確実に成果を上げている．その一方で，多くの精神疾患の原因・病態はいまだ不明であり，残念ながらいまだ薬物療法はその根本的治療にはなり得ていない．そしてまた，確実に効果をあげながらも精神科薬物療法は同時に多くの課題を抱えている．その1つが，薬剤の選択や用量設定に客観的指標がないことである．そのために薬剤使用前に効果や副作用を予想することが難しい．さらに同じ疾患であっても使用される薬剤の反応性に個人差があり，使用するまで個々の患者に対する薬の効果や副作用が確認できない点である．

　そして，精神科薬物療法が抱えているもう1つの大きな課題として，抗精神病薬の多剤併用大量処方の問題がある．これには1950年から1970年代

にかけての民間精神病院の施設化が大きく関与しているといわれており，これに次々に市販される抗精神病薬が拍車をかけたものと考えられる．多剤併用大量処方は，どの薬が効いているのか，また副作用が出たときにはどの薬が原因なのか特定できないなど，安全な薬物療法の提供ができないだけでなく，薬物の過剰な効果による錐体外路症状，過鎮静などの副作用を引き起こし，さらに死亡率が2.5倍になるという報告もある．国の施策に沿って脱施設化を推進し，患者の社会復帰を目指した薬物療法の提供が求められる現在においても，抗精神病薬の単剤化率は35.2％と増えてはおらず，それどころか単剤使用が基本である第二世代抗精神病薬同士の併用という新たな問題さえも生じ始めている（表1）．また，それ以外にも抗精神病薬や抗うつ薬に反応せず難治化する症例やベンゾジアゼピン系薬剤の常用量依存などの治療に直結する問題，さらに多量服薬による自殺未遂や不正な薬物入手など社会的な多くの課題があるのも現実である．

表1 統合失調症患者に対する抗精神病薬処方状況

	2006年	2007年	2008年	2009年	2010年
施設数	61	100	96	152	163
患者数（男／女）	9,325 (5,024／4,301)	16,153 (8,741／7,412)	15,011 (8,035／6,976)	23,519 (12,207／11,312)	25,346 (13,262／12,084)
平均年齢 (min-max)	56.1 (12-102)	56.7 (13-98)	57.3 (12-98)	57.7 (14-99)	57.9 (8-100)
投与剤数	2.2	2.2	2.1	2.1	2.0
CP換算（mg）[*1]	873.8	844.8	840.7	833.4	802.8
単剤化率（％）	29.4	30.8	33.1	32.9	35.2
大量投与患者数[*2]	3,048	5,156	4,715	7,420	7,506
大量投与患者比率[*3]（％）	32.6	31.9	31.4	31.5	29.6

[*1]：クロルプロマジン換算
[*2]：クロルプロマジン換算で1,000mg以上投与されている患者数
[*3]：クロルプロマジン換算で1,000mg以上投与されている割合

（精神科臨床薬学研究会調査より）

2 精神科薬物療法の管理

　前述のように，向精神薬に対する反応には個人差があるため，効果的な治療のためには患者一人ひとりにあった薬物療法の提供が必要となる．そこで，薬物の効果や副作用のモニタリングを実施し，安全で適切な薬物療法の提供が薬剤師の役割となる．以下にそのための具体的な方策について述べる．

情報の収集と提供

　適切な薬物療法を実施するためには，適切な薬剤情報の収集と提供が必要である．薬剤師は各薬剤の作用や副作用などの特徴はもちろん，疾患の治療アルゴリズムやガイドラインなどの最新の情報を入手し，それらを医師などの医療スタッフや患者・家族に対してそれぞれにあった的確な形で提供し，適切な薬物療法を支援しなければならない．また，先にも述べたように，精神科の治療において，診断や効果などの指標となるバイオマーカーなどが存在せず，治療のアウトカムが見えにくい．そのなかでも，より客観的な評価を行うためには，患者観察や自記による各種の評価尺度を積極的に使用し評価すべきである．薬剤師が積極的に使用すべき評価尺度については**表2**に示す．一方で，効果や副作用の発現などについては，患者の主観的評価，つまり患者自身の言葉から得られる情報が重要である．したがって，患者の話に耳を傾けると同時に，患者家族や医療スタッフなど患者を支えている人たちからの情報収集も怠ってはいけない．特に患者自身に病識がなく治療への参加が困難な場合には，家族や医療スタッフからの情報も欠かせない．

表2　精神科領域の評価尺度

評価尺度名（略名）	日本語名	評価対象
BACS	統合失調症認知機能簡易評価尺度	統合失調症（認知機能）
BAS	Barnesアカシジア尺度	抗精神病薬服用患者（薬原性アカシジア）
DAI-10	薬に対する構えの調査票	統合失調症（服薬アドヒアランス）
DIEPSS	薬原性錐体外路症状評価尺度	抗精神病薬服用患者（薬原性錐体外路症状）
MMSR	ミニメンタルステイト検査	老年期認知症（認知機能）
SDSS	主観欠損症候群評価尺度	統合失調症（主観体験）
SWN-J	主観的ウェルビーイング評価尺度	統合失調症（抗精神病薬治療に対する健康感）

（文献2）より一部改変）

処方適正化への関与

　薬剤師の役割として「安全で適切な処方」の提案があり，抗精神病薬の多剤併用大量処方の減量化・単純化への関与もその1つである．そのためには多剤併用大量処方が行われている患者に対して，その処方に至った経緯を調べた後，医師に対して処方の意義を確認し，減量への処方設計を提案すべきである．この時，減量化・単純化には長い期間を要するので，提案の際には患者や医療スタッフの同意や協力が必須である．また，多剤併用大量処方に至った患者の中には難治性や治療抵抗性（2種類以上の抗精神病薬，そのうち1種類は非定型抗精神病薬を十分量，4週間以上使用をしても効果がない）を示し，やむを得ずにその処方で治療されている患者がいることも事実である．そのような患者に対しては，クロザピン投与の提案を検討すべきである．

クロザピン投与への関与

　欧米から遅れること20年，2009年4月に患者，患者家族，医療関係者が

長年待ち望んでいた治療抵抗性統合失調症治療薬のクロザピンがわが国においても承認され，7月に販売が開始された．本剤は有効性が期待される一方，無顆粒球症，心筋炎，糖尿病ケトアシドーシスや糖尿病昏睡といった死亡に至るような重篤な副作用の発現リスクを有することが知られている．これらの重篤な副作用を未然に防ぎ，副作用の発現時には早期に対応できるように使用に当たってはクロザリル患者モニタリングサービス（CPMS）への登録や運用基準遵守など，要求される厳しい多くの条件がある．たとえ使用が認められても白血球数，顆粒球数，血糖値，ヘモグロビンA1cなどの定期的な血液検査の確認と報告や，投与の増量や一時休薬するときなどには，その量や期間にも注意を払わなければならない．クロザリル投与では適正・安全使用において薬剤師が果たすべき役割は非常に大きい．

ベンゾジアゼピン常用量依存を予防するために

ベンゾジアゼピン系薬剤（BZ）は，抗不安作用，催眠作用，筋弛緩作用，抗けいれん作用を有する薬剤である．これら多彩な薬理作用に加え，バルビツール酸系薬剤やブロムワレリル尿素系の薬剤に比べて依存性や大量摂取時の危険性が低いこともあり，市販後50年たった今でも多くの診療科で処方される向精神薬である．しかし，その一方でBZの乱用，依存，そして使用による自殺未遂などが問題化している．

BZの常用量依存とは，臨床用量範囲内（ジアゼパム換算で1日30mg以下が目安）であっても長期間服用することで身体的依存が形成され，BZの中止により離脱症状が認められることをいう．常用量依存については，投与量が臨床用量範囲内であること，またその多くが外来診察のみの治療であり，いくつかの診療所で同時に処方をうけている患者もいるなど，処方せんだけでは発見が難しい場合が多い．投与にあたって，薬剤師は患者を観察し，また薬歴を確認して，投与されているBZの投与期間や症状の改善度を常に把握し，乱用・依存のリスクに関する情報を医師に提供し依存に発展することを予防すべきである．また，乱用や依存に注意するだけではなく，減量時には離脱症状を起こさないような減量計画を積極的に提案すべきである．依存を予防するための投与方法の工夫と慎重に投与すべき病態について表3に示す．

表3 ベンゾジアゼピン系薬剤を使用するうえでの工夫

ベンゾジアゼピン系薬剤常用量依存を予防するための投与方法の工夫

1. 短期間の使用に努める
2. 低力価BZ系薬剤を選択する
3. 短時間作用型のBZ系薬剤を避ける
4. 定時薬として漫然と投与することを避ける
5. アルコールとの間に交差耐性があることを考慮し，禁酒を指導する
6. 5-HT$_{1A}$受容体作動性抗不安薬であるタンドスピロンや鎮静・催眠作用の強い抗うつ薬であるトラゾドンやミアンセリンへの変更を考慮する

ベンゾジアゼピン系薬剤を慎重投与すべき病態

1. 境界型パーソナリティ障害
2. 摂食障害
3. 解離性障害
4. 心的外傷後ストレス障害
5. 物質使用障害（アルコール依存症，覚せい剤依存症）

（文献4）より引用改変）

　いまや精神疾患の治療において，薬物療法は欠かせないものである．理想的な薬物療法とは最少量の薬物で最大限の効果を発揮し，かつ副作用を最少化することである．また，精神疾患の多くが慢性疾患であることから，これらの薬物療法を長期間にわたって管理しなくてはならない．さらに，精神疾患の薬物療法の効果・副作用の発現に個人差が認められることから，個別性を重視すると同時に，薬物療法におけるエビデンス作成の中心的な役割を担うのが薬剤師である．

文献

1) 吉尾　隆，宇野準二ほか：国内における入院中の統合失調症患者の薬物療法に関する処方研究 2006．臨床精神薬理，13：1535-1545，2010．
2) 稲田俊也，岩本邦弘：観察者による精神科領域の症状評価尺度ガイド改訂版，じほう，2009．
3) 日本臨床精神神経薬理学会クロザピン検討委員会編：クロザピン適正使用ガイダンス，2009．
4) 松本俊彦：専門医のための精神科臨床リュミエール25：向精神薬のリスク・ベネフィット，207-214，中山書店，2011．

# Chapter 1

精神疾患・向精神薬の基本

 精神科の疾患分類

精神疾患とは

　精神疾患とは，脳（および「心」）の機能的・器質的障害によって惹起される疾患をいう．統合失調症や気分障害などの内因性疾患から，神経症，パニック障害，適応障害などの心因性の疾患までを含む．

精神症状

　ヒトの精神機能は，意識，知能，記憶，感情，思考，行動などに関与している．精神疾患ではこれらのうち1つまたは多種類が障害されることで多彩な症状を呈する．
　①**意識障害**：臨床において「意識障害」とは，「意識がはっきりしない」「意識レベル」などを示す．
　②**知的機能の障害**：知的機能とは，脳でさまざまな情報を適切に処理する能力のことを示す．知能が障害される疾患として，精神遅滞，認知症（痴呆）がある．その他，うつ病などの精神疾患においても知的機能が低下する場合がある．
　③**記憶障害**：記憶とは，さまざまな情報を長期間または短期間，脳内に保存し再生する機能である．認知症性疾患，コルサコフ症候群などの変性疾患だけでなく，うつ病，統合失調症などでも記憶障害が認められる．
　④**知覚障害**：知覚とは，外界の情報を認識する機能のことで，知覚系神経が過剰に活動し，知覚情報が障害され，錯覚や幻覚などの症状を生じる．
　⑤**思考障害**：思考の障害には，考える道筋や脈絡そのものが障害されてい

る場合を思考過程の異常，妄想などの思考内容の異常や思考の表現の異常がある．

⑥感情・気分の障害：さまざまな精神疾患に認められ，代表的なものはうつ状態においてみられる抑うつ気分や，躁状態における爽快気分である．

⑦行動にあらわれる症状：ヒト以外の動物では，精神症状は行動を介して発現する．ヒトにおいて，精神症状を評価する場合には言語を重視しがちであるが，ヒトにおいても精神と行動は密接に関連している．例えば，うつ病において摂食，排泄，睡眠，性行為などの基本的機能が障害される．摂食行動の障害として，うつ状態における食欲低下が挙げられるが，摂食障害では拒食や過食などの食行動の異常がみられる．睡眠の障害としては不眠（入眠困難，中途覚醒，早朝覚醒など），過眠，睡眠リズムの障害などがある．性の障害として，性欲低下，勃起障害，射精障害などがある．

精神疾患の分類

精神疾患は，世界保健機関（WHO）による国際疾患分類（ICD-10）やアメリカ精神医学会による統計的診断マニュアル（DSM-IV）において，網羅的に分類されている（表1-1）．

「疾病及び関連保健問題の国際統計分類（International Statistical Classification of Diseases and Related Health Problems：ICD）」とは，死因や疾病の国際的な統計基準としてWHOによって公表された分類である．すなわち，ICDの第7版から死因だけでなく疾病の分類が加えられ，医

表1-1 精神疾患の診断分類

ICD (International Statistical Classification of Diseases and Related Health Problems)
・疾病及び関連保健問題の国際統計分類
・世界保健機関（WHO）が作成
DSM (Diagnostic and Statistical Manual of Mental Disorders)
・精神疾患の診断統計マニュアル
・アメリカ精神医学会が作成

療機関における医療記録の管理に使用されるようになっている．現在の最新版は，1990年の第43回世界保健総会で採択された第10版でICD-10として知られる．ICD-10では，分類はアルファベットと数字により符号されている．精神医学の領域においてICD-10は，アメリカ合衆国精神医学会の定めた『精神障害の診断と統計の手引き』第四版（DSM-IV）と並び，代表的な診断基準の1つとして使用されている．

「精神障害の診断と統計の手引き（Diagnostic and Statistical Manual of Mental Disorders：DSM）」は，精神疾患に関するガイドラインであり，精神科医が患者の精神医学的問題を診断する際の指針を示すためにアメリカ精神医学会が定めたものである．DSMは，精神症状のみを論理的推察と統計学的要素を取り入れ分類し，診断基準が明確になり，医師の主観的な精神疾患の判断が，客観的に判断されるようになった．

主な精神疾患：ICD-10 精神および行動の障害

本項では医療の領域で治療の対象となる主な疾患についてICD-10の分類に基づいて記述した．なお，知的障害や人格障害は，広義の精神疾患（DSM-IVのII軸）に含まれる．

症状性を含む器質性精神障害

表1-2 症状性を含む器質性精神障害

F00	アルツハイマー病の認知症
F01	血管性認知症
F02	他に分類されるその他の疾患の認知症
F03	詳細不明の認知症
F04	器質性健忘症候群，アルコールその他の精神作用物質によらないもの
F05	せん妄，アルコールその他の精神作用物質によらないもの
F06-F09	脳損傷，脳機能不全など

認知症は，年齢とともに自然に脳の機能が低下する「健忘」とは異なり，何らかの原因により中枢神経系の機能が病的に低下していく疾患である．その中から比較的発症割合の高い次の4つの病態を取り上げて解説する．
①アルツハイマー型認知症
②脳血管障害性認知症
③レビー小体障害型認知症
④前頭側頭型認知症

アルツハイマー型認知症

アルツハイマー型認知症は，1）βアミロイド蛋白の蓄積，2）タウ蛋白のリン酸化を介して神経が障害され，その延長上で海馬などのアセチルコリン作動性神経の機能低下や神経脱落が引き起こされると考えられている．症状は，記憶障害や認知障害などの中核症状と神経症状や行動異常などの周辺症状がある．

中核症状に対する治療薬としては，①アセチルコリン分解酵素であるコリンエステラーゼを阻害してアセチルコリン作動性神経を活性化する薬物，②認知機能への関与が大きいといわれているグルタミン酸作動性神経系のN-メチル-D-アスパラギン酸（NMDA）受容体の調節を行う薬物がある．

①には，ドネペジル，ガランタミン，リバスチグミンがある．このなかではドネペジルが最初に開発され，もっともエビデンスを有している．リバスチグミンは貼付剤である．ガランタミンはアセチルコリンエステラーゼ阻害作用に加え，ニコチン受容体をアロステリックに調節する作用を持っている．

②にはメマンチンがあり，神経保護作用などを有している．周辺症状に対してはそれぞれの症状に対して対症療法的に種々の向精神薬が使用される（詳細はp.296「アルツハイマー型認知症」参照）．

脳血管障害性認知症

脳梗塞や脳出血などが認知障害の引き金になり，アルツハイマー型の病態が比較的直線的に進行するのに対して，脳血管障害性では血管障害イベントに伴って階段状態に悪化し（図1-1），障害部位によって特徴的な神経症状が発現する．チアプリド，ニセルゴリンなどが用いられる．

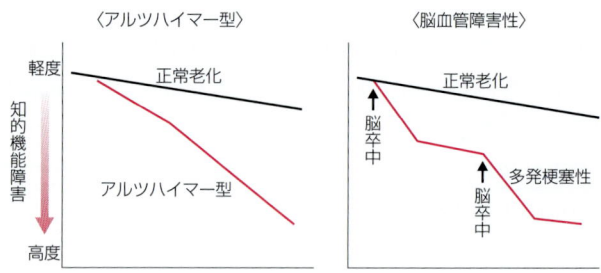

図1-1 アルツハイマー型と脳血管障害性の相違

レビー小体型認知症

　脳組織，特に小脳へのレビー小体の発現，パーキンソニズム（振戦，筋のこわばり，動作が鈍くなるなど）などの錐体外路症状およびはっきりとした幻視を特徴としている．治療薬として，少量のコリンエステラーゼ阻害薬が効果を示すとされており，ドネペジルが2012年現在でも治験中である．

前頭側頭型認知症

　脳組織中にピック球といわれる細胞が出現し，反社会的な行為（万引き，痴漢など）が突然現れることが特徴で，薬物治療的にはドネペジルなどのコリンエステラーゼ阻害薬が効奏しない，または悪化させるといわれている．

その他

　種々の要因によって引き起こされる認知症があり，その原因をはっきりさせることが治療につながる．要因の1つに，クロイツフェルト－ヤコブ病（CJD病）によって引き起こされる認知症がある．CJD病は広範な神経学的特徴を伴う進行性（数ヵ月単位で急速に進行）の疾患で，遺伝性の因子によって引き起こされると考えられている．異常プリオン蛋白質の中枢神経への沈着が原因であるという仮説が有力で，脳組織が海綿様に変化していくことを特徴とし，脳硬膜の移植などが原因で発症した例もある．現在のところ，決定的な治療法は見つかっておらず，対症療法にとどまっている．

精神作用物質使用による精神および行動の障害

表1-3 精神作用物質使用による精神および行動の障害

F1x.0	急性中毒
F1x.1	有害な使用
F1x.2	依存症候群
F1x.3	離脱状態
F1x.4	せん妄をともなう離脱状態
F1x.5	精神病性障害
F1x.6	健忘症候群
F1x.7	残遺性および遅発性の精神病性障害
F1x.8	その他の精神および行動の障害
F1x.9	詳細不明の精神および行動の障害

急性中毒

急性に現れる薬物の中毒に対しては，事前に患者に説明をして，特に重篤な副作用の初期症状が現れた場合には薬局を含めた医療機関に至急連絡を取るように指導する．

有害な使用・依存

多幸感など，使用者の快楽を引き起こすような薬剤は精神的依存や身体的依存を引き起こしやすい．例えば，アルコール，覚醒剤，麻薬類，向精神薬（ベンゾジアゼピン系薬物など），メチルフェニデートなどがあり，多くは法的な規制の下で使用が制限されているが，日常的に使用できる薬物も含まれる場合がある．また，自殺などを目的に大量服薬など有害な用法で使用される場合があり，そのようなリスクが高いときは，死亡につながるような副作用が少ない薬物への変更や，投与日数の制限など"最悪の事態"を想定した対応が必要になる．

離脱症状

薬物を急激に減量したり，中止したりすることで，それまで押さえていた

症状が反跳的に発現することがある．また，それまでの副作用とは逆の症状の副作用が引き起こされることがあり（例えば便秘の副作用があった場合，薬物の急速な減量・中止によって引き起こされる下痢など）．これらの現象を離脱症状という．

統合失調症，統合失調型障害および妄想性障害

表1-4 統合失調症，統合失調型障害および妄想性障害

F20	統合失調症
F21	統合失調型障害
F22	持続性妄想性障害
F23	急性一過性精神病性障害
F24	感応性妄想性障害
F25	統合失調感情障害
F28	その他の非器質性精神病性障害
F29	詳細不明の非器質性精神病

統合失調症

ドパミン作動性神経系の機能亢進あるいは低下によって発現する疾患で，次のような症状を特徴としている．

①**陽性症状**：妄想，幻覚，精神運動障害
②**陰性症状**：感情の平板化，意欲の欠如
③**認知障害**：失行，即時記憶障害，想起障害，注意の配分と集中力の障害，種々失認など

治療薬には主に抗精神病薬が使われる．抗精神病薬には，ドパミンD_2受容体拮抗作用を主体とした第一世代抗精神病薬と，ドパミンD_2受容体拮抗作用にそれぞれ以下の①〜③の作用を付加した第二世代抗精神病薬に分類される．①セロトニン5-HT_{2A}受容体拮抗作用，②ムスカリンM_1，ヒスタミンH_1，アドレナリン$α_1$などの多種受容体を遮断する作用，③弱いドパミンD_2受容体刺激作用．第二世代抗精神病薬は，第一世代抗精神病薬が有していた錐体外路症状の副作用が軽減されている．

代表的な副作用として，錐体外路症状，認知障害，高プロラクチン血症などが挙げられる．近年ではグルタミン酸作動性神経系の異常も疾患発現に関与すると推察されている．

気分・感情障害

表1-5 気分・感情障害

F30	躁病エピソード
F31	双極性感情障害（躁うつ病）
F32	うつ病エピソード
F33	反復性うつ病性障害
F34	持続性気分（感情）障害
F38	他の気分（感情）障害
F39	詳細不明の気分（感情）障害

うつ病

うつ病は自殺など"最悪の事態"につながることも多く，社会的な問題となっている．治療薬としては，①三環系抗うつ薬（TCA），②四環系抗うつ薬，③選択的セロトニン再取り込み阻害薬（SSRI），④セロトニン・ノルアドレナリン再取り込み阻害薬（SNRI），⑤ノルアドレナリン作動性・特異的セロトニン作動性抗うつ薬（NaSSA）などがある．三環系抗うつ薬の副作用として抗コリン作用をはじめとする各種受容体への作用が認められ，特に高用量では抗コリン作用による心毒性が問題となる．SSRI，SNRI，NaSSAは標的受容体に対する選択性が高くなっており，三環系抗うつ薬などで認められていた副作用は軽減されている（**表1-6**）．

表1-6 抗うつ薬の特徴

分類	商品名 (一般名)	等価 換算値 (mg)	再取り込み 阻害作用 NA	再取り込み 阻害作用 5-HT	阻害 作用 α₂	副作用 起立性 低血圧	副作用 鎮静, 眠気	副作用 抗コリ ン作用
三環系	クロミプラミン (アナフラニール®)	120	++	+++++	−	++	++	++++
三環系	イミプラミン (トフラニール®)	150	++	+++	−	++	+++	++++
三環系	トリミプラミン (スルモンチール®)	150	+	+++	−	++	+++	++++
三環系	ノルトリプチリン (ノリトレン®)	75	+++	++	−	+	++	+++
三環系	アミトリプチリン (トリプタノール®)	150	+	++++	−	+++	++++	+++++
三環系	アモキサピン (アモキサン®)	150	++++	+	−	+	++	++
三環系	ロフェプラミン (アンプリット®)	150	++	−	−	++	+/++	+/++
三環系	ドスレピン (プロチアデン®)	150	++	+++	−	++	+++	+++
四環系	マプロチリン (ルジオミール®)	100	++++	−	−	++	+++	++
四環系	ミアンセリン (テトラミド®)	60	−	−	++	+	+++++	±/+
四環系	セチプチリン (テシプール®)	6	−	−	++	+	+++	±/+
その他	トラゾドン (デジレル® レスリン®)	300	−	+++++	−	+	++++	+/++
SSRI	フルボキサミン (ルボックス® デプロメール®)	150	−	+++++	−	±	++	−
SSRI	パロキセチン (パキシル®)	40	±	+++++	−	−	++	+
SSRI	セルトラリン (ジェイゾロフト®)	100	±	+++++	−	++	++	−
SSRI	エスシタロプラム (レクサプロ®)	20	−	++++	−	−	+	−
SNRI	ミルナシプラン (トレドミン®)	100	++++	++++	−	−	+	±
SNRI	デュロキセチン (サインバルタ®)	(60)*	++++	++++	−	−	++	+
NaSSA	ミルタザピン (リフレックス® レメロン®)	30	−	−	+++	±	+++++	±/−

−：影響なし　±：どちらでもない　+：軽度　++：中等度　+++：中等度～高度　++++：高度
+++++：最大
*：推定

(三輪高市：図解薬理　抗うつ薬. 薬局, 63 (増)：77, 南山堂, 2012より引用改変)

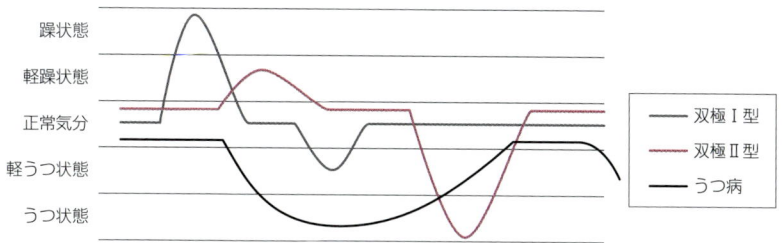

図 1-2 双極性障害

双極性障害

双極性障害は，躁状態とうつ状態を繰り返す精神疾患であり，気分障害の1つである．反復性のうつ病とともに比較的難治化しやすい病態である．大きく双極Ⅰ型と双極Ⅱ型に分類され，双極Ⅰ型が強い躁状態と弱いうつ状態の繰り返し，双極Ⅱ型が弱い躁状態と強いうつ状態の繰り返しとされている（図1-2）．

双極性障害の生涯有病率は，海外では1.0～1.5％と報告されている[1]が，日本では約0.2％[2]とされている．最近では，薬物に反応し難い難治性うつ病（うつ病の2割程度といわれている）の多くが双極性障害ではないかとの主張もある．一卵性双生児における一致率は50～80％，二卵性双生児では5～30％と遺伝の関与が高いことが示唆されている[1]．

治療薬としては気分安定薬が主に使用され，時に第二世代（非定型）抗精神病薬が使われることもある．抗うつ薬単独使用は躁状態に転ずるリスクが高く，推奨されていない．

神経症性障害，ストレス関連性障害

神経症性障害

ICD-10ではF4のカテゴリーに属しており，強い不安感・恐怖感によって日常生活に支障をきたす疾患と定義されている．現在では不安障害と称されることが多い．代表的な3つの障害について解説する．

表1-7 神経症性障害，ストレス関連性障害

F40	恐怖症性不安障害
F41	他の不安障害
F42	強迫性障害
F43	重度ストレス反応および適応障害
F44	解離性障害
F45	身体表現性障害
F48	他の神経症性障害

①**パニック障害**：身体的な原因がないのに，動悸，めまい，息苦しさ，振え，冷や汗などが突然起こり（パニック発作），繰り返される．再び同じことが起きるのではないかという恐怖（予期不安）が大きくなり，時には一度パニック発作が起こった場所に近づけない広場恐怖が発現することもあり，社会生活に支障をきたしてしまう障害．

②**強迫性障害**：執拗な手洗い，ガス栓・水道栓などの確認，においなどへのこだわりなど，自分ではくだらないことだと理解していても繰り返し同じ行動をとってしまう障害．

③**社交不安障害**：会議など人前で話すこと，集団における会話に入っていけない，公的な場所で記帳などできないなどの不安感が社会生活に支障をきたすような重度の状態．

不安障害は，うつ病と合併しやすいことが知られ，また，両者は神経伝達（セロトニン，ノルアドレナリン），視床下部－下垂体－副腎ストレス系などで共通性の高い機序が存在している．そのため，治療薬としては抗うつ薬であるSSRIが汎用されており，抗不安薬は対症療法薬として使用される場合が多い．

心身症

ICD-10における身体表現性障害に該当する病態である．ストレスなどの精神的なことが原因で身体異常が発現する．その経路は，ストレス→視床下部→下垂体→副腎皮質と伝わり，ストレスによって過剰に分泌されたアドレナリンやノルアドレナリンが自律神経系の活動を変化させる．

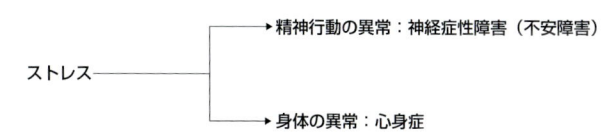

```
                    ┌──→ 精神行動の異常：神経症性障害（不安障害）
        ストレス────┤
                    └──→ 身体の異常：心身症
```

図1-3 神経症性障害と心身症の違い

神経症性障害ではストレスの結果が行動等に現れるのに対して，心身症ではストレスにより身体異常が現れるという違いがある（図1-3）．薬物治療には抗不安薬が使用される場合が多い．

生理的障害および身体的要因に関連した行動症候群

表1-8 生理的障害および身体的要因に関連した行動症候群

F50	摂食障害
F51	非器質性睡眠障害
F52	性機能不全，器質性の障害あるいは疾患に依らないもの
F53	産褥に関連した精神および行動の障害
F54	他に分類される障害あるいは関連した心理的および行動的要因
F55	依存を生じない物質の乱用
F59	生理的障害および身体的要因に関連した特定不能の行動症候群

摂食障害

身体的な障害（嚥下困難など）がない状態で，精神的要因によって食べることに何らかの異常が現れる障害を指す．食べない方向の拒食症（神経性無食欲症）と食べ過ぎの方向の過食症（神経性大食症）に分けられるが，ほとんどの摂食障害では拒食と過食が繰り返され，純粋に拒食だけで終わることは少ない．摂食障害は幼少時の親子関係の不全（例えば虐待）によって生じるといわれているが，患者の父母自身の幼少時の親子関係不全も関連していて複雑である．高度の体重減少（標準体重の85％以下）が認められ，初期治療で改善しない場合は慢性化しやすい．この障害では低栄養状態を引き起こして，その結果，二次的な代謝障害，内分泌障害（例えば女性の場合は無月経など）などが生じる．また，強制嘔吐や下剤・利尿剤，食欲低下剤の乱

用などを伴う場合が多く，血液中の電解質異常など重度の身体異常が認められる．

治療はカウンセリングなど精神療法が主体となるが，薬物治療では抗うつ薬であるSSRIが治療に汎用されている．

睡眠障害

睡眠障害とは睡眠に何らかの障害がみられる疾患である．大別すると，入眠障害（寝つきが悪い），中途覚醒（途中で何度も目覚めてしまう），熟眠障害（深く眠れない），早朝覚醒（朝早く目覚めてしまう）の4つのタイプに分けられるが，それぞれ状態が重複している場合が多い．睡眠薬は主にベンゾジアゼピン受容体に作用する薬物が使用され，作用持続時間（および半減期）によって超短時間〜長時間型まで4つのタイプに大別されている．不眠のタイプと睡眠薬の作用時間別タイプを病状に合わせて使い分ける必要がある．

産褥期にみられる精神疾患

選択できる薬物は少ないが，母体および胎児におけるリスクを考慮したときに重篤なてんかんやうつ病など催奇形性のリスクを優先して治療しなければならない場合もある．また，周産期（周生期；妊娠22週〜出生7日まで）は，胎児・幼児の精神形成に重要な時期であるため，催奇形性とは異なるリスクを考慮する必要がある．

成人の人格および行動の障害

人格障害

人格障害とは，人格的な問題によって一般的な成人に比べて極端な考えや行為を行い，社会適応が非常に困難になる，精神的な症状が現れるなどの障害を示す．治療は，認知行動療法などの精神療法を中心として行われ，薬物療法は，発現する精神症状に対する対症療法として補助的に行われる．

表1-9 成人の人格および行動の障害

F60	特定の人格障害
F61	混合性および他の人格障害
F62	持続性人格変化，脳損傷および脳疾患に依らないもの
F63	習慣および行動の障害
F64	性同一性障害
F66	性の発達と方向付けに関連した心理および行動の障害
F68-69	他の成人の人格及び行動の障害，特定不能

知的障害（精神遅滞）

表1-10 知的障害（精神遅滞）

F70	軽度知的障害（精神遅滞）
F71	中等度知的障害（精神遅滞）
F72	重度知的障害（精神遅滞）
F73	最重度知的障害（精神遅滞）
F78	他の知的障害（精神遅滞）
F79	詳細不明の知的障害（精神遅滞）

精神遅滞

　精神遅滞は，①知的機能に制約があること，②適応行動に制約を伴う状態であること，③発達期に生じる障害であること，の3点で定義される[3]．ダウン症候群などの先天性疾患によるものや，出産時の酸素不足・脳の圧迫などの事故，生後の高熱の後遺症などが原因として挙げられる．脳性麻痺やてんかんなどの脳の障害や，心臓病などの身体障害を合併していることも多く，精神症状が発現した際には薬物による対症療法を行う場合もある．

心理的発達の障害

表1-11 心理的発達の障害

F80	会話および言語の特異的発達障害
F81	学力[学習能力]の特異的発達障害
F82	運動機能の特異的発達障害
F83	混合性特異的発達障害
F84	広汎性発達障害
F88	他の心理的発達の障害
F89	他の成人の人格及び行動の障害，特定不能

広汎性発達障害

　先天的な脳の器質・機能障害を伴い，認知障害を主体とする病態である．精神的な援助・教育を行うことが主体となるが，精神症状が発現した際には薬物による対症療法を行う場合もある．低用量のSSRIなどによる薬物治療が精神機能・知的機能を維持・向上させるとの報告もある．

小児期および青年期に通常発症する行動および情緒の障害

表1-12 小児期および青年期に通常発症する行動および情緒の障害

F90	多動性障害
F91	行為障害
F92	行為および情緒の混合性障害
F93	小児期に特異的に発症する情緒障害
F94	小児期および青年期に発症する社会的機能の障害
F95	チック障害
F98	小児期および青年期に発症する他の行動および情緒の障害
F99	精神障害，他に特定できないもの

ADHD

　多動障害を含むADHD（注意欠陥・多動性障害）は多動性，不注意，衝動

性を症状の特徴とする発達障害である．治療薬として，メチルフェニデート徐放剤，アトモキセチンの2剤が保険適応を取得している．メチルフェニデートは中枢に対して刺激性の高い薬物であるため，不眠や食欲不振を引き起こしやすく，早朝の朝食摂取後に服薬することが推奨されている．アトモキセチン®はノルアドレナリンの再取り込み阻害作用を持ち，食欲不振および傾眠傾向の副作用がある．完全な改善は難しいが，早期からの治療によって，将来引き起こされやすい依存症（薬物依存，アルコール依存，ギャンブル依存，性依存など）の抑止が期待できる．

チック障害（トゥレット症候群）

運動チック（まばたき，顔をしかめる，首を振る，腕や肩を振り回す，体をねじったり揺すったりする，自分の体を触ったり叩いたりする，口の中を噛む，他人の身体や周囲のものなどにさわるなど）や音声チック〔咳払い，鼻をすする，短い叫び声，汚言症（罵りや卑猥な内容），うなり声，ため息をつくなど〕の症状が慢性的に引き起こされる疾患をトゥレット症候群と呼ぶ．症状は攻撃的・性的な要素を含むことが多いため未治療の場合には社会的な不利益につながりやすく，そのため，二次的に自己評価が低下したり抑うつ的になったりすることがある．ドパミン作動性神経系の過剰興奮が原因と言われており，抗精神病薬で奏効しやすいことが報告されている．

パーキンソン病

パーキンソン病

脳内のドパミン系の機能低下が起こり，相対的にアセチルコリン系が亢進することで発症する運動機能障害である（図1-4）．

原因としては，ドパミンの不足，黒質神経細胞の変性・脱落，レビー小体の多発がある．レビー小体の異常に伴って認知症が発症すると，レビー小体型認知障害と診断される場合もある．

治療薬は以下のものがある．

①**ドパミン系を賦活する方向の薬物**：ドパミン補充薬，ドパミン受容体刺激薬，モノアミン酸化酵素（MAO）-B阻害薬（ドパミンの分解を抑制す

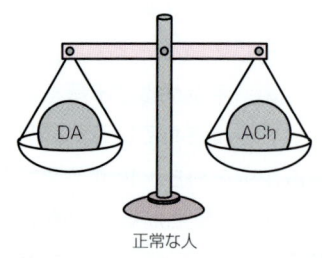

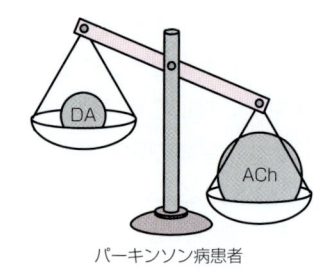

図1-4 パーキンソン病の病態の模式図

（正常な人／パーキンソン病患者）

る），ノルアドレナリン補充薬（ドパミン合成を促進），末梢性カテュール-o-メチル基転位酵素（COMT）阻害薬（ドパミンの脳移行性を高める），レボドパ賦活薬（レボドパ作用の増強）

②**アセチルコリン系を抑制する方向の薬剤**：アセチルコリン受容体拮抗薬

文献

1) Goodwin FK, Jamison KKR.：Manic-Depressive Illness: Bipolar Disorders and Recurrent Depression. Second Edition. Oxford University Press, 2007.
2) 川上憲人：『特定の精神障害の頻度，危険因子，受診行動，社会生活への影響』，平成18年度厚生労働科学研究費補助金（こころの健康科学研究事業），こころの健康についての疫学調査に関する研究．分担研究報告書，2006.
3) 小島道生：知的機能に関する制約と支援．障害児者の理解と教育・支援，金子書房，2008.

2 向精神薬の分類と作用メカニズム

　向精神薬とは中枢神経に作用し，精神機能（心の働き）に影響をおよぼす薬物の総称である．向精神薬は，化学構造や薬理作用などの定義によって多様に分類される（表1-13）．一般的には精神障害の治療薬（精神治療薬：狭義）を示し，広義には麻薬や幻覚薬などの精神異常発現薬も含む．

　日本では，医療用に指定された向精神薬について，「麻薬及び向精神薬取締法」でその濫用の危険性と治療上の有用性から3種類（第一種，第二種，第三種）に分類され，それぞれ規制が定められている．精神異常発現薬については，「覚せい剤取締法」「あへん法」「大麻取締法」による規制が定められている．

表1-13 向精神薬の分類

	向精神薬	
精神治療薬	抗精神病薬：antipsychotic, antipsychotic drug	狭義
	抗うつ薬：antidepressant	
	気分安定薬（感情／気分調整薬）：mood stabilizer	
	抗不安薬：anxiolytic, antianxiety drug	
	睡眠薬：hyponotic, hyponotic drug	
	精神刺激薬：psychostimulant	
	抗パーキンソン病薬：antiparkinson's drug, antiparkinsonian agent (drug)	
	認知症治療薬：antidementia drug	
	抗てんかん薬：antiepileptic, antiepilepsy drug	
	抗酒薬：antialcoholic, antialcoholic drug	
精神異常発現薬	幻覚薬（LSD-25など）：hallucinogen, hallucinogenic drug	
	麻薬など（多幸化薬：モルヒネなど）：euphoriant, narcotic, narcotic drug	
	アルコール類（アルコールなど）：alcohol	

抗精神病薬

抗精神病薬の分類

　抗精神病薬（antipsychotic, antipsychotic drug）は，メジャートランキライザー（major tranquilizer）とも呼ばれ，統合失調症が主な適応となる薬物である．抗精神病薬は，第一世代抗精神病薬（従来型／定型抗精神病薬）と第二世代抗精神病薬（新規／非定型抗精神病薬）に大別される（表1-14）．第一世代抗精神病薬と第二世代抗精神病薬とを隔てるのは抗精神病薬の代表的な副作用である錐体外路症状が発現しやすいかどうかの違いである．第二世代抗精神病薬は，従来の抗精神病薬に比べ，錐体外路症状が発現しにくいために「第二世代（新規／非定型）」と呼ばれ，従来の抗精神病薬の「第一世代（従来型／定型）」と区別される．第二世代抗精神病薬は，第一世代抗精神病薬では効果が乏しいとされている陰性症状にも効果が認められるほか，認知機能障害に対しても効果があるとされている．

抗精神病薬の薬理作用

　脳内のドパミン作動性神経路には，a）中脳辺縁系神経路，b）中脳皮質神経路，c）黒質線条体神経路，d）漏斗下垂体神経路の4つがある．統合失調症では陽性症状の発現には中脳辺縁系神経路のドパミン作動性神経機

表1-14　主な抗精神病薬の分類

第一世代抗精神病薬 （従来型／定型抗精神病薬）	高力価：ブチロフェノン系（ハロペリドールなど）
	低力価：フェノチアジン系（クロルプロマジンなど）
	その他：ベンザミド系（スルピリドなど） 　　　　ジフェニルブチルピペリジン系（ピモジド） 　　　　チエピン系（ゾテピン） 　　　　インドール系（オキシペルチン） 　　　　イミノジベンジル系（クロカプラミンなど）
第二世代抗精神病薬 （新規／非定型抗精神病薬）	セロトニン・ドパミン拮抗薬（SDA） ドパミン・セロトニン拮抗薬（DSA）
	多元受容体標的化抗精神病薬（MARTA）
	ドパミンシステムスタビライザー（DSS）

の亢進が関与し，陰性症状や認知機能障害の発現には中脳皮質神経路のドパミン作動性神経機能の低下が関与していると考えられている（図1-5）．抗精神病薬は，ドパミン作動性神経に存在するドパミンD_2受容体を遮断することによって抗精神病作用（陽性症状の改善効果）を発揮し，臨床有効用量とドパミンD_2受容体拮抗作用との間には相関性があることが示されている．PET（ポジトロン断層法）を用いた脳内ドパミンD_2受容体占拠率に関する研究において，ドパミンD_2受容体を65％以上遮断すると臨床効果が認められ，78％以上遮断すると副作用が発現すると考えられている．このドパミンD_2受容体を約60～80％遮断する用量が抗精神病薬の至適用量と考えられており，クロルプロマジン換算量として約300～600 mgと推測されている．

ドパミン受容体はD_1ファミリーとD_2ファミリーに分類され，D_1ファミリーにはD_1とD_5，D_2ファミリーにはD_2，D_3，D_4がある（表1-15）．D_1ファミリーは興奮性グアノシン5'-三リン酸（GTP）結合蛋白質（G蛋白質）Gsを介してアデニル酸シクラーゼを促進的に制御し，D_2ファミリーは，抑制性G蛋白質Giを介してアデニル酸シクラーゼを抑制的に制御している（表1-15）．各種抗精神病薬の神経伝達物質受容体に対する親和性の一覧は表2-5（p.80）を参照のこと．

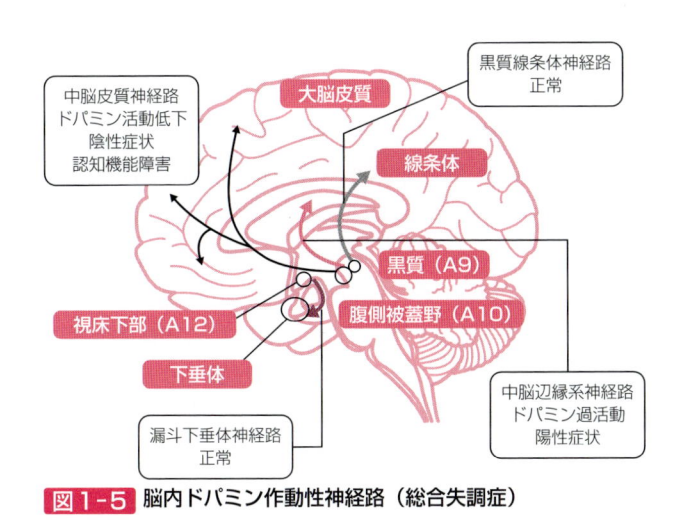

図1-5 脳内ドパミン作動性神経路（総合失調症）

表1-15 ドパミン受容体

サブタイプ	D₁ファミリー		D₂ファミリー		
	D_1	D_5	D_{2S}/D_{2L}	D_3	D_4
主な分布	脳（前頭前皮質，線条体，側坐核，嗅結節）網膜，上頸神経節，副甲状腺	脳（海馬，視床下部，視床），腎	黒質，線条体，腹側被蓋野，側坐核，下垂体後葉	黒質，嗅結節，側坐核	前頭葉，扁桃核，中脳
構造	7回膜貫通型				
情報伝達系	Gs cAMP↑	Gs cAMP↑	Gi/o cAMP↓ Ca^{2+}チャネル↓ K^+チャネル↑	Gi/o cAMP↓ Ca^{2+}チャネル↓ K^+チャネル↑	Gi/o cAMP↓
機能	ホルモン分泌	平滑筋弛緩	ドパミン遊離抑制 催吐，胃運動抑制		

ドパミンD_1受容体：Gs-アデニル酸シクラーゼを介して促進的に共役，ドパミンD_2受容体：Gi-アデニル酸シクラーゼを介して抑制的に共役または直接K^+チャネルやCa^{2+}チャネルに作用する．
（田中千賀子，加藤隆一 編：NEW薬理学，p.125，南江堂より引用改変）

A 第一世代抗精神病薬

　第一世代抗精神病薬は，強力なドパミンD_2受容体拮抗作用によって中脳辺縁系神経路における過剰なドパミンの作用を抑制して陽性症状を改善する．一方，中脳皮質神経路のドパミン作動性神経機能の低下を増強するため，陰性症状を強めてしまう場合があり，過鎮静を引き起こしやすい．ドパミンD_2受容体拮抗作用による副作用として，運動機能に関与する黒質線条体神経路の抑制による錐体外路症状，ホルモン分泌に関与する漏斗下垂体神経路の抑制による乳汁分泌，月経障害および性機能障害などがある．

　第一世代抗精神病薬は高力価抗精神病薬（高力価薬）と低力価抗精神病薬（低力価薬）に大別される（p.79 表2-3参照）．力価は抗精神病作用の強さを示し，高力価薬はハロペリドールに代表されるブチロフェノン系が中心となり，低力価薬はクロルプロマジンに代表されるフェノチアジン系が中心となる．高力価薬は低力価薬に比べて鎮静作用と起立性低血圧の副作用が少なく，ドパミンD_2受容体への選択性が極めて高いため錐体外路症状が発現しやすい．低力価薬はドパミンD_2受容体選択性が低く，ムスカリン性アセチルコリン受容体やアドレナリンα_1受容体を遮断するため抗コリン作用や抗アドレナリン作用を発現しやすい．

　ベンザミド系抗精神病薬のスルピリドは，ドパミンD_2受容体にほぼ選択

的な拮抗作用を示す．ヒスタミンH_1，ムスカリン性アセチルコリン，アドレナリン$α_1$受容体拮抗作用はほとんどないため，他の抗精神病薬のような眠気や過鎮静などの副作用が比較的少ないが，高プロラクチン血症を発現しやすい．

Ⓐ 第二世代抗精神病薬

　第二世代抗精神病薬は，ドパミン受容体拮抗作用に加えて，セロトニン受容体拮抗作用など他の神経伝達物質の受容体にも作用し，セロトニン・ドパミン拮抗薬（serotonin-dopamine antagonist：SDA）や多元受容体標的化抗精神病薬（multi-acting receptor targeted antipsychotic：MARTA）に分類される．セロトニンなどの他の神経伝達物質にも働きかけることで，陽性症状のみならず，陰性症状や認知機能障害に対しても効果を発揮し，錐体外路症状などの副作用が発現しにくいのが特徴である．また，ドパミン作動性神経機能の安定化を図るドパミン・システム・スタビライザー（dopamine system stabilizer：DSS）と呼ばれる新しいタイプの抗精神病薬（第三世代抗精神病薬とも呼ばれる）も登場している．

　①セロトニン・ドパミン拮抗薬（SDA）：陽性症状に関与するドパミンD_2受容体と陰性症状に関与すると示唆されているセロトニン$5-HT_{2A}$受容体を遮断する作用を有している．セロトニン作動性神経はドパミン作動性神経に対して抑制的に働いているが，SDAはセロトニン作動性神経を遮断してドパミン作動性神経の抑制を解除するように作用する．錐体外路症状の発現に関与する黒質線条体神経路ではセロトニン作動性神経の分布が多いため，SDAがセロトニン$5-HT_{2A}$受容体を遮断すると線条体のドパミン放出量が増加し，ドパミン作動性神経を刺激して錐体外路症状が発現しにくくなる（図1-6）．陰性症状や認知機能障害に対する作用も同様の機序であると考えられている．ドパミン作動性神経が過活動となっている中脳辺縁系神経路ではセロトニン作動性神経の分布がないため，ドパミン作動性神経の抑制は解除されず，抗精神病作用を発現すると考えられている（p.81 図2-7参照）．

　ブロナンセリンは，リスペリドンやペロスピロンなどのSDAとは異なり，ドパミンD_2受容体への結合親和性がセロトニン$5-HT_{2A}$受容体よりも高く，ドパミン・セロトニン拮抗薬（dopamine-serotonin antagonist：DSA）

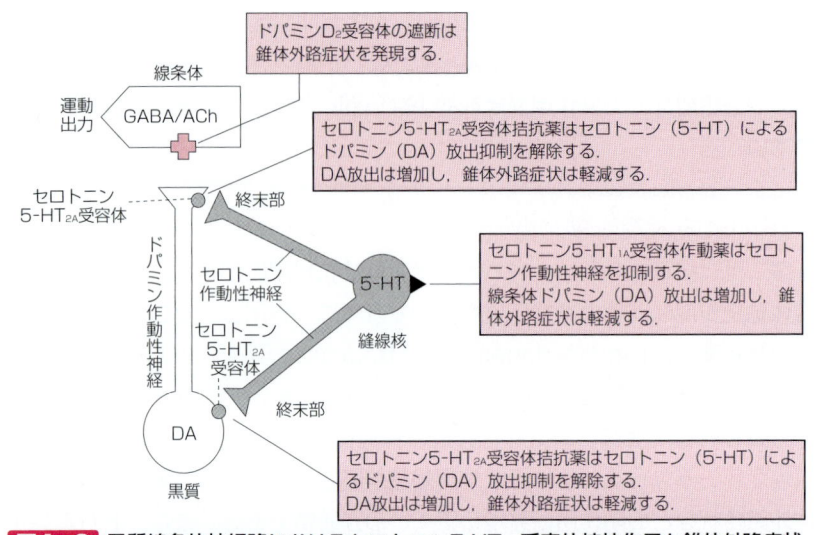

図1-6 黒質線条体神経路におけるセロトニン5-HT$_{2A}$受容体拮抗作用と錐体外路症状

5-HT：セロトニン，DA：ドパミン，GABA：γ-アミノ酪酸，ACh：アセチルコリン

(Kapur S et al：Am J Psychiatry，153：466-476，1996より引用改変)

図中テキスト：
- ドパミンD$_2$受容体の遮断は錐体外路症状を発現する．
- セロトニン5-HT$_{2A}$受容体拮抗薬はセロトニン（5-HT）によるドパミン（DA）放出抑制を解除する．DA放出は増加し，錐体外路症状は軽減する．
- セロトニン5-HT$_{1A}$受容体作動薬はセロトニン作動性神経を抑制する．線条体ドパミン（DA）放出は増加し，錐体外路症状は軽減する．
- セロトニン5-HT$_{2A}$受容体拮抗薬はセロトニン（5-HT）によるドパミン（DA）放出抑制を解除する．DA放出は増加し，錐体外路症状は軽減する．

と呼ばれている．アドレナリンα$_1$受容体，ヒスタミンH$_1$受容体，ムスカリン性アセチルコリン受容体など，他の受容体への結合親和性は低いことから，ブロナンセリンは極めてシンプルな受容体結合特性を有する．

②**多元受容体標的化抗精神病薬（MARTA）**：SDAと同様にドパミンD$_2$受容体拮抗作用とセロトニン5-HT$_{2A}$受容体拮抗作用を有している．しかし，MARTAはその他のドパミン受容体サブタイプおよびセロトニン受容体サブタイプに対する拮抗作用を有し，かつヒスタミンH$_1$受容体，ムスカリン性アセチルコリン受容体など，他の神経伝達物質受容体も遮断することによって抗精神病作用を発揮している．

③**ドパミン・システム・スタビライザー（DSS）**：ドパミンD$_2$受容体に結合するが，完全に遮断するのではなく部分的に刺激（ドパミンの25％程度）するため，ドパミン作動性神経系の活動が過剰である場合には拮抗薬として，活動が低下している場合には刺激薬として作用して，シグナル伝達を調整することにより抗精神病作用を発揮する．そのため，ドパミン作動性神経の機能が低下している中脳皮質神経路ではドパミン作動性神経が刺激されて

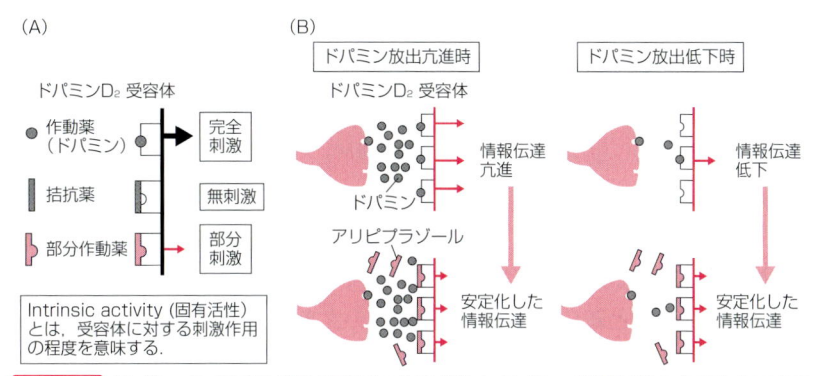

図1-7　ドパミンD₂受容体部分作動薬の作用（A）とドパミン神経伝達の安定化作用（B）

(A) ドパミンのような完全作動薬はドパミンD₂受容体に結合すると，完全な受容体活性を示し，100％の情報伝達を促す．それに対してハロペリドールあるいはリスペリドンのような抗精神病薬は，ドパミンD₂受容体に結合するが，受容体を活性化せず，情報伝達をまったく行わない．そのような場合，ドパミンが存在する場合でもドパミンの情報伝達をほぼ100％遮断し，拮抗薬として働く．アリピプラゾールは他の抗精神病薬と同様にドパミンD₂受容体に結合し，ドパミン存在下ではその結合を遮断するが，アリピプラゾール自身が弱い受容体活性を示すため，情報伝達を完全には遮断しない．
(B) 既存の抗精神病薬などのドパミンD₂受容体拮抗薬は，ドパミン作動性神経伝達過剰時および低下時ともに後シナプスのドパミンD₂受容体に対して拮抗薬として作用し，ドパミン神経伝達を完全に遮断する．一方，ドパミンD₂受容体部分作動薬は，ドパミン作動性神経伝達が過活動状態の場合には後シナプスのドパミンD₂受容体に対して拮抗的に作用するが，その神経伝達を完全には遮断せず，ドパミン作動性神経伝達が低下している場合には後シナプスのドパミンD₂受容体に対して作動的に作用して低下しているドパミン作動神経伝達を促進し改善する．

(Tamminga：J Neural Transm，109：411, 2002)

陰性症状や認知機能障害の改善が図られ，黒質線条体神経路や漏斗下垂体神経路ではドパミン作動性神経が過剰に抑制されることがないため，錐体外路症状などが発現しにくいとされている（図1-7）．

抗うつ薬

抗うつ薬の分類

抗うつ薬（antidepressant）の適応疾患はうつ病であることは言うまでもないが，その他にもパニック障害や強迫性障害といった不安障害に属する疾患に対しても適応が拡大されている．

抗うつ薬はその化学構造および薬理作用から，①三環系抗うつ薬（tricyclic antidepressant：TCA），②四環系抗うつ薬（tetracyclic antidepressant），③セロトニン拮抗・再取り込み阻害薬（serotonin 2 antagonist/reuptake inhibitor：SARI），④選択的セロトニン再取り込み阻害薬（selective serotonin reuptake inhibitor：SSRI），⑤セロトニン・ノルアドレナリン再取り込み阻害薬（serotonin-noradrenaline reuptake inhibitor：SNRI），⑥ノルアドレナリン作動性・特異的セロトニン作動性抗うつ薬（noradrenergic and specific serotonergic antidepressant：NaSSA）の6つに大別することができる（表1-16）．三環系抗うつ薬や四環系抗うつ薬などは従来型の抗うつ薬に属し，SSRIやSNRIは新しいタイプの抗うつ薬に属する．従来型と新しいタイプの薬物との大きな違いは，ノルアドレナリンやセロトニンの再取り込みを選択的に阻害するか否かにある．三環系抗うつ薬や四環系抗うつ薬は，シナプス間隙のノルアドレナリンやセロトニンの濃度を非選択的に増加させるだけでなく，他の神経伝達物質の受容体にも結合するため多様な副作用を惹起する欠点がある．NaSSAはモノアミンの再

表1-16 抗うつ薬の薬理学的特徴：モノアミン再取り込み阻害作用および各種受容体親和性

分類		一般名	再取り込み阻害作用			受容体親和性					
			5-HT	NA	DA	D_2	$α_1$	$α_2$	$5-HT_2$	mACh	H_1
第一世代	三環系	イミプラミン	++	++	−	−	++	−	++	++	++
		クロミプラミン	+++	++	−	+	++	−	++	++	++
第二世代	四環系	アモキサピン	+	+++	−	+	++	−	+++	+/−	++
		ミアンセリン	−	++	−	−	++	++	+++	+	+++
	SARI	トラゾドン	+	−	−	−	++	+	+++	−	+
第三世代	SSRI	フルボキサミン	+++	+	−	−	−	−	−	−	−
		パロキセチン	+++	++	−	−	−	−	−	+/++	−
		セルトラリン	+++	+	+	−	+	−	−	+	−
		エスシタロプラム*	+++	−**	−**	−**	−**	−**	−**	−**	
第四世代	SNRI	ミルナシプラン	++	++	−	−	−	−	−	−	−
		デュロキセチン	+++	+++	−	−	−	−	−	−	−
第五世代	NaSSA	ミルタザピン	−	−	−	+/−	++	++	++	−	+++

5-HT：セロトニン，NA：ノルアドレナリン，DA：ドパミン，D_2：ドパミンD_2受容体，$α_1$：アドレナリン$α_1$受容体，$α_2$：アドレナリン$α_2$受容体，$5-HT_2$：セロトニン$5-HT_2$受容体，mACh：ムスカリン性アセチルコリン受容体，H_1：ヒスタミンH_1受容体，SARI：セロトニン拮抗・再取り込み阻害薬，SSRI：選択的セロトニン再取り込み阻害薬，SNRI：セロトニン・ノルアドレナリン再取り込み阻害薬，NaSSA：ノルアドレナリン作動性・特異的セロトニン作動性抗うつ薬．＊：インタビューフォームより引用．＊＊：受容体IC_{50}値：＞1,000nmol/L．
(Mann JJ：N Engl J Med，353：1819-1834，2005／尾崎紀夫ほか：Rp.レシピ，8：320-322，南山堂，2009より引用改変)

取り込み阻害作用を示さずに、神経伝達物質の受容体の遮断のみを介して抗うつ作用を発揮する新しいタイプの抗うつ薬である。

抗うつ薬の薬理作用

神経終末に遊離されたセロトニンやノルアドレナリンは、モノアミン酸化酵素（MAO）やカテコール-O-メチル基転移酵素（COMT）による代謝によって不活化されるだけでなく、セロトニントランスポーターやノルアドレナリントランスポーターによる神経終末への再取り込みによって局所で効果的に不活化される。セロトニントランスポーターやノルアドレナリントランスポーターによる再取り込みはNa^+、Cl^-依存性である。

うつ病はシナプス間隙に遊離されるセロトニンやノルアドレナリンなどのモノアミンが減少することで発症すると考えられており（モノアミン仮説），抗うつ薬はこれらモノアミンのトランスポーターを阻害することによってシナプス間隙のモノアミン濃度を増加させて抗うつ効果を発揮するとされている（図1-8）．

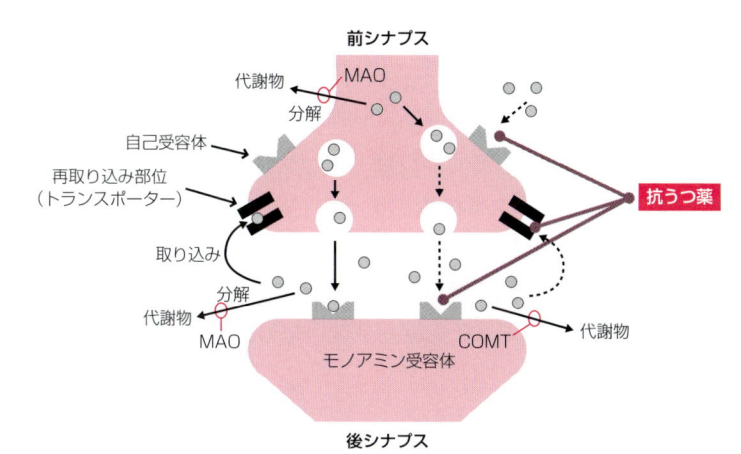

図1-8 モノアミン作動性神経における抗うつ薬の作用点

前シナプスからモノアミンが放出され、後シナプスの受容体に結合して情報が伝達される。放出された神経伝達物質はトランスポーターによって前シナプスに再び取り込まれたり、前シナプスの自己受容体を刺激して放出量を抑制したり、モノアミン酸化酵素（MAO）やカテコール-O-メチル基転移酵素（COMT）によって分解されたりする。
抗うつ薬は前シナプスの再取り込み部位や自己受容体に結合して、神経伝達物質の再取り込みを阻害したり、放出を促進したりして、シナプス間隙の神経伝達物質の量を増やす。

Ⓐ 三環系抗うつ薬（TCA）

　抗うつ薬として最初に開発されたのが三環系抗うつ薬であり，三環構造を有することからそのように呼ばれている．三環系抗うつ薬は，ノルアドレナリンやセロトニンの再取り込みを阻害する作用を有し，精神賦活作用に優れている．一方で，抗ヒスタミン作用，抗アドレナリン作用や抗コリン作用が強いため，眠気，めまいや口渇，便秘などの副作用が発現しやすい．その後，抗コリン作用の弱い三環系抗うつ薬が開発され，初期の三環系は第一世代薬（イミプラミンなど），後に開発された三環系は第二世代薬（アモキサピンなど）と呼ばれている．アモキサピンは，イミプラミンなどの第一世代薬に比べて即効性があり，抗コリン性の副作用が少ない．アモキサピンの代謝物である7-OH体，8-OH体は抗うつ活性を持ち，8-OH体はドパミンD_2受容体拮抗作用が強いので，パーキンソン病様症状や高プロラクチン血症などを引き起こす場合がある．トランスポーターへの結合力はセロトニントランスポーターよりもノルアドレナリントランスポーターに強く，受容体への結合力はドパミンD_2受容体よりセロトニン$5-HT_{2A}$受容体の方が強い．

Ⓑ 四環系抗うつ薬

　四環構造を有する四環系抗うつ薬は，三環系抗うつ薬の副作用を減らす目的で開発された．マプロチリンはノルアドレナリン再取り込み阻害作用を有し，ミアンセリンとセチプチリンは前シナプスのアドレナリン$α_2$自己受容体遮断作用によりシナプス間隙へのノルアドレナリン放出を促進する．また，ヒスタミンH_1受容体拮抗作用による鎮静作用を有するため，不眠の強い場合に有効である．効果に関しては三環系抗うつ薬よりも弱いが，ミアンセリンは心臓や血管系に対する影響が少ないため，長期に渡って使われるケースが多い．

Ⓒ セロトニン拮抗・再取り込み阻害薬（SARI）

　SARIは，第一世代や第二世代の抗うつ薬の中では最もセロトニンに対する選択性が高く，セロトニン$5-HT_{2A}$受容体拮抗作用とセロトニン再取り込み阻害作用を有する．抗コリン作用はないが，アドレナリン$α_1$および$α_2$受容体拮抗作用があるため，起立性低血圧や持続勃起症などの副作用を発現

する．ヒスタミンH_1受容体拮抗作用による鎮静，催眠作用を有する．

ⓓ 選択的セロトニン再取り込み阻害薬（SSRI）

SSRIは，第三世代の抗うつ薬に属し，選択的にセロトニンの再取り込みを阻害することで抗うつ効果を発揮する．三環系・四環系抗うつ薬とは異なり，他の神経伝達物質受容体への拮抗作用がほとんどないため，副作用の発現が少ないという特徴を有していながらも，効果の面においては三環系抗うつ薬とほぼ同等とされている．SSRIは，セロトニン再取り込みを選択的に阻害することによってセロトニンを増加させ，増加したセロトニンは神経細胞体上のセロトニン5-HT_{1A}自己受容体に作用し，神経終末からのセロトニンの放出を抑制する．長期間SSRIを投与することにより，セロトニン5-HT_{1A}自己受容体の感受性が低下し，シナプス間隙のセロトニン濃度が増加し，抗うつ効果や抗不安効果を発揮すると考えられている（図1-9）．

ⓔ セロトニン・ノルアドレナリン再取り込み阻害薬（SNRI）

第四世代に属する新しい抗うつ薬で，セロトニンだけでなくノルアドレナリンの再取り込みを阻害することから，効果の面ではより三環系に近い抗うつ効果があり，副作用はSSRIと同程度とされている．SNRIはSSRIと同様に，増加したセロトニンが，セロトニンの放出を抑制する神経細胞体上のセロトニン5-HT_{1A}自己受容体に作用し，感受性を低下させ，シナプス間隙のセロトニン濃度を増加させる．さらに，SSRIにはないノルアドレナリンへの作用があるため，とりわけ意欲の低下の改善に効果があるとされている．

ⓕ ノルアドレナリン作動性・特異的セロトニン作動性抗うつ薬（NaSSA）

前シナプスのアドレナリンα_2自己受容体を遮断することでノルアドレナリンの放出を促進する．加えて，セロトニン作動性神経のアドレナリンα_2ヘテロ受容体を遮断してセロトニンの放出を促進させる作用を有する．また，セロトニン5-HT_2受容体およびセロトニン5-HT_3受容体に対する拮抗作用を有するため，内因性のセロトニンがフリーであるセロトニン5-HT_{1A}受容体に集中して作用し，セロトニン5-HT_{1A}受容体の機能を亢進させる．したがって，ノルアドレナリンとセロトニンの放出促進，およびセロトニン

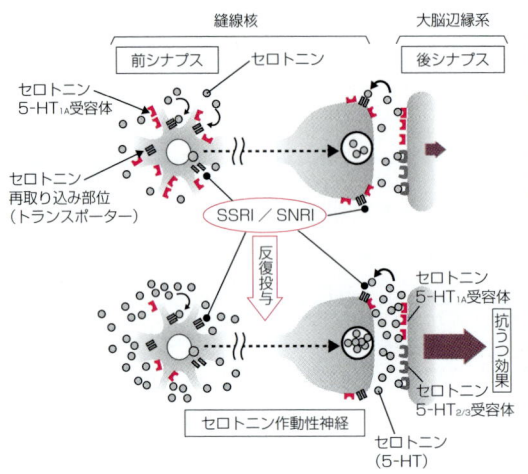

図1-9 抗うつ薬の作用機序
SSRI/SNRI：選択的セロトニン再取り込み阻害薬／セロトニン・ノルアドレナリン再取り込み阻害薬
（玉地亜衣，野田幸裕：Rp. レシピ，8（4）：30，南山堂，2009より引用改変）

5-HT$_{1A}$受容体へのアゴニスト集中作用により抗うつ効果を発現すると考えられている（図1-10）．

気分安定薬

気分安定薬の分類

　気分安定薬（mood stabilizer）は抗躁作用と抗うつ作用を併せもち，双極性障害（躁うつ病）の精神症状改善効果と病相再発予防効果を有していることから同疾患の治療薬として保険適応が認められている．気分安定作用を有することから統合失調症の興奮状態や統合失調感情障害，気分変調性障害，パーソナリティ障害などの治療にも使用されている．

　気分安定薬は，同じ薬理作用により特定の治療効果を示す薬物の総称ではなく，各薬物が特有の機序を介して双極性障害の気分恒常性に影響を及ぼしていると考えられている．双極性障害に対してはその抗躁作用および抗うつ作用から，躁状態のときには気分を落ち着かせるように働き，抑うつ状態のときには気分を高める方向に作用する．現在，双極性障害に適応を有する薬

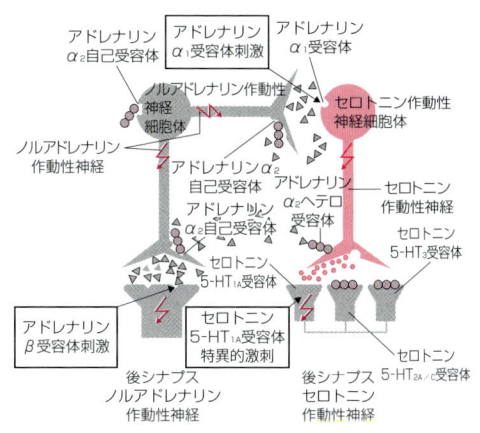

図1-10 ミルタザピンの作用機序

（de Bore T：J Clin Psychiatry, 57：19-25, 1996より引用改変）

物として，抗躁薬の炭酸リチウム，てんかんの治療薬として開発されたバルプロ酸ナトリウム，カルバマゼピンやラモトリギンおよび抗精神病薬のオランザピンとアリピプラゾールがあり，炭酸リチウムやバルプロ酸ナトリウム，カルバマゼピンは躁病および躁うつ病の躁状態，ラモトリギンは双極性障害における気分エピソードの再発・再燃抑制，オランザピンは双極性障害における躁症状およびうつ症状の改善，アリピプラゾールは双極性障害における躁症状の改善に対して保険適応が認められている．

気分安定薬の薬理作用

双極性障害の発症機序はまだ十分解明されていないが，現在のところ神経伝達物質などの生化学的変化や神経細胞内における情報伝達系の異常が原因と考えられている．とりわけ細胞内情報伝達系異常仮説はもっとも有力な仮説の一つである．

細胞内情報伝達系異常仮説は，代表的な気分安定薬である炭酸リチウムの抗躁作用の発現機序に基づいている．すなわち，細胞内情報伝達系の一つであるイノシトールリン脂質代謝が亢進すると細胞内の情報伝達が不安定となり，躁状態が惹起されると考えられている．炭酸リチウムはこのイノシトー

ルリン脂質代謝の亢進を抑制し，抗躁作用を示すと考えられている.
　一方，シナプス間隙のモノアミンを増加させる薬物が抗うつ作用を有し，躁状態を引き起こすこと，シナプス間隙のモノアミンを低下させる薬物がうつ状態を引き起こし，躁状態を改善させることから，うつ状態にはモノアミン作動性神経の活性の低下，躁状態には活性の亢進が病態に関与していると考えられている（モノアミン仮説）．抗精神病薬のオランザピンおよびアリピプラゾールは，種々のモノアミン受容体に作用してモノアミン作動性神経系の活動を調整することにより気分安定作用を発揮していると考えられている．バルプロ酸ナトリウムやカルバマゼピンの気分安定作用にはγ-アミノ酪酸（GABA）作動性神経に対する増強作用が，ラモトリギンはグルタミン酸などの興奮性神経伝達物質の遊離を抑制する作用が関与しているのではないかと考えられている.

Ⓐ 炭酸リチウム

　炭酸リチウムの正確な作用機序は未だ解明されていないが，①Li^+とNa^+の置換による神経興奮の抑制，②ノルアドレナリン，セロトニン，ドパミンの遊離抑制および取り込みの軽度の促進，③Mg^{2+}依存性アデニル酸シクラーゼの抑制，④イノシトール1-リン酸分解酵素の阻害によるホスファチジルイノシトール（PI）代謝回転の抑制により抗躁作用と病相再発予防効果を発揮すると考えられている．PI代謝回転に対する抑制作用が治療量の炭酸リチウムで惹起されることから，PI代謝回転を抑制してPI代謝回転を介する受容体機能や神経機能に影響することが薬理作用に関連すると推定されている.

Ⓑ 抗てんかん薬

　①**バルプロ酸ナトリウム**：海馬および扁桃核を中心とする皮質下に作用し，電位依存性Na^+チャネルを抑制する．グルタミン酸脱炭酸酵素を刺激し，GABAトランスアミナーゼを阻害することにより脳内γ-アミノ酪酸（GABA）濃度，ドパミン濃度を上昇させ，セロトニン代謝を促進させる.
　②**カルバマゼピン**：Na^+チャネル阻害・抑制作用を有する．詳細な作用機序は不明であるが，活性化した電位依存性Na^+チャネルの回復を遅延させ，一方で，興奮性の神経シナプスを抑制する．また，青斑核のノルアドレナリ

ン作動性神経の発火を増加させる作用やアデノシン受容体に対して拮抗的に作用することが気分安定作用に関与すると推定されている．

　③**ラモトリギン**：Na^+チャネルを頻度依存的かつ電位依存的に抑制することによって神経細胞膜を安定化させ，グルタミン酸などの興奮性神経伝達物質の遊離を抑制する．詳細な作用機序は明らかにされていない．

　日本では適応外であるが，クロナゼパム，ガバペンチンあるいはトピラマートなどが海外で使用されている．

● 抗精神病薬

　第二世代抗精神病薬は気分障害にも効果を示し，アメリカではすでにFDAから承認を受けている薬物がいくつかある．日本ではオランザピンが双極性障害における躁症状およびうつ症状の改善，アリピプラゾールが双極性障害における躁症状の改善に対して効能が追加されている．

抗不安薬

● 抗不安薬の分類

　抗不安薬（anxiolytic, anxiolytic drug）は，マイナートランキライザー（minor tranquilizer）とも呼ばれ，全般性不安障害やパニック障害などの不安障害，不眠症，心身症のほか，うつ病性障害や統合失調症などの不安症状に対して処方されるなど，用途はきわめて多岐にわたっている．抗不安薬はその化学構造および薬理作用から，ベンゾジアゼピン（BZ）系抗不安薬とチエノジアゼピン系抗不安薬およびセロトニン5-HT_{1A}受容体部分作動薬の3つに大別できる．チエノジアゼピン系抗不安薬はBZ系抗不安薬と類似の構造を有し，生化学的・薬理学的特性がほぼ同様と考えられている．

　抗不安薬としては，意識や運動，知覚機能に著しい影響を及ぼさずに，大脳辺縁系（海馬や扁桃核など）の情動中枢に選択的に作用して，その興奮を鎮めることで抗不安作用を発揮する薬物が望まれている．抗不安薬の主流をなすBZ系抗不安薬の臨床作用には，「抗不安作用」「鎮静・催眠作用」「筋弛緩作用」「抗けいれん作用」「自律神経調整作用」があり，抗不安作用の強いものは抗不安薬として，鎮静・催眠作用の強いものは「睡眠薬」として，抗

けいれん作用の強いものは「抗てんかん薬」として用いられている.
　BZ系薬物は，20世紀初頭に臨床導入されたバルビツール酸系薬物のように脳全体を非特異的に抑制することはないため安全域の広い薬物ではあるが，臨床経験の蓄積に伴い，離脱症状や常用量依存の存在が知られるようになっている．このようなBZ系抗不安薬の欠点をもたない新しい抗不安薬の開発が模索され，離脱症状や常用量依存を形成しないセロトニン5-HT$_{1A}$受容体部分作動薬が臨床導入されている．

抗不安薬の薬理作用

　BZ系抗不安薬が作用するGABA受容体は脳内全体に分布しており，種々の神経活動を抑制している神経である．したがって，情動を調節している大脳辺縁系の神経活動を抑え，不安を抑制するが，その他の神経活動も抑制して，さまざまな作用を発揮する．一方，タンドスピロンのようなセロトニン5-HT$_{1A}$受容体部分作動薬の作用点であるセロトニン5-HT$_{1A}$受容体は大脳辺縁系に多く分布しており，他の領域における発現は少ないことから，作用が限定していると考えられている（図1-11）．

A　ベンゾジアゼピン系抗不安薬／チエノジアゼピン系抗不安薬

　不安の本態とは，海馬を中心とする大脳辺縁系におけるノルアドレナリン，セロトニン，ドパミン作動性神経などが興奮した状態であると考えられている．BZ系抗不安薬は，これらの神経系に対して抑制的に働くGABA作動性神経の活動を亢進させ，興奮した神経系を鎮めることで抗不安作用をもたらす．神経活動の興奮を抑制するGABAが結合するGABA受容体とBZ系抗不安薬が結合するBZ受容体は同一細胞膜上に存在し，神経細胞の電気的興奮を調節するCl$^-$チャネルとともに1つの複合体（GABA$_A$－BZ受容体－Cl$^-$チャネル複合体）を形成している．BZ系抗不安薬がBZ受容体に結合するとBZ受容体の活性化によりGABA$_A$受容体へのGABAの親和性が高まり，その結果GABA$_A$受容体と共役するCl$^-$チャネルが活性化し，細胞内へのCl$^-$の流入が促進されて細胞膜の過分極や膜コンダクタンスの増大を伴う抑制性シナプス後電位が生じ，神経細胞の興奮が抑制される（図1-12）．つまり，抑制性神経伝達物質として作用するGABAの機能を増強するのがBZ系

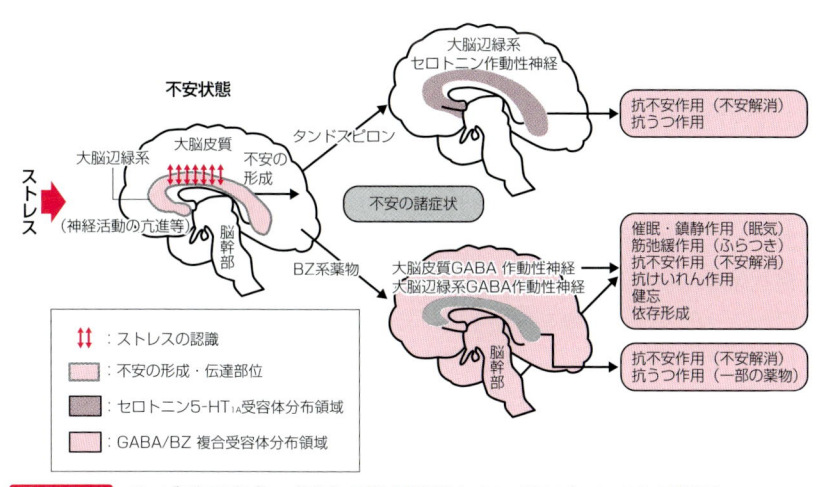

図1-11 ベンゾジアゼピン（BZ）系抗不安薬とタンドスピロンの作用機序

BZ：ベンゾジアゼピン，GABA：γ-アミノ酪酸

（村崎光邦：臨床精神薬理，1：81-92, 1998より引用改変）

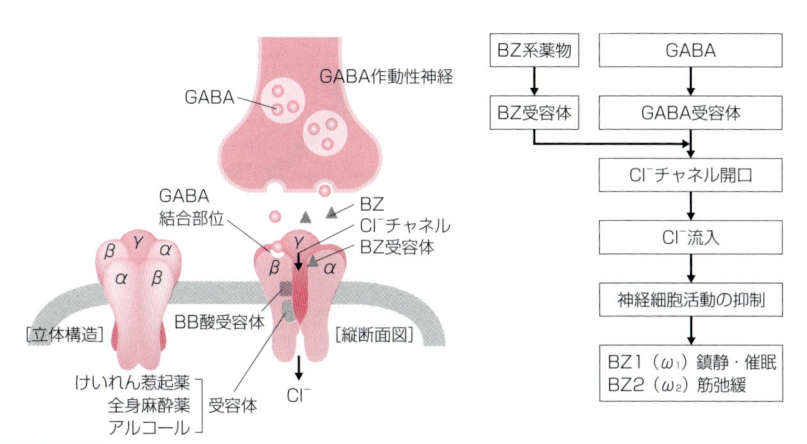

図1-12 ベンゾジアゼピン系抗不安薬のGABA$_A$受容体への作用

GABA$_A$受容体は，α，β，γのサブユニットが5つ組み合わさって構成されている．ベンゾジアゼピン系抗不安薬の結合部位はαサブユニット上に，バルビツール酸系薬物の結合部位はβサブユニット上に存在する．

GABA：γ-アミノ酪酸，BZ：ベンゾジアゼピン，BB：バルビツール

（本田義輝：医薬ジャーナル，44：151-163, 2008）

抗不安薬の薬理作用である．したがって，BZ系抗不安薬を大量服用してBZ受容体が飽和した場合でも，薬理作用はあくまでも内因性のGABAを介したものであるため安全性が極めて高い．

Ⓑ セロトニン5-HT_{1A}受容体部分作動薬（タンドスピロン）

　セロトニン5-HT_{1A}受容体部分作動薬は，大脳辺縁系において神経細胞体－樹状突起に存在するセロトニン5-HT_{1A}受容体（自己受容体）を刺激してセロトニンの合成と遊離を抑制する．その結果，セロトニン作動性神経活動を抑制する．セロトニン5-HT_{1A}受容体部分作動薬は，後シナプスのセロトニン5-HT_{1A}受容体を刺激することで細胞内情報伝達を抑制し，さらに，セロトニン作動性神経の細胞体に局在する自己受容体に作用して，その神経活動を抑制する（図1-13）．これらの作用によりセロトニン作動性神経機能を正常化して抗不安作用をもたらす．

　セロトニン5-HT_{1A}受容体部分作動薬は大脳辺縁系に局在するセロトニン

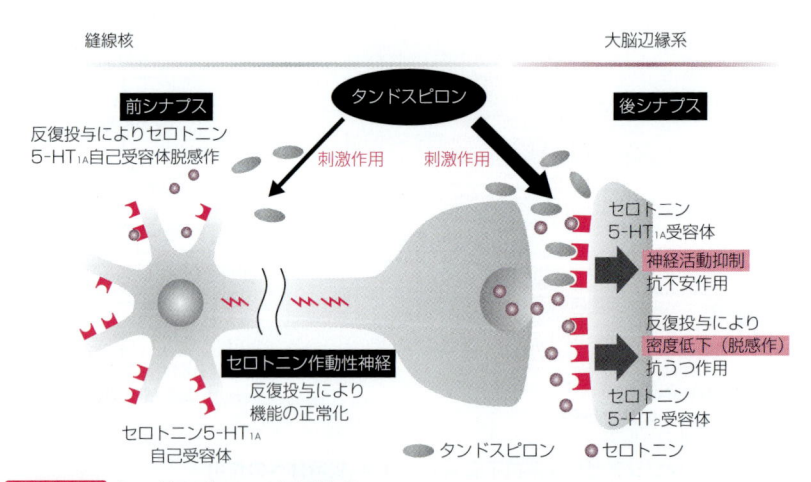

図1-13　タンドスピロンの作用機序
①大脳辺縁系において高濃度に分布するセロトニン5-HT_{1A}受容体を選択的に刺激し，セロトニン作動性神経支配下の神経活動を抑制することにより，抗不安作用を示す．②反復投与は，セロトニン作動性神経細胞体上のセロトニン5-HT_{1A}自己受容体を脱感作し，うつ状態で低下しているセロトニン作動性神経機能を正常化する．③抗うつ作用の発現機序として，抗うつ薬と同様に，セロトニン5-HT_2受容体密度の低下（脱感作）が関与していると推定されている

（籔内一輝ほか：臨床精神薬理，6：713-721, 2003より引用改変）

5-HT$_{1A}$受容体に選択的に作用することから,BZ系抗不安薬に比べて中枢神経抑制作用が弱く,結果として催眠作用,筋弛緩作用,抗けいれん作用などが少ない.また,離脱症状や常用量依存も形成されないとされている.しかし,実際の臨床場面ではBZ系抗不安薬と比較して抗不安作用が弱く,作用の発現に時間がかかるため即効性の点で劣ることが知られている.

一方,タンドスピロンの反復投与は,セロトニン作動性神経細胞体上のセロトニン5-HT$_{1A}$自己受容体を脱感作し,うつ状態で低下しているセロトニン作動性神経機能を正常化する作用も有している.したがって,タンドスピロンの抗うつ作用の発現機序として,抗うつ薬と同様に後シナプスセロトニン5-HT$_2$受容体密度の低下(脱感作)が関与していると考えられている.

睡眠薬

睡眠薬の分類

睡眠薬(hypnotic, hypnotic drug)は,その原疾患にかかわらず,不眠症状に対して処方されるため,精神科で最も処方頻度の高い薬物であり,かつ日常臨床においても多くの睡眠薬が処方されている.

睡眠薬は,その化学構造および薬理作用の違いで分類すると,①ベンゾジアゼピン(BZ)系睡眠薬,②非BZ系睡眠薬,③バルビツール酸系睡眠薬および④非バルビツール酸系睡眠薬(尿素系睡眠薬など)に大別される.現在,睡眠薬においてはBZ系睡眠薬が主流であり,血中半減期の長さから,①超短時間作用型(6時間以内),②短時間作用型(6〜12時間),③中間作用型(12〜24時間),④長時間作用型(24時間以上)に分類されている.従来より臨床導入されてきたBZ系睡眠薬は催眠作用に優れ,生理的で自然なものに近い睡眠をもたらすが,一方で筋弛緩作用などの副作用がある.BZ受容体にはω_1,ω_2,ω_3の3つのサブタイプが存在し,ω_1受容体は鎮静・睡眠作用に,ω_2受容体は抗けいれん作用,筋弛緩作用などに関係していると考えられている.そこで,ω_1受容体選択性が高く,筋弛緩作用が弱い睡眠薬が登場している.2010年4月にはメラトニン受容体作動薬のラメルテオンは「不眠症における入眠困難の改善」に対する適応が承認され,不眠症治療の選択肢が広がっている.

睡眠薬の薬理作用（図1-12参照）

A ベンゾジアゼピン系睡眠薬

　BZ系睡眠薬は，BZ系抗不安薬の薬理作用と同様に，$GABA_A$－BZ受容体－Cl^-チャネル複合体に働きかけて，抑制系のGABA作動性神経を亢進させることでCl^-の細胞内流入を促進して抑制性の作用を発揮し，催眠作用をもたらす．

B 非ベンゾジアゼピン系睡眠薬

　非BZ系睡眠薬の化学構造はBZ系睡眠薬とは異なるが，$GABA_A$－BZ受容体－Cl^-チャネル複合体のBZ受容体に結合して催眠作用を発揮する．本質的にはBZ系睡眠薬と同様であるが，非BZ系睡眠薬がBZ系睡眠薬と異なるのは，筋弛緩作用が弱いという特徴を有している点である．

C バルビツール酸系睡眠薬

　脳幹部を含む脳全体におけるGABA作動性神経に強く作用して催眠作用をもたらすために大量服用すると呼吸中枢を抑制して生命の危険に及ぶ可能性がある．すなわち，$GABA_A$－BZ受容体－Cl^-チャネル複合体のピクロトキシン結合部位に結合してCl^-チャネルを開口し，抑制性神経機能を亢進させて興奮性シナプス伝達を抑制する．低用量では$GABA_A$受容体に働きBZ系薬物と類似した臨床作用を示すが，高用量になるとGABA作動性神経を介さず，直接Cl^-チャネルに作用して開口時間を延長し，脳全体の機能を抑制する．大量服用した場合には，脳幹網様体賦活系を抑制して強力な中枢抑制作用を発揮し，生命維持機構を抑制するため致死的となり得る．

D 非バルビツール酸系睡眠薬（尿素系睡眠薬など）

　ブロモバレリル尿素は有機臭素化合物であり，血中でBr^-を遊離して体内のCl^-と置換して脳脊髄中へ移行しCl^-と類似した作用を示す．この作用により，大脳皮質機能の抑制および脳幹網様体賦活系を抑制して中枢抑制作用を発揮すると考えられている．しかし，詳細な機序は不明である．

E メラトニン受容体作動薬（図1-14）

ラメルテオンは，ヒトの視交叉上核に多数存在している松果体のホルモンである「メラトニン」の受容体に選択的に結合して薬理作用を発揮する．メラトニン受容体には，催眠作用や睡眠リズムを調節する機能があり，MT_1，MT_2およびMT_3の3つに分類されている．MT_1受容体（G蛋白質共役受容体でcAMP産生系を抑制）は，主に視交叉上核に存在（高発現）し，Mel1a受容体としてクローニングされている．MT_2受容体（G蛋白質共役受容体でcAMP産生系を抑制）は，網膜および視交叉上核に分布しており，Mel1b受容体に相当する．一方，MT_3受容体は，当初MT_2受容体として研究されていた受容体であるが，MT_1およびMT_2受容体が高親和性（ピコモルオーダー）であるのに対し，低親和性（ナノモルオーダー）であり，動物の脳，肝臓，心臓や腎臓などに分布する．最近の研究においてMT_3受容体は，ヒトのquinone reductase 2（QR2）というredox関連酵素であることが明らかとなり，メラトニン固有の受容体ではないことが明らかとなっている．

MT_1受容体を刺激すると，神経発火を抑制したり，体温を低下させることなどにより睡眠を促す．MT_2受容体を刺激すると，体内時計を同調したり，概日リズム（サーカディアン・リズム）の位相を変動する．ラメルテオ

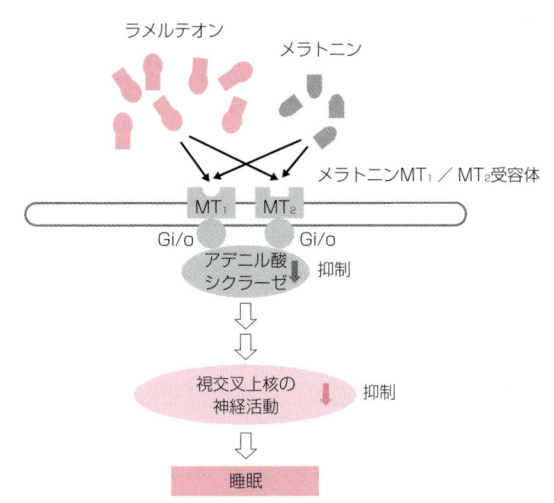

図1-14 ラメルテオンのメラトニン受容体に対する作用

ンの最大の特徴は，①選択的なMT_1およびMT_2受容体作動薬であること，②従来のBZ系睡眠薬とは異なり，視交叉上核以外の脳では作用しないこと，③従来の睡眠導入薬において高頻度で発現していた反跳性不眠や退薬症候を発現しないこと，④自然に近い生理的な睡眠を誘導することである．

精神刺激薬

精神刺激薬の分類

精神刺激薬（psychostimulant）は，中枢神経系の特に大脳皮質を刺激して覚醒水準を高め，精神機能や活動性を亢進させる薬物である．日本で使用される精神刺激薬にはメチルフェニデート，ペモリンおよびモダフィニルがある．

中枢刺激薬とも呼ばれるメチルフェニデートと同様に注意欠陥・多動性障害（ADHD）の治療薬として承認されているアトモキセチンは，ノルアドレナリンの再取り込み阻害を主作用とする非中枢刺激薬である．この特性から，依存や乱用のリスクが低く，中枢刺激薬が無効だった患者にも有効であることが期待されている．

精神刺激薬の薬理作用

L-チロシンから生合成されたドパミンやノルアドレナリンは小胞モノアミントランスポーター（VMAT）によってシナプス小胞に取り込まれ蓄えられる．シナプス小胞は，ドパミンやノルアドレナリンを貯蔵することによって，シナプス内で拡散しないように防ぐとともに，ミトコンドリア外膜にあるモノアミン酸化酵素（MAO）による分解を阻止する役割を持っている．VMATはH^+アンチポーターファミリーに属し，2種類のサブタイプが存在する．特に，VMAT2は，中枢神経のシナプス小胞と血小板顆粒に発現しており，降圧薬のレセルピンによって不可逆的に阻害される．蓄えられたドパミンやノルアドレナリンが遊離される機構として，最初に活動電位によってCa^{2+}チャネルが開口して，Ca^{2+}が流入する．シナプス小胞がシナプスの前膜に結合し，結合すると融合孔が開き，シナプス小胞膜とシナプスの前膜が融合した後に，ドパミンやノルアドレナリンが神経終末に遊離される．

遊離されたドパミンやノルアドレナリンは，それぞれドパミントランスポーターやノルアドレナリントランスポーターによって神経終末へ再取り込みされる．

　精神刺激薬は，シナプス間隙におけるモノアミン作動性神経の神経伝達物質であるドパミンやノルアドレナリンの放出を促進し，あるいは前シナプスにおいていったん放出されたこれら神経伝達物質の再取り込みを阻害することでドパミンやノルアドレナリンの神経伝達を亢進させ，中枢神経系における覚醒作用を発揮する（図1-15）．

　メチルフェニデートやペモリンは，ドパミン作動性神経の前シナプスに存在するドパミントランスポーターを阻害することにより，シナプス間隙のドパミン量を増加させる（図1-15）．モダフィニルの覚醒機序は，モノアミン作動性神経を主とする上行性網様体賦活系を介する経路と，ヒスタミン作動性神経を介する経路の2つがあると考えられている．上行性網様体賦活系を介する経路はドパミン，ノルアドレナリン，セロトニンおよびアセチルコリンなどが関与していると考えられており，いずれの神経も上行性網様体賦活系の一部として脳幹から上位中枢に向かって投射している．ヒスタミン作動性神経を介する経路は，視床下部後部の結節乳頭核の周囲から投射してい

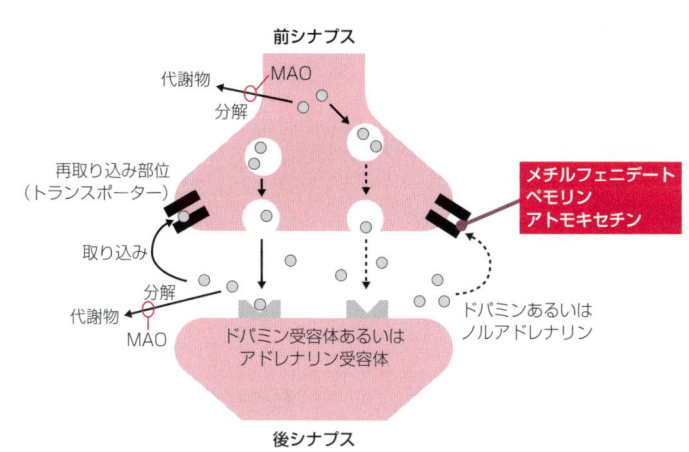

図1-15 モノアミン作動性神経における精神刺激薬の作用点
MAO：モノアミン酸化酵素

る上行性のヒスタミン作動性神経によって調節されている（**図1-16A**）．また，ドパミントランスポーターに対して弱い親和性（Ki：2.05μM）を示すが，ドパミン受容体や他の神経伝達物質の受容体，他のモノアミン取り込み部位／トランスポーターおよびイオンチャネル，セカンドメッセンジャーに対して親和性を示す部位は認められていない．

　アトモキセチンは，前頭前野の神経終末にあるノルアドレナリントランスポーターを選択的に阻害し，ノルアドレナリンあるいはドパミンの再取り込みを阻害することで，これらの神経伝達物質の濃度を増加させる（**図1-16B**）．なお，運動機能にかかわる線条体と依存形成にかかわる側坐核ではドパミン濃度は増加させず，依存・乱用につながる危険性は極めて低いとされている．

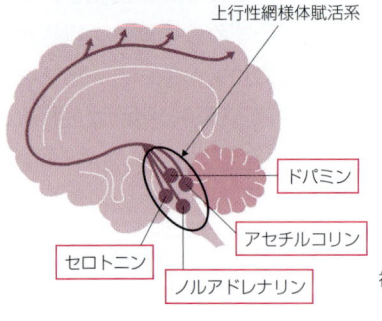

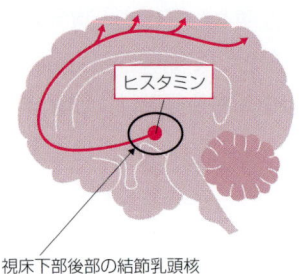

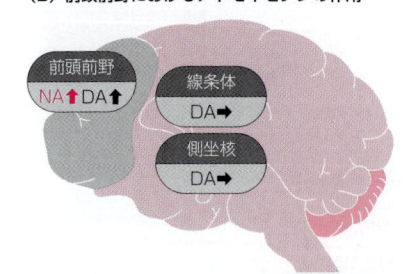

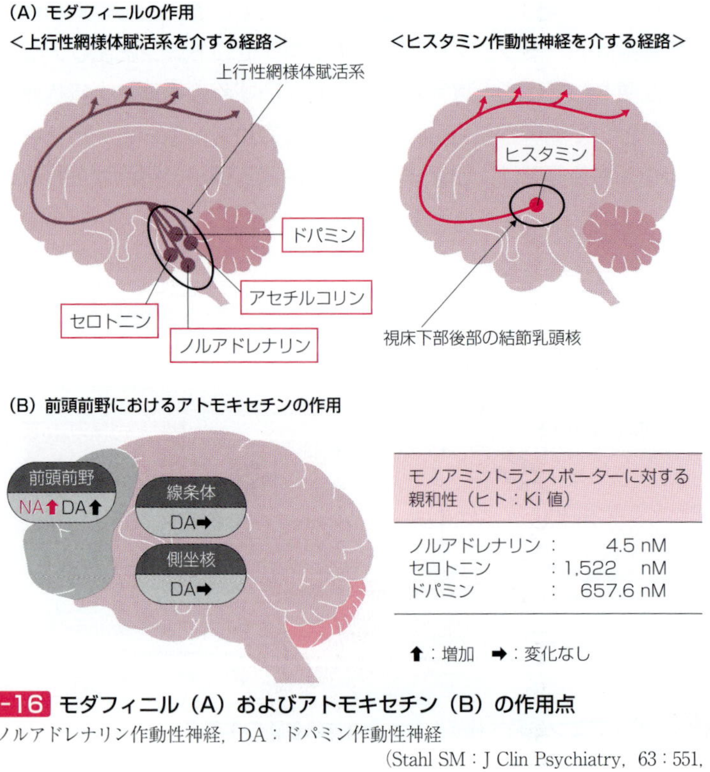

図1-16　モダフィニル（A）およびアトモキセチン（B）の作用点
NA：ノルアドレナリン作動性神経，DA：ドパミン作動性神経

(Stahl SM：J Clin Psychiatry, 63：551, 2002)

抗パーキンソン病薬

抗パーキンソン病薬の分類

　パーキンソン病は，ドパミン作動性神経の脱落により，脳内のドパミン不足とアセチルコリンの相対的な増加を病態とし，錐体外路症状を呈する疾患である．そのため，抗パーキンソン病薬［antiparkinson's drug，antiparkinsonian agent（drug）］には，ドパミン作動性神経を賦活するL-ドーパ（レボドパ），ドパミン受容体作動（刺激）薬やドパミン放出促進薬，およびコリン作動性神経を抑制するアセチルコリン受容体拮抗薬（抗コリン薬）などがある．また，すくみ足の改善にはノルアドレナリンを補いノルアドレナリン作動性神経機能を改善する薬物が使用されている（表1-17）．

表1-17　抗パーキンソン病薬の分類

分類	抗パーキンソン病薬
1．ドパミン作動性神経の賦活	●ドパミン補充療法：レボドパ，レボドパ・ベンセラジド，レボドパ・カルビドパ ●ドパミン受容体作動（刺激）薬：ブロモクリプチン，カベルゴリン，タリペキソールなど（ドパミンD_2受容体），ペルゴリド（ドパミン$D_{1/2}$受容体），アポモルヒネ ●ドパミン放出促進薬：アマンタジン ●ドパミン分解抑制薬（MAO_B阻害薬）：セレギリン ●L-ドーパ分解抑制薬（COMT阻害薬）：エンタカポン ●その他（L-ドーパ賦活薬）：ゾニサミド
2．コリン作動性神経の抑制	●アセチルコリン受容体拮抗薬（抗コリン薬）：トリヘキシフェニジル，ビペリデン，プロフェナミン，メチキセン，ピロヘプチン，マザチコールなど
3．その他	●ノルアドレナリン補充薬：ドロキシドパ

MAO：モノアミン酸化酵素，COMT：カテコール-O-メチル基転移酵素

抗精神病薬によって惹起される錐体外路症状（薬剤性パーキンソニズム）の抑制には，主に抗コリン薬が使用され，ドパミン関連薬物〔L-ドーパ（レボドパ）やドパミン受容体刺激薬など〕が使用されることはほとんどない．

抗パーキンソン病薬の薬理作用（図1-17）

ドパミン放出促進薬やドパミン受容体刺激薬は，ドパミン作動性神経の活動性を高めることでコリン作動性神経との不均衡を改善する．一方，抗コリン薬は，ムスカリン性アセチルコリン受容体などを遮断することによってアセチルコリンの作用を抑制し（抗コリン作用），ドパミン作動性神経に対して相対的に優位となったコリン作動性神経との不均衡を改善することによって効果を発揮する（表1-17）．

抗精神病薬による錐体外路症状は，黒質線条体神経路のドパミン作動性神経機能が抑制され，後シナプスで連結しているコリン作動性神経におけるアセチルコリンが増加することで相対的にコリン作動性神経の活動性が優位になり惹起される．抗パーキンソン病薬は，この黒質線条体神経路におけるドパミン作動性神経とコリン作動性神経の活動バランスを整えることで錐体外

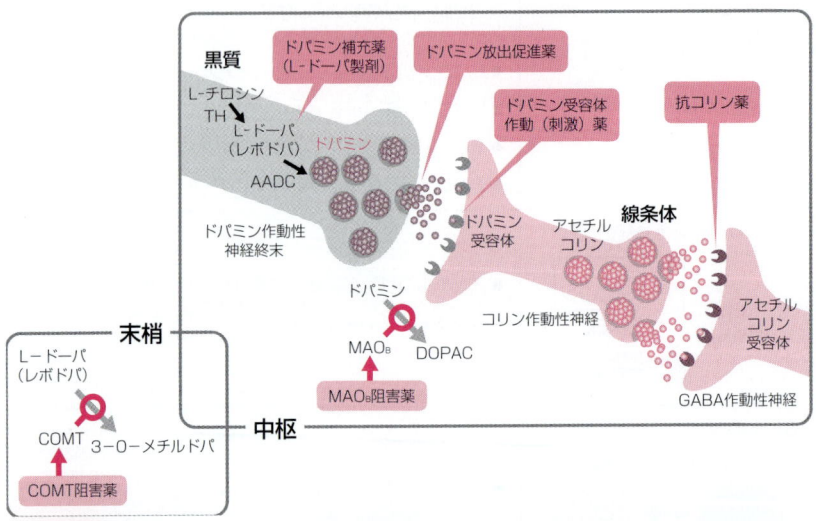

図1-17　主な抗パーキンソン病薬の作用部位

TH：チロシン水酸化酵素，AADC：芳香族L-アミノ酸脱炭酸酵素，MAO：モノアミン酸化酵素，DOPAC：3,4-ジヒドロキシフェニル酢酸，COMT：カテコール-O-メチル基転移酵素

路症状を改善する.

Ⓐ ドパミン補充療法：L-ドーパ（レボドパ）

　ドパミンの生合成は，L-チロシンを基質としてチロシン水酸化酵素（TH）によってL-ドーパに変換されることから始まる．続いて，芳香族L-アミノ酸脱炭酸酵素（AADC）によってドパミンへと変換される．THは基質特異性が強く，L-チロシンのみを基質として，テトラヒドロビオプテリンと呼ばれる補酵素によって活性化され，L-ドーパに変換する．THはカテコラミンの生合成の律速酵素であり，カテコラミン産生細胞に特異的に局在する．

　ドパミンが直接投与されず前駆物質であるL-ドーパ（レボドパ）が投与されるのは，ドパミンが血液脳関門を通過できないためである．レボドパは血液脳関門を通って脳内に入ると，脱炭酸酵素によってドパミンとなり，脳内ドパミン量が増加する．しかし，レボドパに対する脱炭酸酵素は脳内だけでなく末梢にも存在するため，投与したレボドパの多くが脳に到達する前にドパミンへ変換される．レボドパを経口投与した場合，脳内へ移行する割合は約1％程度である．レボドパの脳内移行率を増加させるために，血液脳関門を通過せず，末梢だけに作用するドパミン脱炭酸酵素阻害薬（ベンセラジドおよびカルビドパ）が配合された合剤（レボドパ・ベンセラジド，レボドパ・カルビドパ）が用いられる．こうした配合剤は，レボドパの投与量を減らすことができるため，レボドパの副作用も軽減することができる．なお，カルビドパやベンセラジドとは別の作用機序でレボドパの作用を増強する薬物としてセレギリンがある．セレギリンはMAO_B阻害薬であり，ドパミンがMAO_Bによって代謝されるのを抑制する．逆に，レボドパの作用を減弱させる薬物としてビタミンB_6（ピリドキサール）があり，ビタミンB_6は末梢での脱炭酸酵素の働きを増強する（図1-18）．

Ⓑ ドパミン受容体作動（刺激）薬

　麦角系としてブロモクリプチン，カベルゴリン，ペルゴリド，非麦角系としてタリペキソール，プラミペキソール，ロピニロール，アポモルヒネなどがある．これらの薬物は，ドパミン受容体を刺激し，内因性のドパミンと同様に受容体の刺激を伝達する作用がある．各薬物は，結合するドパミン受容

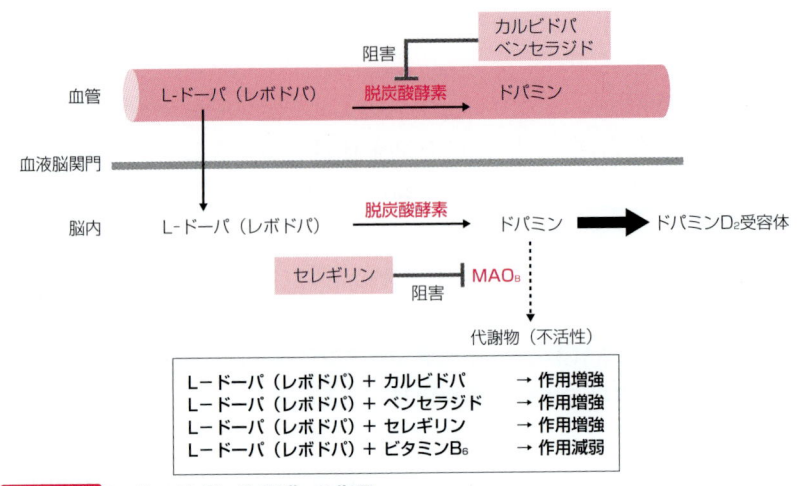

図1-18 L-ドーパ（レボドパ）の作用

L-ドーパ（レボドパ）に対する脱炭酸酵素は脳内だけでなく末梢にも存在するため，投与したL-ドーパ（レボドパ）の多くが脳内に移行する前にドパミンへと変換されてしまう．L-ドーパ（レボドパ）を経口投与した場合，脳内へ移行する割合は約1％程度であるため，L-ドーパ（レボドパ）の脳内移行率を上げるために末梢だけに作用する脱炭酸酵素阻害薬が用いられる．血液脳関門を通過しない脱炭酸酵素阻害薬であるカルビドパやベンセラジドは末梢においてL-ドーパ（レボドパ）からドパミンへの変換を抑制する

（2006-2011 役に立つ薬の情報～専門薬学：http://kusuri-jouhou.com/pharmacology/parkinson.html より引用改変）

体サブタイプの選択性や半減期が異なる（表1-18）．プラミペキソールは，日本初の「中等度から高度の特発性レストレスレッグス症候群（下肢静止不能症候群）」の治療薬でもある．一方，アポモルヒネは，ドパミンと類似した構造式を持ち，ドパミンD_1およびD_2受容体に対して作動薬として作用する抗パーキンソン病薬である（国内医薬品製造販売承認取得：患者自身が専用の注入器を用いて自己注射する製剤）．通常の薬物療法で十分な効果が得られない運動合併症に対してオフ症状を速やかに改善する有用な薬物であることが確認されている．

ⓒ ドパミン放出促進薬

アマンタジンは，ドパミンの放出促進作用，再取り込み阻害作用および合成促進作用を有する．これらの作用によりドパミン作動性神経を活性化することで，カテコラミン作動性神経に対して過剰な活性状態にあるコリン作動

表1-18 ドパミン受容体作動（刺激）薬

受容体	一般名	系統	半減期
ドパミンD_2受容体	ブロモクリプチン	麦角系	6時間
	カベルゴリン	麦角系	43時間
	タリペキソール	非麦角系	5時間
	プラミペキソール	非麦角系	10時間
	ロピニロール	非麦角系	5時間
ドパミンD_1／D_2受容体	ペルゴリド	麦角系	15～42時間
	アポモルヒネ	非麦角系	0.5～1時間

性神経とのバランスを調整することにより，パーキンソン症候群に対する効果を示す．

◐ ドパミン代謝酵素阻害薬

　カテコラミンやセロトニンなどの酸化的脱アミノ反応を触媒するMAOは，ミトコンドリアの外膜に組み込まれている．ドパミンは細胞内でMAOによって3,4-ジヒドロキシフェニル酢酸（DOPAC）に代謝され，遊離されたドパミンはCOMTで3-メトキシチラミン（3-MT）に代謝される．その後，DOPACや3-MTはホモバニリン酸（HVA）に代謝される．一方，末梢においてL-ドーパ（レボドパ）は肝臓，腎臓，腸管に存在しているCOMTで3-O-メチルドパに代謝される．MAOには2種類のアイソザイム，MAO_AとMAO_Bがあり，MAO_Aはノルアドレナリン，アドレナリンおよびセロトニンを，MAO_Bはドパミンを基質とする．

　①**モノアミン酸化酵素B（MAO_B）阻害薬（セレギリン）**：セレギリンは，現在日本で使用されている唯一の選択的不可逆的モノアミン酸化酵素B（MAO_B）阻害薬である．脳内に多く存在し，ドパミンの代謝経路として働くMAO_Bを選択的に阻害することでドパミン濃度を高める．セレギリン塩酸塩は治療用量ではMAO_Bに対して選択的に働くが，高用量になるとMAO_AおよびMAO_Bに対して非選択的に阻害する．進行期パーキンソン病の運動合併

症であるジスキネジアの発現を増強するため，ジスキネジアが発現した場合には投与を中止する．

　②カテコール-O-メチル基転移酵素（COMT）阻害薬（エンタカポン）：末梢に存在するドパミン代謝経路の酵素であるCOMTを阻害する．末梢でのレボドパ（L-ドーパ）の分解を抑制して中枢への移行性を高めるための薬物であり，L-ドーパとの併用のみで用いられる．COMT阻害薬としてエンタカポンとトルカポンが開発されているが，トルカポンは致死的な肝障害の副作用が認められたため，現在米国以外では使用されていない．日本ではエンタカポンが2007年1月に承認されている．ウェアリング・オフ（wearing off）現象の改善に有効であるが，ジスキネジア，精神症状の増悪が認められる場合がある．

❺ L-ドーパ賦活薬

　抗てんかん薬として使用されているゾニサミドは，けいれん発作を起こしたパーキンソン病患者において，けいれん発作を抑制するだけでなく，パーキンソン病症状も著明に改善したことから，抗パーキンソン病薬として開発された．ゾニサミドの抗パーキンソン病作用については完全には解明されていないが，従来の抗パーキンソン病薬とは異なる作用機序がいくつか想定されており，①MAO_B阻害作用，②TH活性亢進作用，③ドパミン代謝回転の抑制作用，④レボドパ投与時の線条体細胞外液中におけるドパミン量の上昇の増強作用などがある（図1-19）．

❻ アセチルコリン受容体拮抗薬（抗コリン薬）（表1-17参照）

　アセチルコリン受容体のうち，ムスカリン性アセチルコリン受容体を遮断する．最も古くから使用されている抗パーキンソン病薬であり，トリヘキシフェニジル，ビペリデン，プロフェナミン，メチキセンなどがある．パーキンソン病症状のうち特に振戦に効果があり，パーキンソン病治療ガイドライン2011ではあくまで補助的な薬物として位置づけられている．

❼ ノルアドレナリン補充薬（表1-17参照）

　ドロキシドパは日本で開発されたノルアドレナリンの非生理的な（人体内

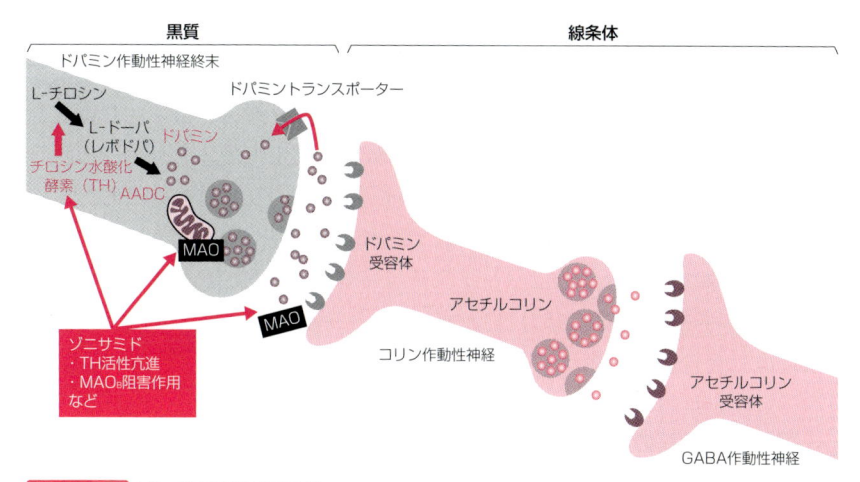

図1-19 ゾニサミドの作用点
TH：チロシン水酸化酵素，AADC：芳香族L-アミノ酸脱炭酸酵素，MAO：モノアミン酸化酵素

には存在しない合成アミノ酸）前駆物質である．体内に入ると，芳香族L-アミノ酸脱炭酸酵素（AADC）により直接L-ノルエピネフリン（天然型）に変換されて効果を発揮する．

その他

フェノチアジン系抗ヒスタミン薬であるプロメタジンは，抗ヒスタミン作用と抗コリン作用によってパーキンソン病の振戦の緩和作用が知られている．鎮静作用が強く不眠改善も期待できる．

認知症治療薬

認知症の薬物療法（認知症治療薬：antidementia）は，記憶障害や見当識障害，遂行障害などの中核症状に対する治療と，抑うつや不安，幻覚，妄想，暴力行為，睡眠障害などの周辺症状（行動・心理症状：BPSD）に対する治療の2つに分類できる．

認知症治療薬の分類

脳血管性認知症には脳循環代謝改善薬が使用されるが，何よりも基礎疾患（高血圧症，糖尿病など）を治療し，脳血管性障害を予防することが重要である．したがって，二次予防として抗血小板薬や血液抗凝固薬が用いられる（本稿では，脳循環代謝改善薬などの作用機序については概説しない）．

アルツハイマー型認知症の治療薬は，日本では現在，脳内アセチルコリンの分解を阻害するアセチルコリンエステラーゼ（AChE）阻害薬（ドネペジル，リバスチグミンおよびガランタミン）と N-メチル-D-アスパラギン酸（NMDA）受容体拮抗薬（メマンチン）が承認されている．

認知症治療薬の薬理作用

アルツハイマー型認知症では，脳内の神経伝達物質であるアセチルコリンが減少しているため，脳内アセチルコリンを分解するAChEを阻害して，アセチルコリン量を増加させる．その結果，コリン作動性神経が効率よく機能して，低下した認知機能を回復させる．一方，メマンチンは興奮性アミノ酸のグルタミン酸が結合する受容体の1つであるNMDA受容体（図1-20）を遮断し，脳神経細胞の過剰な興奮による細胞死を防ぎ，神経細胞保護効果を示す．

Ⓐ アセチルコリンエステラーゼ（AChE）阻害薬（図1-21）

アセチルコリンは，神経刺激によって神経終末からシナプス間隙へ遊離されるが，1〜2割は後シナプスのムスカリン性アセチルコリン受容体やニコチン性アセチルコリン受容体に結合して，神経伝達を行う．残りの8〜9割のアセチルコリンはAChEによって分解される．

①**ドネペジル**：ドネペジルはAChEを可逆的に阻害し，シナプス間隙のアセチルコリン量を増加させて神経伝達を改善させる．軽度から高度の認知障害の患者に効果がある．中枢への移行性が高く，末梢組織や脳のグリア細胞に存在するブチリルコリンエステラーゼ（BChE）に比べて神経細胞に存在するAChEに対する阻害作用が強いため，末梢組織での阻害作用による副作用は少ないとされている．しかし，アセチルコリン量の増加によって末梢組織のコリン作動性神経の機能が亢進し，消化器症状（食欲不振，軽い吐き

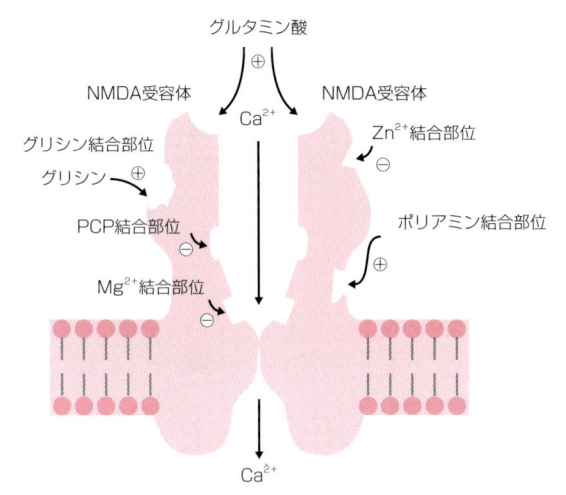

図1-20 N-メチル-D-アスパラギン酸（NMDA）受容体

NMDA受容体は，NR1とNR2のヘテロ2量体2セットからなる4つのサブユニットで構成されており，NR2サブユニットにはNR2A，NR2B，NR2C，NR2Dの4種類ある．NR1サブユニットにはグリシンを結合する部位（グリシン結合部位）があり，グリシンを結合していないNMDA受容体は，グルタミン酸刺激によって活性化されない．通常，細胞外Mg^{2+}によってチャネル活性が阻害されているため，脱分極刺激などによりMg^{2+}が解離しないと活性化されない．したがって，NMDA受容体は，前シナプスからのグルタミン酸による刺激とシナプス後膜の脱分極が同時に起こった時に活性化され，シナプス後膜からCa^{2+}の流入を起こす．
PCP：フェンシクリジン．＋：興奮性に作用，－：抑制性に作用

気，嘔吐，下痢）が約7％，循環器系では徐脈や動悸が各1％程度認められることがある．中枢性副作用としては徘徊，不穏，焦燥感，色情亢進などが約2％で認められることがある．

　②**リバスチグミン**：アセチルコリンの分解酵素であるAChEとBChEの両方を阻害する．T_{max}，半減期ともに1時間で，AChE阻害薬のなかでは最も吸収が早く，排泄も早い薬物である．一方で，AChEといったん結合すると乖離が遅い（偽非可逆性）ために，約10時間程度AChE阻害作用が持続する．

　③**ガランタミン**：AChE阻害作用とニコチン性アセチルコリン受容体のアロステリック活性化リガンド（APL）としてニコチン性アセチルコリン受容体を賦活して，アセチルコリンやドパミンなどの神経伝達物質の遊離促進作用を示すなど二重の作用機序を有する（図1-22）．他のAChE阻害薬と同じく，悪心・嘔吐やその他の消化器系の副作用が認められているが，通常一過性であり1週間後には消失する．薬物相互作用もほとんどないと考えられている．

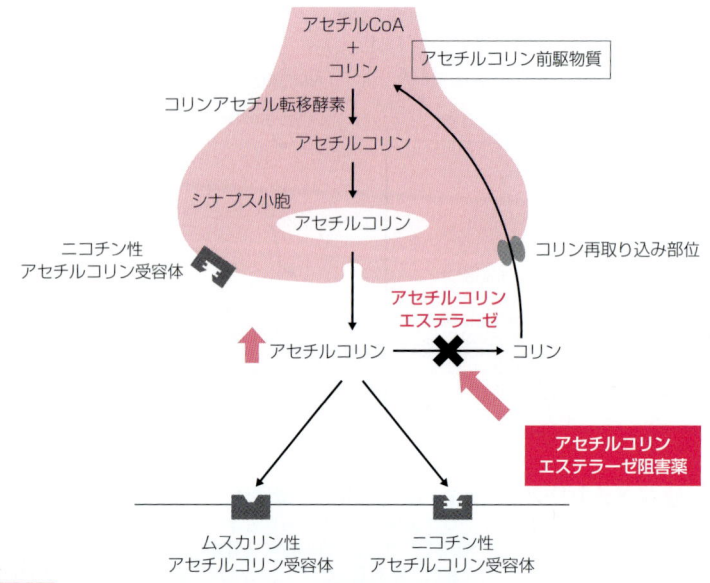

図1-21 アセチルコリンエステラーゼ阻害薬の作用部位

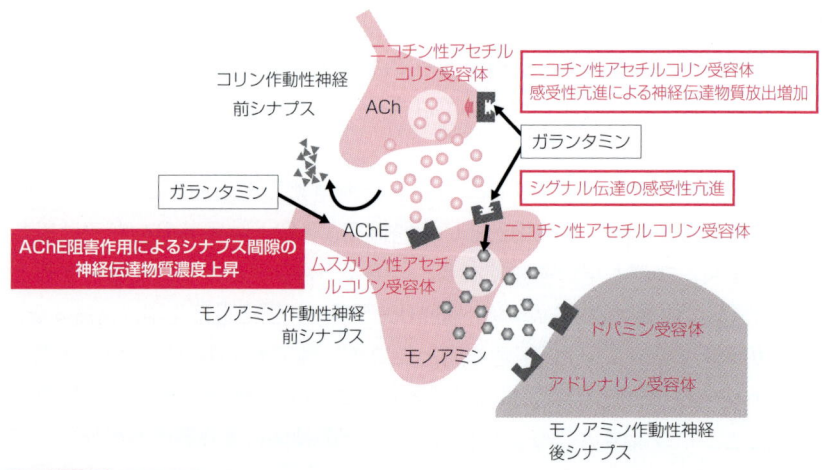

図1-22 ガランタミンの作用部位
ACh：アセチルコリン，AChE：アセチルコリンエステラーゼ

❸ NMDA受容体拮抗薬

アルツハイマー型認知症では，シナプス間隙のグルタミン酸濃度の持続的な上昇によってNMDA受容体が活性化され，Mg^{2+}が解離して細胞内へのCa^{2+}流入が起こり，学習・記憶障害に関わる細胞障害やシナプティックノイズの増大が惹起されている（図1-23A）．メマンチンは，膜電位依存的で低親和性のグルタミン酸受容体の一つであるNMDA受容体を非競合的に遮断して，1）過剰なCa^{2+}流入の抑制による神経保護作用と，2）シナプティックノイズの抑制による学習・記憶障害の改善作用を発揮するとされている（図1-23B）．また，作用はMg^{2+}と類似して，速やかな発現と消失を示し，持続的で比較的低濃度のグルタミン酸過剰遊離による神経細胞障害に対して抑制作用を示す．

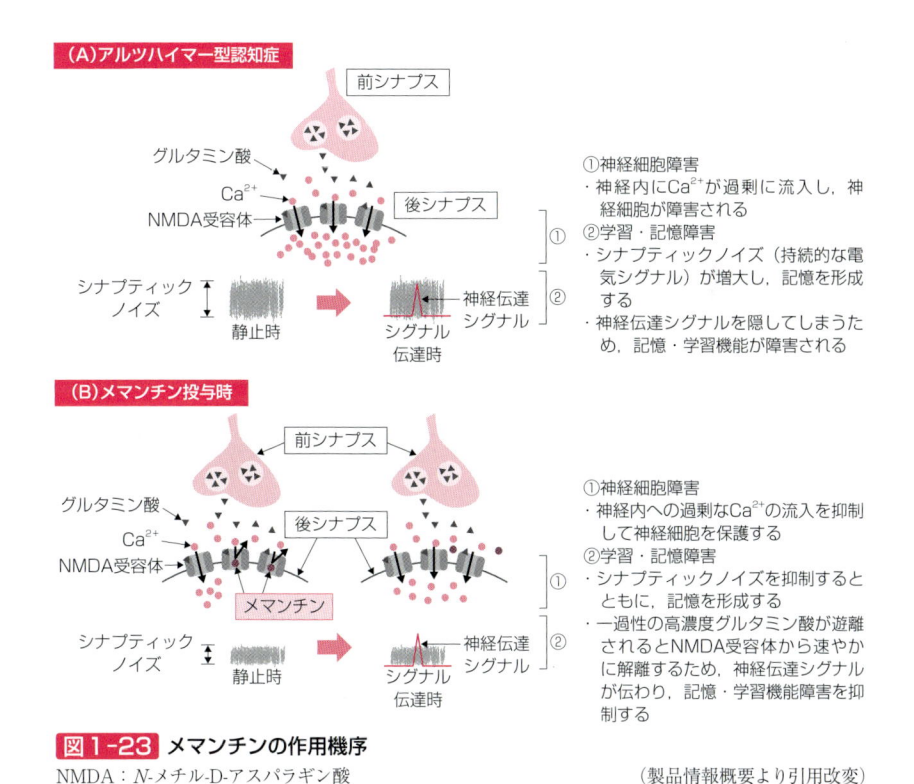

図1-23　メマンチンの作用機序
NMDA：*N*-メチル-D-アスパラギン酸
（製品情報概要より引用改変）

抗酒薬

一般に，抗酒薬は飲酒後に激しい不快反応を引き起こし，その為に飲酒を断念させる薬物の総称である．

抗酒薬の分類

飲酒欲求（精神依存）そのものを抑制する有効な薬物治療法は確立されておらず，抗酒薬であるジスルフィラムやシアナミドを対症療法的に用いる．

抗酒薬の薬理作用（図1-24）

アルコールは体内において最初にアルコール脱水素酵素（ADH）によってアセトアルデヒドへと代謝され，さらにアルデヒド脱水素酵素（ALDH）により酢酸に，最終的には二酸化炭素（CO_2）と水（H_2O）に代謝される．アルコールの代謝率は，ADHで75〜80％，ミクロソームエタノール酸化系酵素（MEOS）で20〜25％であり，アルコールを飲み続けた場合，ADHは活性化しないが，MEOSはアルコール量に対応して増えていくため，アルコールの分解能力が増して以前より酔わなくなる．ALDHにはALDH1とALDH2があり，ALDH1はミトコンドリア外の細胞質に存在しており，アセトアルデヒドが高濃度になった場合のみ働く．ALDH2はミトコンドリア内に局在しており，アセトアルデヒドが低濃度のときに働く．ALDHの方がアセトアルデヒドに対する親和性が高く，アルデヒドを急速に酸化するうえで重要な役割を果たしている．

欧米人ではALDH1とALDH2がともに活性をもっているが，日本人など

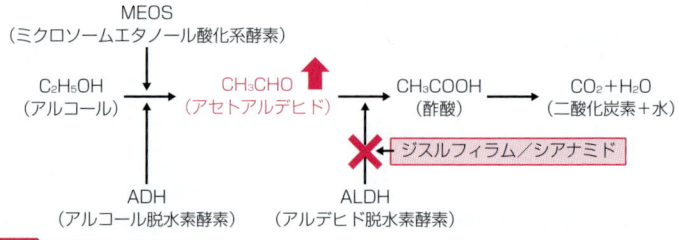

図1-24 抗酒薬の薬理作用

モンゴロイド系人種では約50％において遺伝的にALDH2の活性が弱いか欠けている．そのため，ALDH2の低活性型あるいは欠失型のキャリアーでは，アルコールを摂取すると血中のアルデヒド濃度が上昇し，顔面紅潮，心拍数増加などのフラッシング徴候を示しやすい．これはいわゆる「酒に弱い」体質である．しかし，アルコール依存にはなりにくい．

抗酒薬はALDH阻害作用により，アセトアルデヒドを体内に蓄積させ，悪酔いの不快な状態を起こさせる．その結果，それ以上飲酒をできなくさせる．

Chapter 2

精神疾患における薬物療法の基本

1 統合失調症

精神医学の基本

定義

　原因不明で思春期に発症し，慢性進行性に人格荒廃に至る疾患であるため早発性痴呆（dementia praecox）としてKraepelinによって1909年に体系化された．しかし1911年Bleulerによって精神分裂病（schizophrenia）として再体系化され，今日に至っている内因性の精神疾患である．代表的な症状として陽性症状（幻覚，妄想，顕著な思考障害，奇異な行動など），陰性症状（感情鈍麻/平板化，会話の貧困，意欲欠如，快感消失など），認知機能障害などがある．国内における病名は，病態を的確にあらわしておらず，かつ病名が偏見をきたす可能性があるため，日本精神神経学会により2002年に精神分裂病から統合失調症に変更されている．

　統合失調症では，社会適応ができない，病識がもてないなどが問題となる．また，症状により大きく以下のような3つのタイプに分類されることもある

(1)妄想型：幻覚，幻聴などの知覚障害と偏執的な妄想が特徴
(2)破瓜型：不適切な感情表出，退行性の行動，滅裂した会話や思考が特徴
(3)緊張病型：顕著な精神運動性障害（過動＆昏迷），不自然な態度や姿勢が
　　　　　　　長期間持続，暴力的な興奮エピソードが特徴

　米国精神医学会のDSM-Ⅳ-TR（精神疾患の診断・統計マニュアル）では，以下のように診断される．

🅐 特徴的症状

以下のうち2つ（またはそれ以上），おのおのは，1ヵ月の期間（治療が成功した場合はより短い）ほとんどいつも存在.
(1)妄想
(2)幻覚
(3)まとまりのない会話（例：頻繁な脱線または滅裂）
(4)ひどくまとまりのないまたは緊張病性の行動
(5)陰性症状，すなわち感情の平板化，思考の貧困，または意欲の欠如
注：妄想が奇異なものであったり，幻聴がその者の行動や思考を逐一説明するか，または2つ以上の声が互いに会話しているものであるときには，上記の症状を1つ満たすだけでよい.

🅑 社会的または職業的機能の低下

障害の始まり以降の期間の大部分で，仕事，対人関係，自己管理などの面で1つ以上の機能が病前に獲得していた水準より著しく低下している（または，小児期や青年期の発症の場合，期待される対人的，学業的，職業的水準にまで達しない）.

🅒 期間

障害の持続的な徴候が少なくとも6ヵ月間存在する．この6ヵ月の期間には，前述の基準🅐を満たす各症状（すなわち活動期の症状）は少なくとも1ヵ月（または，治療が成功した場合はより短い）存在しなければならないが，前駆期または残遺期の症状の存在する期間を含んでもよい．これらの前駆期または残遺期の期間では，障害の徴候は陰性症状のみか，もしくは基準🅐にあげられた症状の2つまたはそれ以上が弱められた形（例：風変わりな信念，異常な知覚体験）であらわされることがある．

🅓 統合失調感情障害と気分障害の除外

統合失調感情障害と「気分障害，精神病性の特徴を伴うもの」が以下の理由で除外されていること．
(1)活動期の症状と同時に，大うつ病，躁病，または混合性のエピソードが発

症していない.
(2)活動期の症状中に気分のエピソードが発症していた場合，その持続期間の合計は，活動期および残遺期の持続期間の合計に比べて短い.

● E 物質や一般身体疾患の除外

障害は，物質（例：乱用薬物，投薬）または一般身体疾患の直接的な生理学的作用によるものではない.

● F 広汎性発達障害との関係

自閉性障害や他の広汎性発達障害の既往歴があれば，統合失調症の追加診断は，顕著な幻覚や妄想が少なくとも1ヵ月（または，治療が成功した場合はより短い）存在する場合にのみ与えられる.

疫学

1,000人に7～8人発症し，20歳前後の15～30歳に発症し，ピークは20～25歳ぐらいの青年期であり，男女差，人種差はない．日照量や地域による罹患率に差があるとの報告もあるが確定はされていない．思春期から青年期（20歳代）に発症することが多いが，小児期の発症や老年期での発症もみられる．一般に破瓜型（解体型）に比べて妄想型は発症年齢が遅いとされ，30～40歳代での発病が多い．男性と比較して女性は平均発症年齢が遅く，閉経後にも小さな発症のピークがある.

成因

統合失調症の正確な原因はまだはっきりわかっていないが，脳の機能に障害が起こり，働きが阻害され発症する病気であることが明らかにされつつある．統合失調症の成因を説明するためのいくつかの仮説がある.

①ストレス-脆弱性モデル仮説（図2-1）：体の原因だけでなく，心因だけでもないその両方を折衷したモデル．ストレスが小さくても統合失調症にかかりやすい素因があり，脆弱性が大きければ発病し，脆弱性はあまりなくてもストレスが大きければ発病してしまう.

②**神経発達論的成因仮説**：生育早期の軽微な脳損傷，過程モデル，遺伝的要因．一卵性双生児研究において一致率が高い（30〜50％）が，100％ではないことから，遺伝的要因と環境的要因の両方が発症に関与していると考えられている．また，胎児・幼年期における遺伝子損傷が脳の発達に影響し，成長するにしたがって器官機能に異常をきたし，ホルモンバランスを崩して統合失調症に至ると考えられている．

③**ドパミン仮説**（図2-2）：ドパミンD_2受容体への関与，ドパミンの過活動や低下が考えられている．中脳辺縁系においてドパミンの働きが過剰になると陽性症状（幻覚・妄想など）が発症し，中脳皮質系でドパミンの働き

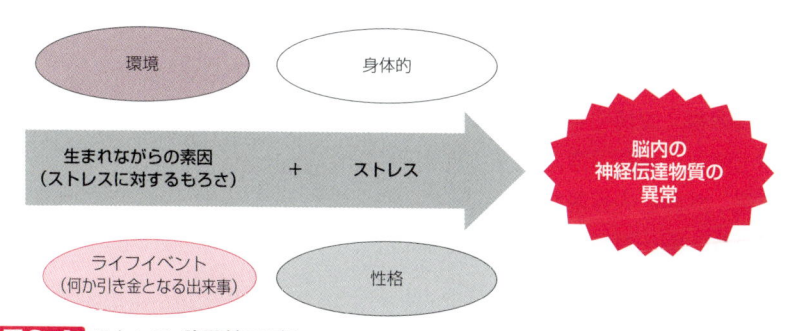

図2-1 ストレス-脆弱性モデル

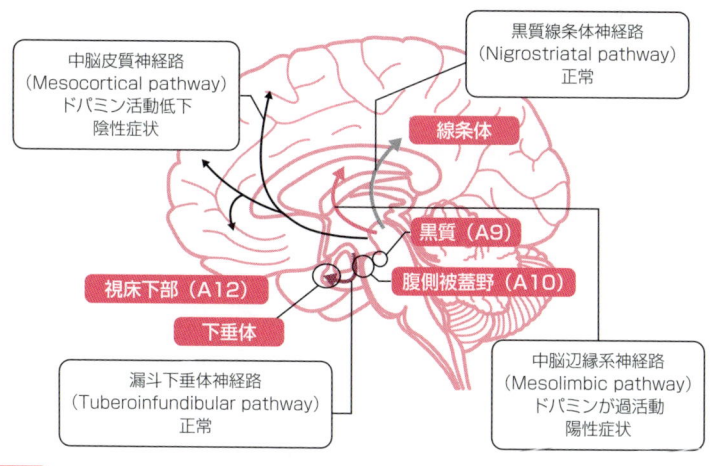

図2-2 ドパミン仮説

が低下すると陰性症状（感情の平板化，引きこもりなど）が発症すると考えられている．

④グルタミン酸仮説：フェンサイクリジンの投与により統合失調症様の陽性症状および陰性症状がみられる．フェンサイクリジンはグルタミン酸受容体（NMDA受容体）遮断薬であり，NMDA受容体の異常が統合失調症の発症に関与しているという仮説が考えられている．抗精神病薬とNMDA受容体作動薬であるグリシン，D-サイクロセリン，D-セリンを併用投与すると抗精神病薬単独投与より陰性症状や認知機能障害の改善度が高くなることが報告されている．

● 病態

Ⓐ ブロイラーの基本症状

- 感情障害：感情の平板化，感情鈍麻，喜怒哀楽の消失．
- 思考障害：滅裂思考，妄想（被害妄想）．
- 自閉：外界との接触を避け，自分の殻にこもる．
- 両価性：同一対象に相反する感情を同時に抱く．

Ⓑ 知覚の障害

- 幻聴：患者の外部から聞こえてくることが特徴．患者と対話する・患者に対する批評・非難や「右へ行け」「薬を飲むな」といった命令・患者の行動に伴って「ご飯を食べている」「手を洗っている」などと行動を描写する・患者の考えが声となる（考想化声）など．
- 体感幻覚：内臓感覚に関する幻覚であり，「脳がばらばらになって，飛び散って行く」「肺が溶けている」など．
- 幻触：女性に多く，「寝ているうちに体を触られる」「後ろから誰かが体に触る」など．
- 幻嗅：「生臭い匂い」「死臭のような匂い」など．
- 幻味：「毒のような，変な，気持ちの悪い味」など．

Ⓒ 思考内容の障害（妄想：一次妄想と二次妄想）

- 一次妄想：統合失調症でみられる特徴的な妄想．唐突にあらわれ，心理的

了解が困難．おこり方や内容により妄想気分，妄想知覚，妄想着想がある．
- 二次妄想：妄想の内容が非理論的であり，訂正不能でもその成り立ちを患者の性格や感情から了解心理学的にたどることが可能．内容により被害妄想，微小妄想，誇大妄想に分けられる．

Ⓓ その他の思考内容・自我の障害「観念の変化」

- 概念の崩壊：言葉に自分だけの独自の意味をもたせたりする．
- 言語新作：自分だけが用いる言葉を作ったりする．

Ⓔ 自我障害（自我意識障害）

- させられ体験（作為体験）：自我の能動性意識が弱まり，自分の思考や行為が他人の考えや行為に影響され，操られているように感じる．
- 思考奪取：自分の考えが人に抜き取られる．
- 思考吹入：人の考えが頭の中に吹き込まれると感じる．
- 考想伝播：自己と他者との境界が不鮮明になると，自分の考えが周囲の人々に知れ渡ってしまうと感じる．
- 考想察知：体験の自己所属感が弱まると，自分の考えていることが他の人にわかってしまうと感じる．

Ⓕ 思路の障害

- 連合弛緩：思考全体のつながりがなく，前後脈絡のない言葉が出るため，話のまとまりが悪い状態．
- 滅裂思考：連合弛緩が高度になり，支離滅裂の状態．
- 言葉のサラダ：滅裂思考が更に悪化し，全く意味をなさなくなる状態．
- 思考途絶：考えがぷっつり途切れたように感じる．
- 思考奪取：考えが誰かに抜き取られて頭の中が空になったように感じて考えが進まなくなる．
- 迂遠：思考の目的はとらえているが，1つ1つの観念にこだわって説明するため，まわりくどく脇道にそれ，なかなか思考目的に到達しない．

Ⓖ 感情の障害

- 感情疎通性の障害：相手と感情の交流がなく，気持ちが通じ合ったという体験が得られない．しかし，患者自身がそのことに気づいていない場合もある．
- 感情鈍麻：感情が平板化し，生き生きした感情表出がなくなる．その反面，些細なことに非常に敏感で，衝動的に激しく反応することもある．また，悲しい内容の話をにやにや笑いながら話したりするなど，話の内容や体験の内容に一致しない表情や感情表現をすることもある（錯感情）．
- 感情両価性（両価感情）：愛と憎しみ，依存と敵意のように相対立する感情が同時に起こる．この感情体験は幼児期における母親との両価的な感情交流体験と関係があるとみられ，統合失調症に特徴的なものとして重視される．

Ⓗ 陽性症状と陰性症状（表2-1）

- 陽性症状：正常な機能が亢進することによってあらわれる症状（幻覚・妄想・思考障害・猜疑心など）．
- 陰性症状：正常な機能が減弱したり失われることによってあらわれる症状（感情鈍麻・引きこもり・疎通性の障害・自発性の欠如・意欲の低下など）．

Ⓘ 認知機能障害

外界からの情報を知覚，獲得，理解し，反応する能力である．注意，記

表2-1 Crowの二症候群仮説

	タイプⅠ （陽性症状）	タイプⅡ （陰性症状）
特徴的症状	幻覚・妄想・支離滅裂	感情の平板化・会話の貧困・意欲欠如
神経遮断薬への反応	良好	不良
予後	可逆的で良好	不可逆的
知的機能障害	なし	存在することあり
想定される病理過程	ドパミン受容体の増加	細胞の減少と構造の変化

憶，問題解決能力の障害である．近年，認知機能障害は，統合失調症の基礎的な障害であると考えられてきており，さまざま々な精神症状よりも，社会的な予後に深く関わっており，言語記憶，ワーキングメモリー（作業記憶），実行機能，注意・覚醒などの基礎的神経認知機能と社会的転帰の関わりが深いことが報告されている．

J 生涯経過

統合失調症は多くの場合，思春期あるいは20歳代に発症するが，これをLiebermanのモデル（図2-3）では前駆期（prodromal）および進行期（progression）としている．この前駆期では，学業での成績が低迷したり，集中力が低下する点などで観察されることがある．また，20歳代周辺で発症したあとは，機能（社会適応機能など）も変動する．つまり増悪，回復を繰り返しながら進行し，中年期以降には比較的安定するが，安定期においてもこの揺れは継続する．統合失調症に罹患した多くの患者は長い年月にわたり，その病気と闘うことになるが，患者はなるべく早期に適切な治療を受けることでこのような機能の低下を最小限に留め，かつ問題となる増悪・再発の予防も可能となるといわれている．その増悪や再発を防ぐためには，患者は長期にわたり服薬を継続する必要がある．

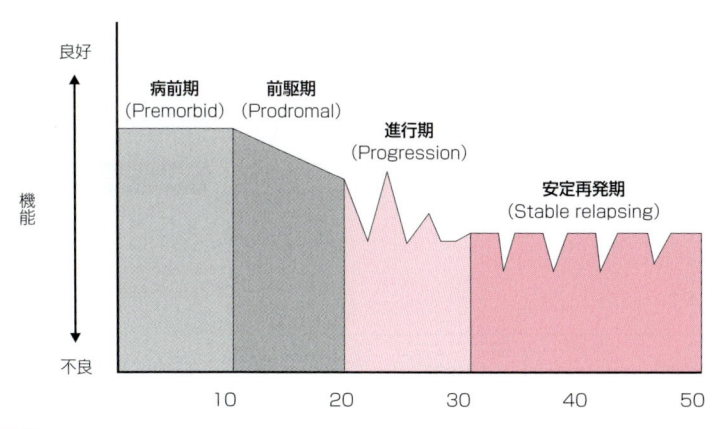

図2-3 統合失調症の生涯経過

（LiebermanJA：Journal of Clinical Psychiatry, 57(S.11)：68-71,1996より作成）

K 再発

　Hogartyらによる研究では，統合失調症治療においては薬物療法のみの治療よりも薬物療法に家族教育や生活技能訓練（SST）などの心理社会的療法を併用して行ったほうが再発を予防できる可能性が数段と高くなることを報告している．現在では，適切な薬物療法と心理教育の併用が再発を予防するために最も効果的であると考えられている．

　図2-4は高EEの状況下にある90名の統合失調症の患者を対象に4つの治療方法群で再発をみたものである．1年までは，薬物＋SSTは薬物＋家族介入と同程度の再発率で社会適応は上回っていたが，2年後の結果をみると長期維持には家族療法が必要であることがわかる．また，薬物療法に家族療法とSSTを加えた治療法が最も再発のリスクを少なくしている．

L 予後

　統合失調症の予後は，発病年齢の時期（早い遅い），発病様式の緩急，誘発因子の有無などによって異なり，平均余命も短いことが判明している（**表2-2**）．

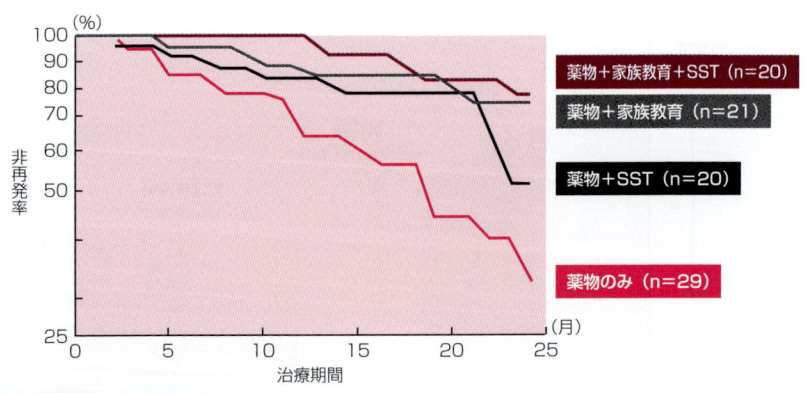

図2-4　統合失調症治療と再発
SST：生活技能訓練

（HogartyGEet al：ArchGenPsychiatry,48：340-347,1991）

治療

統合失調症は，発症後，進行性に慢性の経過を辿る疾患であり，再発を繰り返すことで社会適応能力が低下してしまう．したがって，治療の目標は再発を予防し，社会適応能力を維持・向上させ回復を目指すこととなる．薬物療法を中心に，症状の回復や程度に応じて精神療法やリハビリテーションを実施する（図2-5）．

Ⓐ 精神療法

①**個人精神療法**：発病による自己喪失の挫折感から患者を救出することを目的とする．心理教育，認知行動療法などが基盤となる．

表2-2 統合失調症の予後

因子 \ 予後	予後不良	予後良好
発病年齢	早い	遅い
発病様式	緩徐	急激
誘発因子	なし	あり
病前性格	分裂気質	循環気質
知能	低い	高い
治療開始	遅い	早い
感情精神病様症状	なし	あり
性別	男	女
遺伝負因（遺伝のあるなし）	あり	なし
脳の形態変化	あり	なし
病前の社会へのよしあし	悪い	良い

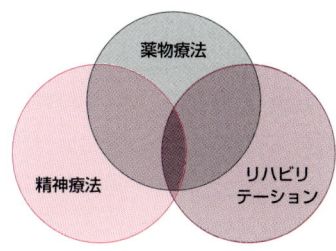

図2-5 統合失調症の治療

②**心理教育的家族療法**：疾患に対する知識を深めることで，家族の患者に対する態度の変容を促す．患者と家族とのコミュニケーションを深めることを目的とする．治療者が家族を治療するのではなく，健常者である家族を援助するものである．

B リハビリテーション

①**作業療法**：作業療法士，精神保健福祉士といった医療従事者が関与し，パソコンを使用した作業等の社会復帰を目指した訓練を行う．

②**レクリエーション療法**：演芸会，カラオケ大会，盆踊り大会等の各種行事やスポーツ，ゲーム，遠足などを通じて，入院生活に変化をもたせると同時に社会的な関係性をもたせる．

C デイ・ケア

退院後も社会に適応しやすくなることを目的に実施．調理・ミーティング・創作活動など．

D SST

生活技能訓練．対人関係，あるいは自立して物事に対処する際に役立つ生活技能を行動療法や学習活動を通じて獲得する訓練．

E 薬物療法

統合失調症の薬物治療の中心となるのは抗精神病薬である．現在の第二世代（非定型）抗精神病薬が開発される以前には，クロルプロマジンやハロペリドールに対してスルピリドやチオリダジンなどが，錐体外路症状が少ないこと，抗精神病作用の幅が広いことなどからこれらの薬剤が非定型抗精神病薬と呼ばれていた[1]．しかし，クロザピンの研究以来，非定型抗精神病薬の定義は，難治性の幻覚・妄想，陰性症状，認知機能障害などの精神症状への効果，錐体外路症状の減弱あるいは消失，プロラクチンの上昇を起こさないことの3要素に整理されている[2]．現在，国内では第二世代（非定型）抗精神病薬として，リスペリドン，オランザピン，クエチアピン，ペロスピロン，アリピプラゾール，ブロナンセリン，パリペリドンそして使用条件付き

であるが，クロザピンも使用可能となっている．また，症状に応じて他の向精神薬が併用されることがある．

F 薬物治療アルゴリズム

統合失調症の治療アルゴリズムは多く提唱されているが，どのアルゴリズムにおいても基本的に1つの薬剤を十分な用量で一定の期間使用して効果を評価することが提唱されている．できるだけ単剤・低用量で治療することが重要であり，現在は，より鎮静作用の少ない，認知機能障害を改善するための薬物療法が推奨されている（図2-6）．

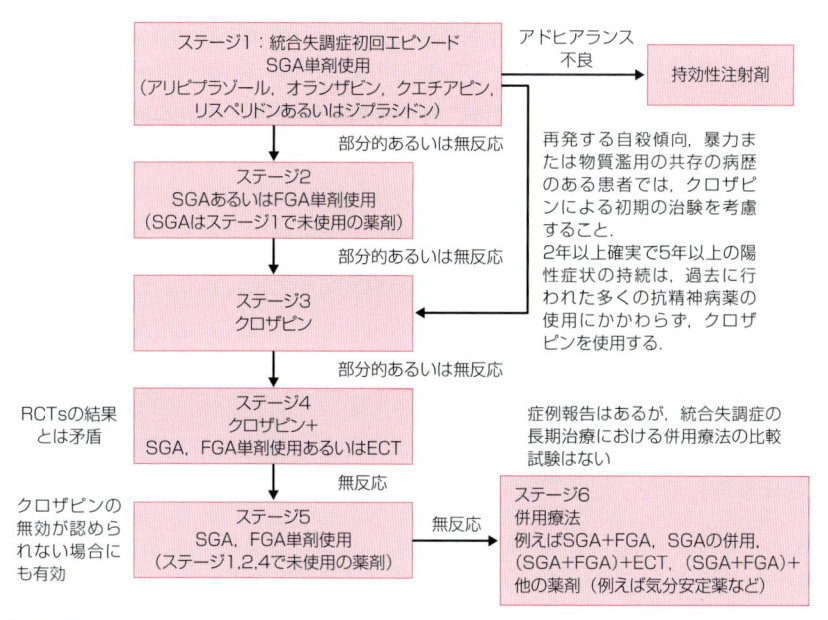

図2-6　総合失調症の薬物治療アルゴリズム

SGA：第二世代抗精神病薬，FGA：第一世代抗精神病薬，ECT：電気けいれん療法，RCTs：random controlled trials

〔2008.Texas Department of State Health Services：
TMAP（2008）Texas Medication Algorithm Project（Schizophrenia Algorithm）〕

治療薬

抗精神病薬

A　第一世代（定型）抗精神病薬[3]

【臨床薬理】第一世代（定型）抗精神病薬の特徴としては，ドパミンD_2受容体を初めとしたさまざまな受容体（アドレナリン$α_1$，ヒスタミンH_1，セロトニン$5\text{-}HT_{2A}$，アセチルコリンなど）に対する拮抗作用を持ち，抗幻覚・妄想作用，催眠鎮静作用が主体となり，統合失調症の急性期における陽性症状（幻覚，妄想，思考障害，興奮，不眠など）には有効である．しかし，陰性症状（感情の平板化，会話貧困，欲動低下など），認知機能障害には効果が乏しく，治療抵抗性の患者には効果が期待できないと言われている．また，共通の副作用として，錐体外路症状，自立神経症状，プロラクチン上昇作用などがある．クロルプロマジン換算で力価が高いハロペリドールやフルフェナジンはドパミンD_2受容体に対する親和性が強く，抗幻覚・妄想作用が強力であり，力価が低いクロルプロマジンやレボメプロマジンはドパミンD_2受容体に対する親和性が弱く，抗幻覚・妄想作用は弱いが，抗アドレナリン$α_1$作用や抗ヒスタミンH_1作用が強く，鎮静作用が強力である．また抗コリン作用が強い薬剤は副作用として口渇や便秘を生じるが，錐体外路症状は生じにくい（表2-3）．

B　第二世代（非定型）抗精神病薬[4]

【臨床薬理】現在，国内では第二世（非定型）代抗精神病薬として，リスペリドン，オランザピン，クエチアピン，ペロスピロン，アリピプラゾール，ブロナンセリン，クロザピン，パリペリドンが使用可能となっている．第二世代（非定型）抗精神病薬の薬理学的特性を表2-4，2-5に示す．

表2-3 主な定型抗精神病薬の薬理的プロフィール

薬剤名	力価 （等価換算）	D_2	$α_1$	mACh	$5-HT_2$	H_1
クロルプロマジン	100	+2	+3	+3	+3	+3
レボメプロマジン	100	+2	+3	+2	+2	+4
チオリダジン	100	+1	+3	+4	+3	+3
プロペリシアジン	20	+2	+4	+1	+3	+2
ペルフェナジン	10	+3	±	+1	+2	+2
フルフェナジン	2	+3	+1	+1	+2	+2
ハロペリドール	2	+3	+1	−	+1	−
ブロムペリドール	2	+3	±	−	±	−
ピパンペロン	200	+1	+2	+3	+4	+2
モペロン	12.5	+3	+1		+3	
チミペロン	1.3	+4	±	−	+3	
ピモジド	4	+3	±	+1	+1	±
スルピリド	200	+1	−	−	−	±
スルトプリド	200	+2				
ネモナプリド	4.5	+4	−	−	±	
ゾテピン	66	+2	+2	+3	±	+1
オキシペルチン	80	+1	+2	−	+3	+3
クロカプラミン	40	+2	+1	−	+2	±
モサプラミン	33	+3	±	−	+2	±

（融　道男：向精神薬マニュアル，第2版，医学書院，2001／稲垣　中，稲田俊也ら：向精神薬の等価換算，星和書店，2008より引用改変）

表2-4 第二世代（非定型）抗精神病薬の薬理的特徴

薬剤	力価	D_2	D_3	D_4	D_1	D_5	$α_1$	mACh	$5-HT_2$	H_1
リスペリドン	1	+3	+	+	+	−	+2	−	+3	+2
ペロスピロン	8	+3	−	−	±	−	+	−	+4	+3
クエチアピン	66	+2	+2	+	±	−	+3	+	+3	+4
オランザピン	2.5	+2	+2	+2	+	+	+2	+2	+3	+3
アリピプラゾール	4	+3	+2	+	+	−	+	−	+	+
ブロナンセリン	4	+3	−	−			+		+2	
クロザピン	50	+2					+3	+2	+2	+3
パリペリドン	1.5	+3	+	+	+	−	+2	−	+3	+2

（融　道男：向精神薬マニュアル，第2版，医学書院，2001／稲垣　中，稲田俊也ら：向精神薬の等価換算，星和書店，2008／村崎光邦：脳21，8（1）：74-79，2005／融　道男：精神医学，46（8）：855-864，2004より引用改変）

表2-5 第二世代（非定型）抗精神病薬の受容体結合親和性

	ブロナンセリン	リスペリドン	オランザピン	ペロスピロン	クエチアピン	アリプラゾール	ハロペリドール
D_{2L} 抗精神病作用，EPS惹起	0.284 ±0.068	4.19 ±0.25	35.4 ±4.3	0.874 ±0.121	370 ±84	0.988 ±0.103	3.19 ±0.21
$5\text{-}HT_{2A}$ 抗精神病作用，EPS軽減	0.640 ±0.018	0.227 ±0.026	0.787 ±0.023	0.252 ±0.040	42.8 ±4.0	6.30 ±0.64	32.7 ±5.0
$5\text{-}HT_{1A}$ 抗不安作用，EPS軽減，認知機能障害改善	1060 ±90	114 ±2	1260 ±90	0.132 ±0.005	76.2 ±3.5	0.238 ±0.011	1260 ±70
$5\text{-}HT_6$ 認知機能障害改善	11.7 ±0.3	3930 ±200	7.51 ±0.97	1130 ±170	3430 ±90	122 ±17	>10,000
$5\text{-}HT_7$ 認知機能障害改善	168 ±13	0.937 ±0.007	98.9 ±2.2	2.25 ±0.17	128 ±9	11.0 ±0.7	233 ±27
α_{2C} 認知機能障害改善	32.9±9.4	5.34 ±1.02	111 ±6	17.5 ±1.8	47.3 ±6.3	11.9 ±4.6	360 ±91
α_{1A} 鎮静，起立性低血圧	9.44 ±0.91	1.76 ±0.18	44.8 ±2.3	2.21 ±0.08	14.9 ±1.1	43.6 ±1.4	14.3 ±0.9
H_1 鎮静，肥満，認知機能障害	3660 ±240	148 ±25	4.96 ±0.72	64.0 ±11.0	15.7 ±1.3	11.7 ±0.7	4060 ±190
M_1 便秘，認知機能障害，EPS軽減	47.5 ±7.4	>10,000	5.70 ±0.85	>10,000	149±7	>10,000	>10,000

（村崎光邦ほか：臨床精神薬理，11（5）：845-854，2008より引用）

①Serotonin-Dopamine Antagonist：SDA（図2-7）：SDAとは薬理学的にドパミン受容体拮抗作用と各種セロトニン受容体拮抗作用を併せ持つ抗精神病薬で，特にセロトニン受容体に対する親和性がドパミン受容体に対する親和性を上回っていることが特徴である．抗精神病薬による抗精神病作用は主にドパミンD_2受容体の拮抗作用によるといわれているが，このドパミンD_2受容体の拮抗作用は薬原性錐体外路症状（EPS）を惹起し，抗精神病薬の服用に重大な支障をきたす．通常の運動機能は黒質線条体におけるドパミン活性とアセチルコリン活性の平衡により維持されており，抗精神病薬に

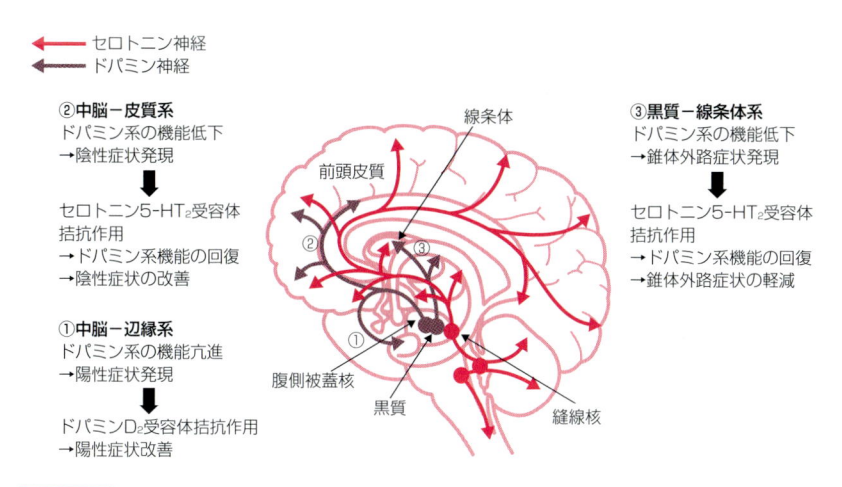

図2-7 Serotonin-Dopamine Antagonist (SDA) の作用機序

②中脳-皮質系
ドパミン系の機能低下
→陰性症状発現

↓

セロトニン5-HT₂受容体
拮抗作用
→ドパミン系機能の回復
→陰性症状の改善

①中脳-辺縁系
ドパミン系の機能亢進
→陽性症状発現

↓

ドパミンD₂受容体拮抗作用
→陽性症状改善

③黒質-線条体系
ドパミン系の機能低下
→錐体外路症状発現

↓

セロトニン5-HT₂受容体
拮抗作用
→ドパミン系機能の回復
→錐体外路症状の軽減

よりドパミン活性が低下し相対的にアセチルコリン活性が亢進することにより錐体外路症状が引き起こされる．さらに錐体外路症状の発現にはセロトニン系の関与も示唆されており，SDAが薬原性錐体外路症状を惹起しがたいことが臨床試験で示されている．これは，ドパミン系に対して抑制的に働くセロトニン神経が，SDAが持つ抗セロトニン作用により解除されドパミン放出に脱抑制が働くためであるといわれている．一方で，クエチアピンやクロザピンではドパミン受容体に対する親和性が緩いことで錐体外路症状が惹起しにくいという考え方も提唱されている．また，SDAは残遺的陰性症状をより軽減し，認知機能を低下させないといわれている．SDAのカテゴリーには，主にリスペリドン，ペロスピロンが含まれるが，ブロナンセリンは薬理的な特徴はSDAとはいえないが，効果の面からはSDAに含まれている．しかし現在，SDAの考え方のみでは説明しきれない場合もあり，早期解離仮説（Fast dissociation hypothesis）といった分類も提唱されている．

②**Fast dissociation hypothesis**[5]：クロザピンの薬理的な特徴として注目されているのが，脳内のドパミンD₂受容体に対する親和性の低さである．近年のPETによる研究では，第1世代（定型）抗精神病薬のドパミンD₂受容体占拠率が70％程度であるのに対し50％以下の占拠率で効果を発現し，錐体外路症状を惹起しない．クロザピンは，投与直後にドパミンD₂受容体

を高率に占拠するが,その後急速に解離するという仮説が提唱されている.このことは,SDAの概念と対立するものであり,非定型であることの必須条件がセロトニン5-HT$_{2A}$受容体に対する親和性がドパミンD$_2$受容体に対する親和性を上回っていることではなく,ドパミンD$_2$受容体に対する親和性が緩いことであるとしている.このような作用を有すると考えられている抗精神病薬としてクロザピン,クエチアピンなどがある.

③**ドパミンD$_2$受容体部分作動薬(ドパミン・システム・スタビライザー:DSS,図2-8)**:ドパミンD$_2$受容体部分作動薬(パーシャルアゴニスト)とは,ドパミンD$_2$受容体に親和性を持ち,その固有活性が内在性のフルアゴニストであるドパミンに比べて小さい物質と定義されている.ドパミンD$_2$受容体パーシャルアゴニストとしてアリピプラゾールがある.アリピプラゾールはドパミンD$_2$受容体に対する親和性が強く,内因性のドパミンの約30%の活性を持つことから,ドパミンの働きを完全に遮断するのではなく,シナプス間隙のドパミン濃度に応じて刺激の伝達を調整する.つまり,内在性のドパミンが強いときにはアンタゴニスト(拮抗薬)として作用し,

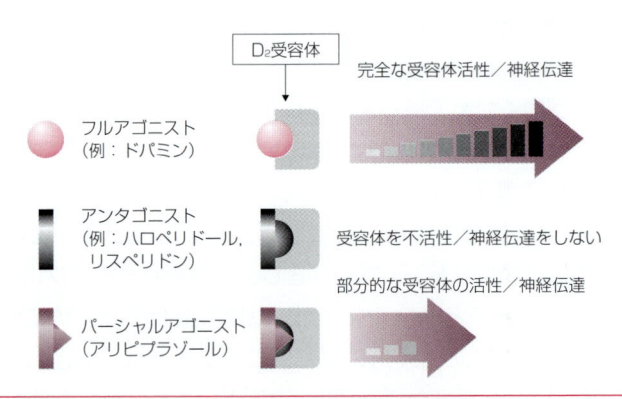

ドパミンのようなフルアゴニスト(完全作動薬)はドパミンD$_2$受容体に結合すると,完全な受容体活性を示し,100%のシグナル伝達を起こす.それに対してハロペリドールあるいはリスペリドンのような従来の抗精神病薬は,ドパミンD$_2$受容体に結合するが受容体を活性化せず,その結果シグナル伝達を全く行わない.そのような場合,ドパミンが存在する場合でもドパミンのシグナル伝達を100%阻害し,アンタゴニスト(拮抗薬)として働く.アリピプラゾールは他の抗精神病薬と同様にドパミンD$_2$受容体に結合し,ドパミン存在下でその結合を阻害するが,アリピプラゾール自身が弱い受容体活性を起こすため,シグナル伝達を完全には阻害しない.

図2-8 ドパミン部分作動薬の機序

安定した刺激を伝達するが，逆に活性が低いときにはアゴニスト（作動薬）として作用し，神経伝達を安定させる．

【薬学的管理】現在，わが国における精神科薬物治療，特に統合失調症の薬物治療では多剤併用大量処方がいまだ多くの割合を占めている．第二世代（非定型）抗精神病薬の登場により，統合失調症に対する薬物治療の考え方は，多剤併用大量処方による精神症状の完全な改善や鎮静ではなく，患者自身が精神症状と上手に向き合い，社会生活を継続することに重点が置かれるようになってきている．そして新規抗精神病薬による薬物治療は，統合失調症の治療を，入院治療から外来，地域での治療に変換することを可能にした．したがって，入院患者の服薬管理では，退院後の社会復帰を念頭において薬学的管理を行う必要がある．入院中は医師をはじめとしたさまざまな医療職の支援を受けることが可能であり，第二世代（非定型）抗精神病薬による薬物治療をチーム医療で支援できる．さらに入院患者への服薬管理で最も重要なことは，退院までに適切な処方内容の構築と服薬の継続に関するモチベーションの維持・向上を図ることである．

①**急性期の薬学的管理**：急性期では，強い精神運動興奮がみられることもあり，速やかな鎮静のため第一世代（定型）抗精神病薬の注射が汎用されてきた．しかし，現在統合失調症における急性期治療では，ハロペリドールなどの第一世代（定型）抗精神病薬の注射に替わって，第二世代（非定型）抗精神病薬（リスペリドン内用液，オランザピン口腔崩壊錠）の内服による薬物治療が主流となりつつある．薬剤師は急性期の治療現場に立ち会い，薬剤の有効性や安全性のチェックを行い，過去の患者情報から薬物反応性や禁忌，アレルギー，副作用などの既往歴を，薬歴管理により重複投与・相互作用・禁忌を常にモニターする必要がある．

②**回復期の薬学的管理**：回復期の薬学的管理では，抗精神病薬以外にも抗パーキンソン病薬，抗不安薬・睡眠薬などの投与剤数・投与量が適切であるか，精神症状の改善度や副作用の有無を評価し，"服薬できる"処方となっているかについて話し合うべきである．

(1)抗精神病薬投与量のチェック

精神運動興奮が鎮静し，薬物治療が維持できるようになってからは，等価換算により抗精神病薬の投与量が適切かチェックを行う．第二世代（非定

型）抗精神病薬は単剤で使用するとともに適切な投与量で使用することが重要である．また，基本的には投与量はクロルプロマジン換算で1,000mg以下であることが重要である．

⑵抗パーキンソン病薬・ベンゾジアゼピン系薬などの継続のチェック

抗パーキンソン病薬，ベンゾジアゼピン系薬についても等価換算による用量チェックを行い，不必要な投与が行われていないかをチェックする．抗パーキンソン病薬は，便秘や口渇などの身体的副作用のみならず，中枢性には認知機能障害や精神症状の悪化をきたす場合があり注意が必要である．ベンゾジアゼピン系薬では，連用による依存や日中の眠気以外に脱抑制にも十分な注意が必要である．これらの薬剤については，常にその継続について評価を行う必要がある．

③**社会復帰期の薬学的管理**：退院が可能となり社会復帰が大きな治療の目標となる時期では，薬剤に関する情報提供に加え，社会技能訓練（SST）を始めとした認知行動療法が行われることが多いため，生活環境や生活のパターンを検討し，具体的な服薬の方法（服用回数や服用時期など）について話し合う必要がある．また，服薬を忘れたり，副作用が疑われた時の対処法についても検討しておくことは重要である．退院時処方に関して，相互作用や副作用の可能性，日常生活の中で注意するべき点などをチェックし，退院時処方の決定に参画する．

薬物治療

総合失調症薬物療法における問題点

統合失調症の薬物療法の主体は抗精神病薬であり，第二世代（非定型）抗精神病薬の登場により，効果的でより副作用が少ない薬物療法を可能としている．しかし，わが国における統合失調症の薬物療法では，依然多剤併用大量処方が多く見られ，抗精神病薬同士の併用のみならず，抗パーキンソン病薬，抗不安薬，睡眠薬，気分安定薬なども併用される場合が多い．また，単剤で使用することで最も効果が期待されるといわれている第二世代（非定型）抗精神病薬同士の併用や添付文書上の用量の上限を越えた高用量処方も見られる．

統合失調症における病期による症状と副作用の違い

　統合失調症の薬物療法を考える場合，病期による症状や副作用の違いにも考慮が必要である．急性期では，脳の神経が興奮し，全体のバランスが崩れて脳がうまく機能しなくなっているため，幻覚，妄想，自我の障害，興奮または昏迷といった，いわゆる"陽性症状"が中心となる時期であるが，抗精神病薬によく反応する時期でもある．しかし，薬がよく効く反面，急性の副作用も起りやすく，過鎮静，アカシジア，ジストニア，めまい，立ちくらみといった症状が多くみられる．アカシジアやジストニアなどの錐体外路症状に対しては，予防的に抗パーキンソン病薬が投与されている場合が多くみられる．急性の副作用は徐々に改善することもあるが，アカシジアは患者にとって最も不愉快な副作用の１つであり，その苦痛から服薬の中断のみならず，自殺企図へと進んでしまうこともあり，十分な注意が必要となる．また，若年者，特に学齢期にある患者では抗パーキンソン病薬は記銘力障害を引き起こすことから，学習に支障をきたすのでその過量投与には注意が必要である．さらに，高齢者では抗パーキンソン病薬によりせん妄を引き起こす可能性が高いことを理解しておく必要がある．過鎮静やめまい，立ちくらみなどは転倒などの事故につながる可能性が高いため注意が必要な副作用である．回復期では急性期で消耗したエネルギーを充電する時期であるといわれ，元気が出ない，集中力がなくなったと感じたりして人付き合いが悪くなり，陰性症状が前景にでてくることが多く，慢性化する場合もあるといわれている．薬物も急性期程の量は必要でない場合も多く，意欲の低下により服薬の継続が難しくなる時期でもある．遅発性の副作用で最も重篤なものは遅発性ジスキネジア，ジストニア等であり非可逆性のものも多くみられる．また，遅発性のアカシジアの報告もあり注意が必要な副作用である．これらの遅発性の副作用は抗精神病薬の総投与量と相関があるといわれており，長期に渡り服薬の継続が必要な患者にとっては大変重要である．遅発性ジスキネジアの発生のリスクとしては高齢であること，閉経後の女性であること等が挙げられているが，遅発性ジストニアでは若年であること，男性であることが挙げられている．さらに中等度以上の遅発性ジスキネジアでは生命予後は不良であるという報告もある[6]．また，遅発性ジストニアでは早期発見と休薬・減量により回復しうることがわかってきており，副作用チェックは重要

となる．現在統合失調症の薬物療法の中心となっている第二世代（非定型）抗精神病薬では前述したような副作用は減少しており，規則的な服薬の継続が可能となっている反面，新たな副作用として体重増加，肥満，血糖値の上昇，糖尿病の罹患率の上昇などが問題となっている．

典型的な処方とその解析

Rp.1 統合失調症に対する基本的な処方(1)

リスペリドン錠2mg　　1回1錠（1日1錠）
　　　　　　　　　　　1日1回　就寝前

Rp.2 統合失調症に対する基本的な処方(2)

オランザピン錠10mg　　1回1錠（1日1錠）
　　　　　　　　　　　1日1回　夕食後

Rp.3 統合失調症に対する基本的な処方(3)

アリピプラゾール錠12mg　1回1錠（1日1錠）
　　　　　　　　　　　　1日1回　朝食後

薬物治療のポイント

- クロザピンを除いた第二世代（非定型）抗精神病薬（リスペリドン，ペロスピロン，オランザピン，クエチアピン，アリピプラゾール，ブロナンセリン，パリペリドン）が第一選択薬となる．
- 抗精神病薬は，原則として単剤で治療を開始し，2週間から4週間をかけて効果を評価する．効果が見られない場合には，他の抗精神病薬に変更するが，抗精神病薬の併用は，数種類の抗精神病薬を単剤で使用しても十分な効果が得られない場合にのみ行う（治療抵抗性）．抗精神病薬の投与量はクロルプロマジン換算で600mgから1,000mgが推奨されている．
- 治療抵抗性の統合失調症の薬物治療ではクロザピンの使用を検討する．クロザピンの使用に際しては，Clozaril Patient Monitoring Service（CMPS：医療機関，医療従事者および患者を登録し，血液検査の確実な実施と処方

- オランザピン，クエチアピンの使用に際しては，糖尿病患者では禁忌であり，体重増加により肥満の徴候が現れた場合には，食事や飲料に注意し，適度な運動を心がける．服用開始以後は定期的な血糖値・脂質のモニターを行う．
- 第二世代（非定型）抗精神病薬にはさまざまな剤型が用意されている薬剤もあり，OD錠，ザイディス錠，内用液剤，持続性注射剤などがある．統合失調症の薬物治療では服薬の継続が再発を抑制する最も重要な因子であるため，アドヒアランスの向上を図る必要がある．そのためには，剤型の選択について，患者の希望を取り入れることも重要である．
- 抗精神病薬の選択については，患者の症状に応じた検討が必要であるが，幻覚や妄想の改善のみを目指すのではなく，過鎮静を避け，認知機能障害の改善を図ることが重要であると考えられている．

服薬指導の留意点

　統合失調症の患者では，病識や病感がないことが多く，また，この疾患では多くの場合認知機能などが障害されていると考えられており，服薬することの根拠が曖昧で，そのために服薬に対するモチベーションが形成されにくいと考えられている．また，拒薬は，認知機能障害によるものの他，副作用によるものも多く，病識の問題は別としてもせっかく薬を飲む気になっても，副作用のために服薬が困難になり，徐々に怠薬となり，再発する場合が多くみられる．病状等については，一般的には理解に苦しむような病的体験を持っている場合が多いが，理解できない，否定するといった態度ではなく，共感しながら話を進めるといった姿勢が大切である．幻覚や妄想は，患者にとっては"現実"であったり，幻聴が聞こえている時は実際に聴覚中枢が興奮しているという報告もある．

統合失調症患者との関係の構築

　統合失調症の患者では，病識がないかあるいは曖昧な場合が多く，治療することを完全に納得していることは少ないといわれている．したがって，治

療を受けることに対しても不信感を持っていることが多く見られる．このような患者に薬物療法の必要性を了解してもらうには長い時間が必要となる．始めから薬の話をするのではなく，自己紹介をしたうえで，薬剤師が何をするために会いに来ているのかを説明し，患者の現在の状態や気持ちを丁寧に聴き，できるだけ支持的，共感的に接するようにしなければならない．また，患者の自覚的薬物体験や副作用をモニターし，患者情報の把握に務めることは大変重要である．始めのうちはほとんど反応を示さなかった患者も，何回か会っているうちに少しずつ自身の話を始めたり，薬剤師との面接を拒否していた患者が突然話を始める場合もある．しかし，患者の状況も考慮する必要があり，面接を拒否している患者に無理に話しかけることは控えるべきである．良好な信頼関係の構築のためには，待つことも必要と考えなければならない．

薬物療法の説明における注意点

　薬物に関する説明はできるだけ簡単にわかりやすく行うことは当然であるが，統合失調症の患者では，脳における情報処理機能に障害を起こしていることが考えられるため，曖昧な表現で説明することは避けなければならない．また，主治医からの病気に関する説明，患者自身の薬物療法に対する必要性の理解，病識と実際に服薬している薬の副作用，自覚的薬物体験などが服薬の継続に大きな影響を与えることから，薬の説明に際して十分にこれらの情報を把握しておかなければならない．統合失調症の患者では，病気の症状である認知機能障害に加え，抗精神病薬による過鎮静や認知機能障害が引き起こされている可能性があり，根気よく繰り返し説明を行っていくことが必要である．また一度に多くの情報を提供するのではなく，少しずつわかりやすい言葉で，患者の状態や理解のレベルに応じて行うことも重要である．医師による説明では，精神療法的な配慮も含めた説明が行われるため，薬物に対する説明はあえて曖昧にしている場合も多く見られる．薬剤師が薬物に関する説明を行う際にもこのような配慮が必要なこともあるが，精神療法は薬剤師による専門療法ではないことから，そのような意識も含めた配慮に留めるべきである．しかし，薬物に関する説明は，医師よりも薬剤師による説明のほうがよく理解できるという報告もあり，薬剤師は薬物療法に関する情

報をより正確に説明することが求められる．

　統合失調症の薬物療法において最終的な目標は必要最小限の薬剤を規則正しく飲み続けることであるといわれている．いくら強力に薬物療法を行っても服薬の継続ができなければ再発・再入院ということになってしまうことは明らかである．つまり"飲みやすい薬"あるいは"飲める薬"でなければならないということである．薬剤師は薬を"飲ませる"ために服薬指導を行うのではなく"薬が飲める"ようになるために服薬指導を行わなければならない．

第二世代（非定型）抗精神病薬の薬学的管理[7]

　現在国内で使用できる第二世代（非定型）抗精神病薬はリスペリドン，オランザピン，クエチアピン，ペロスピロン，アリピプラゾール，ブロナンセリン，クロザピン，パリペリドンの8種類である．これらの薬剤を安全に使用するためには，個々の薬剤の薬理学的特徴のみならず製剤学的あるいは薬剤学的な特徴についても十分配慮しなくてはならない．

リスペリドン

　国内での効能効果は統合失調症のみであるが，イギリスでは双極性障害における中程度〜重度の躁状態の治療，中等度〜重度のアルツハイマー型認知症患者の持続的攻撃の短期治療，5歳以上の小児および青年の行動障害における持続的攻撃の短期対処療法があり，アメリカでは，双極性障害の躁状態，自閉症に伴う興奮に適応がある．液剤は直接服用，もしくは1回の服用量を水，ジュースまたは汁物に混ぜて服用してもよい．

Ⓐ 使用上の注意について

　①**液剤の注意事項**：リスペリドン液は，苦味が強いため希釈して使用してもよいが，釈液はなるべく速やかに使用する．しかし，茶葉抽出飲料およびコーラで希釈すると，効果が低下する可能性があるため混合して使用することは避ける．低温の場所に保管すると結晶析出による含量の低下の可能性があるため，室温保存する．

　②**OD錠のみの注意事項**：OD錠は口腔内で速やかに崩壊することから唾

液のみ（水なし）でも服用可能だが，口腔粘膜からの吸収により効果発現を期待する製剤ではないため，崩壊後は唾液または水で飲み込むよう指導する．
(1) OD錠は舌の上にのせて唾液を浸潤させると崩壊するため，水なしで服用可能であるが，水で服用してもよい．
(2) OD錠は寝たままの状態では，水なしで服用しないように指導する．

　③**持効性筋注製剤の注意事項**：持効性筋注製剤は臀部筋肉内のみに投与し，静脈内には絶対に投与してはならない．静脈内に投与された場合，肺等の臓器に微小塞栓を誘発するおそれがある．持効性筋注製剤は投与3週間後より血中濃度が上昇するため，臨床効果は投与3週間後以降にあらわれると考えられることから，初回投与後3週間は経口抗精神病薬を併用するなど適切な治療を行う．また，増量後3週間についても必要に応じて経口抗精神病薬の併用を考慮する．なお，増量が必要な場合は，少なくとも同一用量で4週間以上投与した後に，原則として12.5mgずつ，患者の症状を十分観察しながら慎重に増量する．投与中止後も4〜6週間は血中濃度が治療域に維持され，消失するまで約8週間かかるため，投与中止後も一定期間は患者の症状を慎重に観察し，副作用等の発現に十分に注意する．炎症部位への投与は行わないこと．また，本剤による治療中に発熱した場合には，リスペリドンマイクロスフェアからの放出が増加し，血中薬物濃度が増加するおそれがあるため，患者の状態を十分観察する．

　持効性筋注製剤は，ただちに薬物を体外に排除する方法がないため，投与する場合は，あらかじめその必要性について十分に検討し，副作用の予防，副作用発現時の処置，過量投与等について十分留意してしようする必要がある．また，過去にリスペリドンでの治療経験がない場合には，まず，経口リスペリドン製剤を投与し，忍容性があることを確認した後に投与する．

調製方法

①調製は付属の懸濁液調製器具（アダプター）を用い，薬剤および専用懸濁用液を常温に戻してから行うこと．本剤を冷蔵庫から取り出した後は25℃以下で保管し，7日以内に調製を行うこと．
②懸濁後は25℃以下で取り扱い，6時間以内に投与すること．なお，投与直前に激しく振盪し，再懸濁させること．

Ⓑ **副作用について**

　添付文書の副作用の項目には多くの副作用の記載があるが，投薬に際しての注意点としては，血中濃度が急激に上昇するために「頭痛」や「めまい」を起こす可能性があること，鎮静効果があり，活動性が低下する可能性があること，$α_1$遮断作用による血圧低下が起こり，ふらつきの原因になる可能性があること，セロトニン拮抗作用による眠気が起こる可能性があることなどに注意する必要がある．承認時および再審査終了時における総症例4,625例中，副作用（臨床検査値異常を含む）は1,445例（31.24％），3,675件に認められた．その主なものはアカシジア229例（4.95％），不眠症190例（4.11％），振戦142例（3.07％），便秘138例（2.98％），易刺激性138例（2.98％），傾眠118例（2.55％），流涎過多117例（2.53％），不安110例（2.38％），倦怠感106例（2.29％），筋固縮93例（2.01％）であった．

Ⓒ **過量服用について**

　一般的な徴候，症状は本剤の作用の過剰発現であり，傾眠，鎮静，頻脈，低血圧，QT延長，錐体外路症状等である．その場合の処置としては，気道を確保し，酸素の供給および換気を十分に行うこと，胃洗浄，活性炭および緩下剤の投与等の実施を検討し，不整脈検出のための継続的な心・血管系のモニタリングを開始する．特別な解毒剤はなく，必要に応じて適切な処置を行う．

━● **オランザピン**

　国内での効能効果は統合失調症，双極性障害における躁病相，うつ病相に適応がある．

Ⓐ **使用上の注意について**

　①**口腔内崩壊錠（ザイディス錠）の注意事項**：ザイディス錠は口腔内で速やかに崩壊することから唾液のみ（水なし）でも服用可能であるが，口腔粘膜からの吸収により効果発現を期待する製剤ではないため，崩壊後は唾液または水で飲み込むように指導する．ブリスターシートから取り出す際には，裏面のシートを剥がした後，ゆっくりと指の腹で押し出す．欠けや割れが生じた場合は全量服用するように指導する（錠剤に比べてやわらかいため，

シートを剥がさずに押し出そうとすると割れることがある）．吸湿性であるため，使用直前に乾いた手でブリスターシートから取り出し，ただちに口中に入れること．寝たままの状態では，水なしで服用しないように指導する．

②**喫煙の注意事項**：喫煙は肝薬物代謝酵素（CYP1A2）を誘導するため，オランザピンのクリアランスを増加させるため，血漿中濃度が低下することがある．喫煙者におけるオランザピンのクリアランス値は非喫煙者より約35％高かったとの報告があり，これは喫煙がCYP1A2の誘導作用を有するためと推定されている．性差，喫煙，年齢，人種差等の背景因子の影響を検討した報告では，女性，非喫煙者，および高齢者でオランザピンのクリアランスが低いことが確認されている．現在までの国内臨床試験成績および外国での使用実績から，非喫煙者，女性，高齢者のうちどれか1つの要因があるだけでは用量調整の必要は生じないと考えられているが，これらの要因を2つ以上あわせ持つ患者の場合，オランザピンのクリアランスが低下し，血中濃度が上昇する可能性が考えられる．

❺ 副作用について

他の抗精神病薬と同様の副作用に注意する必要はあるが，高血糖があらわれ，糖尿病性ケトアシドーシス，糖尿病性昏睡から死亡に至るなどの致命的な経過をたどることがあるので，このことについて十分に説明し，血糖値の測定や，口渇，多飲，多尿，頻尿等の観察を十分に行い，異常が認められた場合には，投与を中止し，インスリン製剤の投与を行うなど，適切な処置を行う．

❻ 過量服用について

オランザピンの過量服用時に，頻脈，激越/攻撃性，構語障害，種々の錐体外路症状，および鎮静から昏睡に至る意識障害が一般的な症状（頻度10％以上）としてあらわれることが報告されている．また他の重大な症状として，せん妄，けいれん，悪性症候群様症状，呼吸抑制，吸引，高血圧あるいは低血圧，不整脈（頻度2％以下）および心肺停止があらわれることがある．450mg程度の急性過量投与による死亡例の報告があるが，1,500mgの急性過量服用での生存例も報告されている．その場合の処置としては，特異的解毒剤は知られていない．催吐は行わないこと．オランザピンを過量に

服用した場合は，胃洗浄あるいは活性炭の投与を行う．オランザピンは活性炭との併用時に生物学的利用率が50～60％低下する．心機能や呼吸機能等のモニターを行いながら，低血圧，循環虚脱および呼吸機能低下に対し，適切な対症療法を行うこと．アドレナリン，ドパミン，あるいは他のβ受容体作動活性を有する薬剤は低血圧をさらに悪化させる可能性があるので使用してはならない．

クエチアピン

世界各国において統合失調症の治療に使用されているが，気分障害の増強療法にも使用される頻度が高くなっている．

Ⓐ 使用上の注意について

高齢者では非高齢者に比べてクエチアピンの経口クリアランスが30～50％低く，AUCは約1.5倍であり，高い血中濃度が持続する傾向が認められているため，少量（例えば1回25mg1日1回）から投与を開始し，1日増量幅を25～50mgにするなど患者の状態を観察しながら慎重に投与する必要がある．また，海外臨床試験において非高齢者と比較し，起立性低血圧の発現頻度が増加する傾向が認められている．

肝障害のある患者では，クエチアピンが主に肝臓により代謝されるため，クリアランスが減少し，血中濃度が上昇することがあるので，少量（例えば1回25mg1日1回）から投与を開始し，1日増量幅を25～50mgにするなど患者の状態を観察しながら慎重に投与する必要がある．また，心・血管疾患，脳血管障害，低血圧またはそれらの疑いのある患者では，投与初期に一過性の血圧降下があらわれることがあるため注意が必要である．

Ⓑ 副作用について

他の抗精神病薬と同様の副作用に注意する必要はあるが，高血糖があらわれ，糖尿病性ケトアシドーシス，糖尿病性昏睡から死亡に至るなどの致命的な経過をたどることがあるので，このことについて十分に説明し，血糖値の測定や，口渇，多飲，多尿，頻尿等の観察を十分に行い，異常が認められた場合には，投与を中止し，インスリン製剤の投与を行うなど，適切な処置を行う．

● 過量服用について

　主な症状は傾眠，鎮静，頻脈，低血圧などである．まれに昏睡，死亡に至る症例が報告されている．本剤に特異的な解毒剤はないため維持療法を行う．早期の胃洗浄は有効である．また，活性炭や下剤の投与も有効である．海外では本剤を最大20g（推定）まで服用した例が報告されており，その際の主な症状は，ヒスタミンH_1受容体拮抗作用による鎮静，意識障害（傾眠），アドレナリンα_1受容体拮抗作用による起立性低血圧，反射性頻脈等であったと報告されている．

ペロスピロン

　わが国で開発された抗精神病薬であり，リスペリドンと類似した薬剤であるが，高プロラクチン血症が起きにくく，抗不安作用も持つといわれている．

● 使用上の注意

　ペロスピロンおよび主代謝物ID-15036のTmax，CmaxおよびAUCはいずれも食後投与の方が絶食下投与より大きい．ペロスピロン錠は水に溶けにくいため，絶食下投与より食後投与の方が錠剤の崩壊および溶出が亢進するためと考えられている．したがって，ペロスピロンの吸収は食事の影響を受けやすいので，食後に服用するよう指導することが必要である．また，本剤は肝酵素により代謝を受けやすく，血中濃度が変動しやすいため，特に肝および腎障害のある患者，高齢者，マクロライド系抗生物質等の代謝阻害剤併用中の患者では，血中濃度が高くなる可能性があるので，注意が必要である．

● 副作用について

　他の抗精神病薬と同様の副作用に注意する必要はあるが，承認時までの調査における副作用は429例中267例（62.2％）に認められており，その主なものはアカシジア110件（25.6％），振戦65件（15.2％），筋強剛52件（12.1％），構音障害45件（10.5％）等の錐体外路症状，不眠98件（22.8％），眠気62件（14.5％）等の精神神経症状であった．副作用としての臨床検査値の異常は，プロラクチンの上昇27.5％（28件/102例），CK

(CPK）の上昇7.2％（23件/318例），AST（GOT）の上昇3.4％（13件/381例），ALT（GPT）の上昇3.4％（13件/381例）等であり，市販後の特定使用成績調査1,526例中310例（20.3％）に臨床検査値異常を含む副作用が認められた．主な副作用はアカシジア38件（2.5％），眠気33件（2.2％），不眠28件（1.8％）等であった．（再審査終了時）

❸ 過量服用について

　ペロスピロンを過量服用した報告は少なく，国内において現在8例の報告があるが（168mgから1,424mg），いずれの症例についても回復しており死亡例は報告されていない．症状としては意識障害，横紋筋融解症，傾眠，鎮静，頻脈，低血圧，錐体外路症状などであった．ペロスピロンを過量服用した場合は，胃洗浄，活性炭および緩下剤の投与を行う．また，不整脈検出のために継続的に心電図をモニターすること．特異的な解毒剤はないので，維持療法を行う．

■ アリピプラゾール

　現在使用できる抗精神病薬の内，唯一のドパミン受容体作動作用を持っており，ドパミン部分的作動薬，ドパミン・システム・スタビライザーなどと呼ばれる．総合失調症，双極性障害の躁病相の改善に適応がある．

❶ 使用上の注意について

　①**液剤の注意事項**：アリピプラゾールを直接服用するか，もしくは1回の服用量を白湯，湯冷ましまたはジュース等に混ぜて，コップ一杯（約150mL）くらいに希釈して使用するように指導する．なお，希釈後はなるべく速やかに使用するよう指導すること．煮沸していない水道水は，塩素の影響により混合すると含量が低下するので，希釈して使用しない．茶葉由来飲料（紅茶，ウーロン茶，緑茶，玄米茶等）および味噌汁は，混合すると混濁・沈殿を生じ，含量が低下するので，希釈して使用してはならない．催眠鎮静薬のフェノバール®エリキシル（フェノバルビタール），トリクロリール®シロップ（トリクロホスナトリウム），抗精神病薬のニューレプチル®内服液（プロペリシアジン），抗てんかん薬のザロンチン®シロップ（エトスク

シミド），デパケン®シロップ（バルプロ酸ナトリウム）および抗アレルギー性精神安定薬のアタラックス®-Pシロップ（ヒドロキシジン）との混合により，混濁，沈殿や含量低下を認めることから，混合は避ける．一部のミネラルウォーター（硬度の高いものなど）は混合すると混濁を生じ，含量が低下することがあるので，濁りが生じた場合は服用しないように指導する．

②**他の向精神薬との併用に関する注意事項**：海外において，統合失調症または統合失調感情障害患者において，CYP3A4の誘導作用を有するカルバマゼピン400mgとアリピプラゾール30mgの併用投与により，アリピプラゾールのCmaxおよびAUCはそれぞれ68％および73％低下し，バルプロ酸（500～1,500mg/日）とアリピプラゾール（30mg/日）の21日間併用により，アリピプラゾールのCmaxおよびAUCはそれぞれ26％および24％低下したとの報告がある．また，リチウム（1,200～1,800mg/日）とアリピプラゾール（30mg/日）の21日間併用により，アリピプラゾールのCmaxおよびAUCはそれぞれ19％および15％増加したとの報告がある．

ⓑ 副作用について

他の抗精神病薬と比べて重篤な副作用の報告は少ないが，国内臨床試験において安全性解析の対象となった743例中，副作用が452例（60.8％）に認められた．主な副作用は，不眠（27.1％），神経過敏（14.8％），アカシジア（11.7％），振戦（手指振戦含む）（10.5％），不安（9.6％），体重減少（9.2％），筋強剛（6.3％）および食欲不振（6.2％）であった．また，主な臨床検査値の異常変動はCK（CPK）上昇（13.7％），プロラクチン低下（10.9％）およびALT（GPT）上昇（7.0％）であった．（エビリファイ®錠承認時）女性においてプロラクチン低下時には，生理の再開による貧血などに注意するように指導する．

ⓒ 過量服用について

アリピプラゾールを過量服用した報告は少なく，海外の臨床試験および市販後自発報告において，最高1,260mgまで偶発的または企図的に急性過量服用された成人において嗜眠，傾眠，血圧上昇，頻脈，嘔吐等の症状が報告されているが，死亡例はない．また最高195mgまで偶発的に服用した小児

において，一過性の意識消失，傾眠等の症状が発現したが，死亡例はない．特異的解毒剤は知られていない．アリピプラゾールを過量に服用した場合は，補助療法，気道確保，酸素吸入，換気および症状管理に集中すること．直ちに心機能のモニターを開始し，心電図で不整脈の発現を継続的にモニターしながら患者が回復するまで十分に観察すること．活性炭の早期投与は有用であるが，血液透析は有用でないと考えられている．なお，他剤服用の可能性が考えられる場合はその影響にも留意する必要がある．

ブロナンセリン

ブロナンセリンは，国内での承認時の臨床試験でリスペリドンとの比較試験を行った唯一の薬剤であり，ドパミンD_2受容体拮抗作用がセロトニン5-HT_{2A}受容体拮抗作用よりも強く，DSA（ドパミン・セロトニン・アンタゴニスト）と呼ばれることもある．

Ⓐ 使用上の注意について

ブロナンセリンは肝酵素により代謝を受けやすく，血中濃度が大幅に上昇するおそれがあるため，CYP3A4を強く阻害する薬物（アゾール系抗真菌薬，HIVプロテアーゼ阻害薬）を投与中の患者に投与しないこと．また，それ以外でも肝障害のある患者，高齢者，CYP3A4阻害作用を有する薬剤を併用している患者では，血中濃度が高くなる可能性があるので，観察を十分に行い慎重に投与する．

ブロナンセリンの吸収は食事の影響を受けやすく，有効性および安全性は食後投与により確認されているため，食後に服用するよう指導する．空腹時に投与すると，食後投与と比較して吸収が低下し，作用が減弱するおそれがあり，また空腹時で投与を開始し，食後投与に切り替えた場合には血中濃度が大幅に上昇するおそれがある．グレープフルーツジュース摂取時（併用投与時）のCmaxおよびAUCは非摂取時（単独投与時）よりそれぞれ1.77倍および1.82倍高く，統計学的に有意な差が認められた．フェニトイン，カルバマゼピン，バルビツール酸誘導体，リファンピシン等との併用で本剤の主要代謝酵素であるCYP3A4を誘導するため，経口クリアランスが増加する可能性がある．

Ⓑ 副作用について

他の抗精神病薬と同様の副作用に注意する必要はあるが，承認時までの臨床試験において，891例中673例（75.5％）に臨床検査値異常を含む副作用が認められた．主な副作用は振戦，運動緩慢，流涎過多等のパーキンソン症候群（35.0％），アカシジア（24.1％），不眠（22.4％），プロラクチン上昇（19.6％），ジスキネジア（14.0％），眠気（11.8％），不安・焦燥感・易刺激性（11.2％）等であった．

Ⓒ 過量服用について

ブロナンセリンを過量服用した報告はない．ブロナンセリンを過量服用した場合は，胃洗浄，活性炭および緩下剤の投与を行う．また，不整脈検出のために継続的に心電図をモニターすること．特異的な解毒剤はないので，維持療法を行う．

クロザピン

わが国における承認効能効果は治療抵抗性統合失調症であり，EU（European Union）各国で承認されているパーキンソン病に伴う精神症状の改善の効能に対しては，アメリカを含むその他の外国では申請・承認されていない．アメリカでは治療抵抗性統合失調症と統合失調症に伴う自殺行動の抑制について承認されている．

クロザピンの投与は，統合失調症の診断，治療に精通し，無顆粒球症，心筋炎，糖尿病性ケトアシドーシス，糖尿病性昏睡等の重篤な副作用に十分に対応でき，かつクロザリル患者モニタリングサービス（Clozaril Patient Monitoring Service：CPMS）に登録された医師・薬剤師のいる登録医療機関・薬局において，登録患者に対して，血液検査等のCPMSに定められた基準がすべて満たされた場合にのみ行う．また，基準を満たしていない場合には直ちに投与を中止し，適切な処置を講じる必要がある．

Ⓐ 使用上の注意について

①用法および用量に関連する使用上の注意：
・投与初期に血圧低下，痙攣発作等の副作用の発現が多く報告されているの

で，患者の状態を十分観察しながら慎重に用量の漸増を行うこと．
・十分な臨床効果が得られた後は，本剤の投与量が必要最小限となるよう，患者ごとに慎重に漸減して維持量を設定すること．
・本剤は原則として単剤で使用し，他の抗精神病薬とは併用しないこと．
・他の抗精神病薬を投与されている患者では，原則として他の抗精神病薬を漸減し，投与を中止した後に本剤の投与を行うこと．なお，他の抗精神病薬を漸減中に本剤を投与する場合は，4週間以内に他の抗精神病薬の投与を中止すること．
・2日以上の休薬後に治療を再開する場合には，治療開始時と同様に低用量から漸増し，用量設定を行うこと．
・本剤の投与を終了する際には，2週間以上かけて用量を漸減することが望ましい．副作用の発現等によりただちに投与を中止する場合には，精神症状の再燃等に注意すること．

②**持効性抗精神病薬の使用**：ハロペリドールデカン酸エステル注射液（ハロマンス®，ネオペリドール®），フルフェナジンデカン酸エステル注射液（フルデカシン®），リスペリドン持効性懸濁注射液（リスパダール コンスタ®）は副作用発現に対し速やかに対応できないため，血中から薬剤が消失するまでクロザピンを投与してはならない．

③**相互作用について**：外国人統合失調症患者を対象として薬物相互作用を検討した結果，クロザピン単独投与時と比較して，CYP1A2阻害作用を有するフルボキサミンと併用投与時の血漿中クロザピンのCmaxおよびAUCはそれぞれ1.5倍および2.8倍に上昇した．消失半減期はフルボキサミンの併用により15.5時間から28.7時間に延長した．また，CYP3A4誘導能を有するカルバマゼピンとの併用により，クロザピンの血漿中濃度は32〜64％減少した．

④**服用上の注意について**：PTP包装から取り出した錠剤はなるべく速やかに使用すること．PTP包装から取り出し無包装状態で放置すると光により退色することがある．退色の認められたものは使用しないように指導する．

⑤**喫煙の注意事項**：喫煙の影響を検討することを目的とした臨床薬理試験は実施されていないが，クロザピンの代謝に肝臓中CYP1A2が関与していること，またこの分子種は喫煙により誘導されることから，クロザピンの薬

物動態は喫煙により影響されると考えられる．外国人統合失調症患者148名（男94名，女54名，平均年齢30.8±8.9歳）について喫煙の影響を解析した結果より，投与量と体重で標準化した血漿中薬物濃度は，非喫煙の男性患者に比べて喫煙習慣を有する男性患者で約68％と，喫煙により血漿中濃度は低くなる傾向が示唆された．また，喫煙習慣はあるが，喫煙を中止した外国人統合失調症患者11名では，喫煙中止前の本剤の血漿中濃度は550±160ng/mLであったのに対し，喫煙中止後では993±713ng/mLと平均71.9％上昇した．

⑥**年齢，体重，性別**：日本人治療抵抗性統合失調症患者19例を対象とした試験の結果得られた血漿中薬物濃度データを元に母集団薬物動態解析を実施し，年齢，体重，性別の影響を検討した結果，体重と性別がクロザピンの薬物動態に影響を与えることが明らかとなった．見かけのクリアランスは，（体重/60）の0.904乗に比例し，また，女性は男性と比較して見かけのクリアランスが34.3％低下することが明らかとなった．

❶ 副作用について

重大な副作用として，無顆粒球症，白血球減少症（いずれも5％未満）「警告」，好中球減少症（5％以上）心筋炎，心筋症（いずれも頻度不明），心膜炎（5％未満）「警告」，心嚢液貯留（5％以上），高血糖（5％以上），糖尿病性ケトアシドーシス，糖尿病性昏睡（いずれも頻度不明）「警告，原則禁忌」などに注意が必要であるが，国内臨床試験において安全性解析の対象となった77例中，臨床検査値異常を含む副作用が76例（98.7％）に認められた．主な自他覚症状は，傾眠49例（63.6％），悪心・嘔吐37例（48.1％），流涎過多36例（46.8％），便秘26例（33.8％），頻脈（洞性頻脈を含む）20例（26.0％），振戦15例（19.5％）および体重増加14例（18.2％）等であった．また，主な臨床検査値異常は，白血球数増加26例（33.8％），ALT（GPT）増加26例（33.8％），白血球数減少12例（15.6％），AST（GOT）増加12例（15.6％），γ-GTP増加12例（15.6％），トリグリセリド増加11例（14.3％）およびALP増加11例（14.3％）等であった．なお，特に注意するべき重大な副作用である血球障害は，好中球減少症6例（7.8％），無顆粒球症2例（2.6％），白血球減少症2例（2.6％）であった．（承認時までの集計）

◉ 過量服用について

中枢神経系の症状として傾眠，嗜眠，無反射，昏睡，錯乱，幻覚，激越，せん妄，錐体外路症状，反射亢進，痙攣，自律神経系の症状として流涎過多，散瞳，霧視，体温調節異常，循環器系の症状として低血圧，虚脱，頻脈，不整脈，呼吸器系の症状として嚥下性肺炎，呼吸困難，呼吸抑制，呼吸不全などが見られ，服用後短時間であれば催吐，活性炭投与，胃洗浄が有効である．心機能，呼吸器機能，電解質・酸塩基バランスを継続的に観察し，過量投与後の消失相半減期は，最大でも20時間以下であり，高血中濃度持続期間が終了してから3日後には血中濃度は極めて低値（2,500～4,000mg服用の事例では100ng/mL以下）を示していることから，少なくとも5日間は遅発性作用に対応するため注意深く観察する．なお，低血圧の治療にはアドレナリンの投与は避けるべきである．

■ パリペリドン

パリペリドン（9-ヒドロキシリスペリドン）は，リスペリドンの主活性代謝物であり，強力なドパミンD_2受容体拮抗作用により統合失調症における陽性症状に優れた効果を示すばかりでなく，セロトニン5-HT_{2A}受容体拮抗作用により陰性症状にも効果を示すなど優れた特徴を有する．また，パリペリドン徐放錠は半減期が約20～23時間と長いことに加えて米国ALZA社の浸透圧を利用した放出制御システム（Osmotic controlled Release Oral delivery System：OROS®，図2-9）により24時間にわたってパリペリドンを放出し，血漿中薬物濃度を安定させることで，1日1回投与による統合失調症治療を可能にした放出制御型徐放錠である．

◉ 使用上の注意について

軽度腎機能障害患者（クレアチニン・クリアランス50mL/分以上80mL/分未満）には，1日用量として3mgから開始し，1日用量は6mgを超えないこと（本剤の排泄が遅延し血中濃度が上昇するおそれがあるため）．本剤は徐放性製剤であるため，分割して投与しないこと．本剤はリスペリドンの活性代謝物であり，リスペリドンとの併用により作用が増強するおそれがあるため，本剤とリスペリドンを含有する製剤との併用については，避けるこ

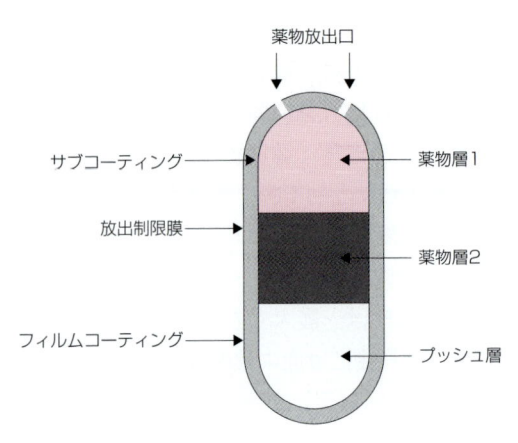

図2-9 Osmotic controlled Release Oral delivery System（OROS®）

とが望ましい．本剤は徐放性製剤であるため，噛んだり，割ったり，砕いたり，溶解したりしないよう指導すること．また，開封後は時間を置かずに必ず飲み物と一緒に服用するよう指導すること．本剤の外皮は内部の不溶性の成分と一緒に糞便中に排泄されるが，正常なことであり心配する必要はないことを説明すること．薬剤服用時本剤が消化管内に滞留した可能性がある場合には，腹部デジタルX線において可視化できるので，必要に応じて滞留の有無を確認すること．

Ⓑ 副作用について

重大な副作用としてリスペリドンや他の抗精神病薬と同様のものが報告されている．悪性症候群（Syndrome malin），遅発性ジスキネジア（頻度不明），肝機能障害（4.2％），横紋筋融解症（頻度不明），不整脈（0.6％），脳血管障害（頻度不明），高血糖（1.3％），低血糖（0.3％），無顆粒球症（頻度不明），白血球減少（0.3％），肺塞栓症，深部静脈血栓症（頻度不明）などがある．

承認時までの国内臨床試験における安全性評価対象例312例中269例（86.2％）に副作用が認められた．その主なものは，血中プロラクチン増加107例（34.3％），統合失調症の悪化68例（21.8％），体重増加46例（14.7％），錐体外路障害44例（14.1％），便秘30例（9.6％）であった．

過量服用について

過量投与後発現した症状に対する処置を検討する際，また症状の回復を評価する際には，本剤が徐放性製剤であることを考慮すること．

過量投与により起こる可能性がある徴候，症状は，本剤の作用が過剰に発現したものであり，傾眠，鎮静，頻脈，低血圧，QT延長，錐体外路症状等である．また，過量投与でトルサード・ド・ポアン，心室細動の報告もある．その場合の処置としては，気道を確保し，酸素の供給および換気を十分に行うこと．胃洗浄，活性炭および緩下剤の投与等の実施を検討し，不整脈検出のための継続的な心・血管系のモニタリングを速やかに開始すること．特別な解毒剤はないので，必要に応じて適切な処置を行うこと．過量投与患者の治療に際しては，パリペリドンが長期間かけて放出されることを考慮すべきである．

文献

1）吉尾　隆：向精神薬の新世紀．服薬指導のポイントQ&A薬剤編，4.抗精神病薬─．メディカルレビュー社，31-33，2002．
2）藤井康男：分裂病治療薬の新時代．東京，ライフサイエンス，10-20，2000．
3）吉尾　隆：統合失調症治療薬と患者への説明．薬局，54（増）：287-304，2003．
4）吉尾　隆：統合失調症治療薬と患者への説明．薬局，56（増）：329-345，2005．
5）黒木俊秀，中原辰雄：Clozapineの薬理─主たる作用部位はどこか？─．臨床精神薬理，6：11-19，2003．
6）ペロスピロン インタビューフォーム2010年3月改訂（第14版）
7）石郷岡純，岡崎祐士，樋口輝彦編集：統合失中症の新たなストラテジー.非定型抗精神病薬によるアプローチ.先端医学社，2011．
8）リスパダール インタビューフォーム2009年12月（改定第10版）
9）ジプレキサ インタビューフォーム2010年3月（改定第10版）
10）セロクエル インタビューフォーム2010年6月改訂（第21版）
11）アリピプラゾール インタビューフォーム2010年3月改訂（第3版）
12）ブロナンセリン インタビューフォーム2010年4月改訂（第7版）
13）クロザピン インタビューフォーム2010年7月改訂（第4版）
14）パリペリドン インタビューフォーム2011年2月（第1版）

2 気分障害：うつ病・躁うつ病

精神医学の基本

定義

　うつ病・躁うつ病（気分障害）とは，長時間持続する自己制御のできない深い気分の落ち込みや，逆に通常では考えられないほどの気分の高揚・活動性の増大などの症状からなる気分（または感情・情動）障害を基本とする疾患である．

　「うつ」は，うつ病相だけを繰り返す単極性の「うつ病」と，躁病相とうつ病相を繰り返す両極性（双極性）の「躁うつ病」の2つに大きく分けられる．米国精神医学会の精神疾患の診断・統計マニュアル（DSM-Ⅳ-TR）では気分障害として分類され，うつ病は『うつ病性障害』，躁うつ病は『双極性障害』と呼ばれる．うつ病性障害は『大うつ病性障害』と『気分変調性障害』に分類され，双極性障害は『双極Ⅰ型障害』と『双極Ⅱ型障害』に分類される．さらに双極性障害には，うつ病性障害の気分変調性障害に対応する『気分循環性障害』がある（**表2-6**）．

表2-6 主な気分障害（DSM-Ⅳ-TRによる分類）

	気分障害の分類	特　徴
A うつ病性障害	a 大うつ病性障害 b 気分変調性障害	大うつ病エピソード（重い抑うつ状態）が現れる 大うつ病エピソードほど重くない抑うつ状態が慢性（少なくとも2年間）に経過する
B 双極性障害	a 双極Ⅰ型障害 b 双極Ⅱ型障害 c 気分循環性障害	大うつ病エピソードと躁病エピソードが現れる 大うつ病エピソードと軽躁病エピソードが現れる 大うつ病エピソードと躁病エピソードに満たない抑うつ状態と躁状態が現れる

疫学

①うつ病：うつ病の生涯有病率は約15％であり，女性の発症頻度は男性に比べ約2倍高いとされている．初発年齢は20歳代が多いが，40～50歳代でも発症する（初老期うつ病，退行期あるいは更年期うつ病）．

②躁うつ病（双極性障害）：双極性障害の生涯有病率は双極Ⅰ型障害で約1％，双極Ⅱ型障害を含んでも2～3％であり，男女差はない．初発年齢は20～30歳代に多く，うつ病よりは発症頻度が低いが，再発率が高く慢性に経過する場合が多い．

気分障害における重大な問題として患者の自殺が挙げられる．年間3万人を超える自殺既遂者のうち，約半数は気分障害であり，うつ病患者の6～15％は自殺を図ると言われている．

成因

気分障害は，発達過程における環境的要因と生得的に持っていた脆弱性因子（遺伝的素因）が相互に作用して発症すると考えられている（**図2-10**）．

①うつ病：発症にはストレスライフイベント（職場の異動や過労，対人関

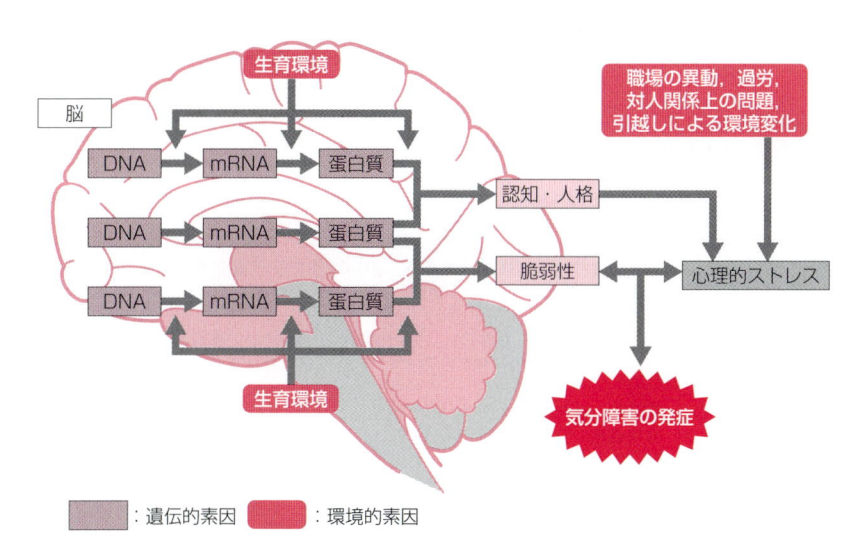

図2-10 気分障害の発症モデル
（尾崎紀夫ほか：処方の読み方・とらえ方　Rp.レシピ，8(4)：328-338，南山堂，2009より引用改変）

係上の問題，身近な人との離別，引越し）などの環境的要因の影響が比較的強く関与している．

ストレスライフイベント以外にも，身体疾患（甲状腺機能低下症，認知症の初期段階など）や薬物（大量のレセルピン，ステロイド薬，インターフェロン製剤，抗悪性腫瘍薬など）などが原因で，二次性の抑うつ状態を呈する場合がある（表2-7）．

②躁うつ病（双極性障害）：発症には双生児研究の結果などから遺伝的素因の関与が大きい．［遺伝率：双極性障害（約70％）≧総合失調症（約50％）＞大うつ病（30〜40％）］

病態

うつ病の発症機序として，治療薬の有効性からノルアドレナリン，セロトニン，ドパミンなどの脳内モノアミン系の神経伝達物質が関与するという「モノアミン仮説」が提唱されている．また，モノアミン受容体の感受性亢進とモノアミン遊離抑制の代償機構の破綻が関与するという「受容体過感受性仮説」，視床下部−下垂体−副腎皮質（hypothalamic-pituitary-adrenal axis：HPA）系の機能亢進およびフィードバック機構の障害が関与するという「HPA仮説」（図2-11），その他に神経細胞新生機構に関与する脳由来神

表2-7　身体疾患や薬物によるうつ病

脳器質疾患	神経変性疾患（パーキンソン病，ハンチントン病など），脳血管疾患，多発性硬化症，認知症，脳腫瘍など
内分泌代謝疾患	甲状腺機能亢進症または低下症，副甲状腺機能亢進症または低下症，副腎皮質機能亢進症または低下症，ビタミンB_{12}欠乏症など
ほかの身体疾患	自己免疫疾患（SLEなど），ウイルス性またはほかの感染症（HIV感染症など），ある種のがん（膵がんなど），心筋梗塞，糖尿病など
薬物	麻酔薬，鎮痛薬，抗コリン薬，抗てんかん薬，降圧薬，抗パーキンソン薬，抗潰瘍薬，強心薬，経口避妊薬，向精神薬，筋弛緩薬，ステロイド薬，スルフォンアミドなど
物質	アルコール，アンフェタミン類，コカイン，幻覚薬，吸入薬，アヘン類，フェンシクリジン類，重金属，毒物（揮発性物質，一酸化炭素など）など

（高橋三郎ほか監訳：DSM-IV-TR 精神疾患の診断・統計マニュアル新訂版，医学書院，東京，2003より引用）

経栄養因子（BDNF）がHPA系の亢進により低下し，モノアミン作動性神経系に影響を及ぼすという「神経細胞新生仮説」などが提唱されている．しかし，うつ病の病態生理についてはまだ不明な点が多く，現在わが国で用いられている抗うつ薬はすべてモノアミン系を作用点とした治療薬のみである．

一方，躁うつ病の発症機序には，細胞内シグナル伝達系を介した神経細胞の可塑性の障害が関与すると考えられているが，詳細は不明である．

症状

うつ病・躁うつ病の症状は多彩であり，米国精神医学会のDSM-Ⅳ-TRの診断基準に挙げられている代表的な症状を表2-8に示す．うつ状態と躁状態では，感情（抑うつ・悲観的－爽快・楽天的），思考（思考制止－観念奔逸），意欲（低下－亢進），行動（無動－多動）などの多くの面で対極的な症状を示す．しかし，睡眠障害（不眠）のように同じ方向性の症状を示す場合もある．

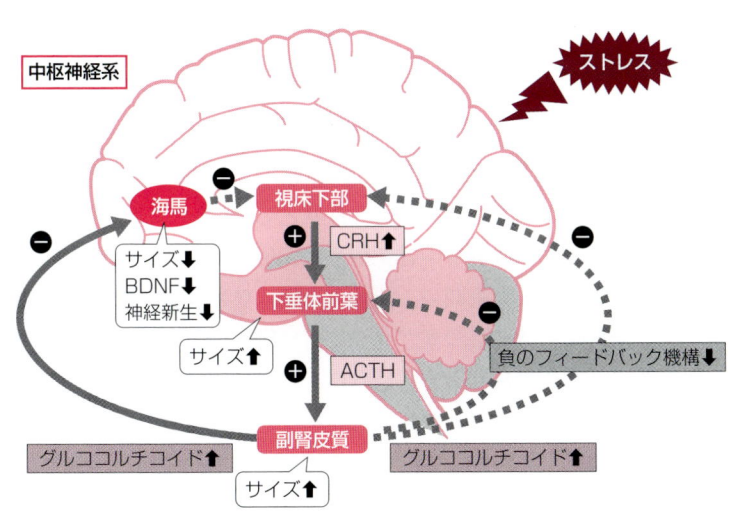

図2-11 ストレスと視床下部－下垂体－副腎皮質
（Hypothalamic-pituitary-adrenal axis HPA）系

BDNF：brain-derived neurotrophic factor（脳由来神経栄養因子），CRH：corticorropin releasing hormone（副腎皮質刺激ホルモン放出ホルモン），ACTH：adrenocorticotropic hormone（副腎皮質刺激ホルモン）．

表2-8 うつ病・躁うつ病の診断基準

(A) うつ病相の診断基準

1	ゆううつ気分
2	興味ないし喜びの著しい喪失
3	食欲の変化（減少ないし増加）
4	睡眠障害（不眠もしくは過眠）
5	無価値感あるいは自責感
6	自殺念慮
7	疲労感あるいは気力の減退
8	集中困難あるいは決断困難
9	精神運動性の焦燥もしくは抑制 観察項目：イライラ落ち着かない，逆に動きが少ない
A	5個以上の項目が揃う （そのうち，1か2が含まれる）
B	毎日，2週間以上続く

(B) 躁病相の診断基準

1	自尊心の肥大あるいは誇大性
2	睡眠欲求の減少
3	多弁，会話心迫
4	観念奔逸，思考の競合
5	注意転導性の亢進
6	活動性の増加，精神運動性の焦燥
7	無謀な行為
A	気分の高揚，開放的または易怒的な気分が1週間以上続く
B	3項目以上が揃う （易怒的気分のみの場合は4項目以上）

軽躁病相：Aが4日以上，また入院を要するほどの重要度はない

（高橋三郎ほか 監訳：DSM-IV-TR 精神疾患の診断・統計マニュアル　新訂版，医学書院，2003より引用改変）

うつ病では一次的に気分・感情の障害があり，二次的に意欲・行為障害，思考障害や身体症状が認められる．身体症状としては，うつ状態では睡眠障害（多くは不眠で，早朝覚醒や中途覚醒が特徴的）が大部分の患者で認められ，その他に食欲不振，体重減少，便秘，下痢，性欲減退，全身倦怠感などが発現する．躁状態では睡眠障害が必発し，食欲亢進が認められるが，多動のため体重が減少する場合もある．ほかに，性欲亢進が挙げられる．うつ状態から急に躁状態になること（躁転）は珍しいことではなく，一晩のうちに躁転する例もある．1年の間に4回以上うつ状態と躁状態を繰り返す場合を急速交代型（ラピッドサイクラー）と呼ぶ．

診断

うつ病・躁うつ病の診断基準には，米国精神医学会（APA）が作成した

DSM-Ⅳ-TR（**表2-8**）や世界保健機関（WHO）が作成した診断基準である国際疾病分類第10改訂版（ICD-10）があり，両者は国際的に互いに矛盾しないように連携しあっている．診断はその症状を「あり」とするか「なし」とするかを定量的に厳密に決定できず，客観的に示すバイオマーカーもない．したがって，診断は単純なようであるが，熟練された医師によって判断される．

　うつ病・躁うつ病には，パニック障害，強迫性障害，社会不安障害などの不安障害や，アルコール使用障害に代表される物質関連障害など，他の精神疾患が併存する場合が多く，これらの鑑別も治療上重要となる．

治療
Ⓐ うつ病

　うつ病の治療は，薬物療法，精神療法，精神的休息の確保が基本となる．

　①**薬物療法**：三環系抗うつ薬（tricyclic antidepressant：TCA），四環系抗うつ薬（tetracyclic antidepressant），セロトニン拮抗・再取込み阻害薬（serotonin$_2$ antagonist／reuptake inhibitor：SARI），選択的セロトニン再取り込み阻害薬（selective serotonin reuptake inhibitor：SSRI），セロトニン・ノルアドレナリン再取り込み阻害薬（serotonin-noradrenaline reuptake inhibitor：SNRI），ノルアドレナリン作動性・特異的セロトニン作動性抗うつ薬（noradrenergic and specific serotonergic antidepressant：NaSSA）を投与するが，患者の服薬アドヒアランスが問題となることが多く，治療方針やうつ病の経過・予後を十分に説明し，理解してもらうことが重要となる．

　②**精神療法**：認知行動療法，対人関係療法などが行われる．また，患者に可能な限り精神的な休息をとるように指示する．家庭環境などから十分な休息が確保できない場合は，入院治療も考慮する．患者の心理的な負担を避けるため，退職，離婚，退学などの重大な決断は病気が回復するまで延期させる．励ましや元気づけは心理的負担となり，しばしば自殺企図の誘因となるため，患者の家族や周囲へのこれらの情報提供も必要となる．

ⓑ 躁うつ病（双極性障害）

躁うつ病（双極性障害）の治療は薬物療法が中心であり，精神療法も行われる．双極性障害の治療目標は再燃・再発を予防し，長期的に寛解を維持し，安定した社会生活を維持することである．薬物治療には，いずれの病相期においても気分安定薬（炭酸リチウム，バルプロ酸ナトリウム，カルバマゼピン）が原則単剤で用いられる．

治療薬

抗うつ薬

> **A** 三環系抗うつ薬（tricyclic antidepressant：TCA）
> （アミトリプチリン，イミプラミン，クロミプラミン，アモキサピンほか）

【臨床薬理】神経終末でのモノアミン（ノルアドレナリンとセロトニン）再取り込みを阻害する．精神賦活作用に優れる．イミプラミンの活性代謝物であるデシプラミンのノルアドレナリン取り込み阻害作用はイミプラミンよりも強い．中枢性および末梢性抗コリン作用（眠気，口渇，便秘，めまい），抗ヒスタミン作用（鎮静作用），抗アドレナリンα_1作用（血圧下降，心臓作用）も強いため副作用が強く発現しやすい．

アモキサピンは，イミプラミンに比べ速効性があり，抗コリン性の副作用が少ない．アモキサピンの代謝物である7-OH体，8-OH体は抗うつ活性を持つ．トランスポーターへの結合力は，セロトニントランスポーターよりもノルアドレナリントランスポーターに強く，受容体への結合力はドパミンD_2受容体よりセロトニン$5-HT_{2A}$受容体の方が強い．

【薬学管理】緑内障，心筋梗塞回復期への投与，モノアミン酸化酵素（MAO）阻害薬（セレギリンなど）との併用は禁忌である．重大な副作用として悪性症候群やセロトニン症候群がある．アミトリプチリンは低用量で夜尿症に，イミプラミンやクロミプラミンは低用量で遺尿症に応用される．アモキサピンの代謝物の8-OH体はドパミンD_2受容体拮抗作用が強いので，パーキンソン病症状やアカシジア，高プロラクチン血症などを引き起こす場合がある．

B 四環系抗うつ薬（tetracyclic antidepressant）
（ミアンセリン，マプロチリン，セチプチリン）

【臨床薬理】マプロチリンはノルアドレナリン再取り込み阻害作用，ミアンセリンとセチプチリンは前シナプスのアドレナリンα_2自己受容体拮抗作用によりシナプス間隙へのノルアドレナリン遊離を促進し，受容体への刺激を増強させて抗うつ作用を発揮する．抗ヒスタミン作用が強いため鎮静作用にも優れている．抗うつ効果に関しては三環系抗うつ薬より弱いが，ミアンセリンは心血管系に対する影響が少ないため，長期に渡って使用しやすい．

　マプロチリンは抗ヒスタミンH_1作用による鎮静作用があり，不眠の強い場合に有効である．半減期が長く1日1回投与で十分効果を発揮する．ミアンセリンは，抗ヒスタミンH_1作用による鎮静作用により眠気，倦怠感の副作用に繋がるが，就寝前に服用して睡眠障害の改善や，ときにせん妄に対しても使用される．セチプチリンはノルアドレナリン作動性神経賦活作用に加え，セロトニン作動性神経にも作用し，抗うつ効果を示す．抗コリン作用とモノアミン再取り込み阻害作用が比較的弱い．

【薬学管理】MAO阻害薬との併用は禁忌である．四環系抗うつ薬は，三環系抗うつ薬より抗コリン作用が軽減されているが，緑内障のある患者に対してマプロチリンは禁忌である（ミアンセリンとセチプチリンは慎重投与）．一方で，けいれんを誘発しやすいため，抗けいれん作用の強い抗不安薬（ジアゼパムやニトラゼパム）を併用することがある．

C セロトニン拮抗・再取り込み阻害薬（serotonin$_2$ antagonist／reuptake inhibitor：SARI）（トラゾドン）

【臨床薬理】神経終末においてノルアドレナリンよりもセロトニンの再取り込みをより強く阻害するが，半減期も短く（$t_{1/2}=6\sim7$時間），臨床で用いられる用量でセロトニン再取り込み阻害作用を示しているかは不明である．抗うつ効果はそれほど強くないが，セロトニン5-HT$_2$（5-HT$_{2A/2C}$）受容体拮抗作用による鎮静，催眠作用が強く，熟眠感が得られる（悪夢による覚醒やレム睡眠量を減少）ことから，不安・焦燥，うつ病の睡眠障害に使用される．抗コリン作用はあまり強くなく，心毒性，けいれん誘発などの副

作用が少ない．米国では不眠治療の第一選択薬の一つとなっている．特にSSRIによる睡眠障害に対して睡眠薬の代替として低用量で広く用いられている．

【薬学管理】陰茎および陰核の持続的な勃起が発現することや，躁うつ病の患者において躁転，自殺企図が現れることがあるので注意を要する．投与量の急激な減少ないし投与の中止により，嘔気，頭痛，倦怠感，不安，睡眠障害などの離脱症状が現れることがあるので，投与を中止する場合には，徐々に減量するなど慎重に行う．

> **D** 選択的セロトニン再取り込み阻害薬（selective serotonin reuptake inhibitor：SSRI）（フルボキサミン，パロキセチン，セルトラリン，エスシタロプラム）

【臨床薬理】選択的で強力なセロトニン再取り込み阻害作用を示す．SSRIのセロトニン再取り込み阻害作用（ラット脳シナプトソーム）の強さは，セルトラリン（IC_{50}値：0.19 nmol/L），パロキセチン（IC_{50}値：0.29 nmol/L），エスシタロプラム（IC_{50}値：2.1 nmol/L），フルボキサミン（IC_{50}値：3.8 nmol/L）の順である．SSRIの中でもパロキセチンはノルアドレナリン再取り込み部位に，セルトラリンはドパミン再取り込み部位に対して弱いながらも阻害作用を有する．従来の抗うつ薬と比較して，抗コリン作用などに基づく副作用が非常に少ない．同様に心伝導系への作用，鎮静作用などの副作用も少なく高齢者にも使用しやすい．

【薬学管理】MAO阻害薬との併用は禁忌である．食欲不振や悪心などの消化器症状が服用して1週間前後に多いが，徐々に弱くなる（2～4週間）．まれに服用開始や増量直後にセロトニン症候群（錯乱，発熱，振戦，発汗など）が認められることがあり，初期症状が認められた場合にはすぐ受診するように伝える．フルボキサミンは肝の薬物代謝酵素シトクロムP450（CYP）1A2，CYP3A4，CYP2D6，CYP2C19を阻害するため，これらで代謝される薬物との併用時には注意を要する．また，噛み砕くと苦みがあり，舌のしびれ感が発現することがあるため，噛まないように服用する．パロキセチンはCYP2D6の作用を阻害するため，抗精神病薬，三環系抗うつ薬，抗不整脈薬，アドレナリンβ拮抗薬と併用する場合には注意を要する．パロ

キセチンの投与により，自殺に関するリスクが増加するとの報告があるため，18歳未満の大うつ病性障害の患者に投与する場合には慎重な観察が必要であると警告されている．いずれのSSRIも突然の中止は避け，徐々に減量する．特にパロキセチンは，他のSSRIに比べ離脱症候群が発現しやすいと言われているので，注意深く観察する．SSRIはうつ病だけでなく，強迫性障害，社会不安障害，パニック障害にも用いられる．

> **E** セロトニン・ノルアドレナリン再取り込み阻害薬
> 　　（serotonin-noradrenaline reuptake inhibitor：SNRI）
> 　　（ミルナシプラン，デュロキセチン）

【臨床薬理】セロトニンとノルアドレナリンの再取り込みを選択的に同程度に阻害し，シナプス間隙で両モノアミンをバランスよく増加させることにより抗うつ効果を発揮する．三環系，四環系抗うつ薬やSSRIと比べて作用発現が早く消化器系の副作用は少ない．ノルアドレナリン作動性神経にも作用することから，SSRIに比べ意欲向上の作用が期待でき，痛みに対しても効果があると報告されている．

【薬学管理】MAO阻害薬との併用は禁忌である．ミルナシプランでは，尿閉（前立腺疾患など）のある患者には禁忌である．デュロキセチンでは高度の肝障害，腎障害のある患者には禁忌である．炭酸リチウムとの併用でセロトニン症候群が現れる可能性，降圧薬との併用で，降圧薬の作用を減弱する可能性がある．ミルナシプランはデュロキセチンとは異なり，肝においてCYPを介さずグルクロン酸抱合により代謝されるので，薬物相互作用は少ない．ミルナシプランは空腹時に飲むと，強い吐き気を発現するおそれがあるので，食後に服用する．デュロキセチンは腸溶製剤のため，内容物を砕いたり，すりつぶしたりしないで服用する．

> **F** ノルアドレナリン作動性・特異的セロトニン作動性抗うつ薬
> 　　（noradrenergic and specific serotonergic antidepressant
> 　　：NaSSA）（ミルタザピン）

【臨床薬理】前シナプスのアドレナリンα_2自己受容体およびヘテロ受容体を遮断し，脳内でのノルアドレナリン，セロトニンの遊離を促進する．ま

た，セロトニン5-HT$_2$受容体，セロトニン5-HT$_3$受容体を遮断するため，遊離されたセロトニンは，抗うつ効果に関連するセロトニン5-HT$_1$受容体を主に活性化する．ヒスタミンH$_1$受容体拮抗作用が強いため，不眠を伴ううつ病患者に用いられる．抗うつ効果の発現が早い．

【薬学管理】 MAO阻害薬との併用は禁忌である．SSRIとは異なりセロトニン受容体の賦活化が関連する副作用（嘔気・嘔吐，性機能障害など）が少なく，主な副作用としては傾眠，口渇，倦怠感，体重増加などが認められる．副作用報告に基づいて，せん妄，尿閉，排尿困難，CK（CPK）上昇（頻度不明）がその他の副作用に追加された．

主な抗うつ薬の副作用の特性を**表2-9**に示す．

表2-9 主な抗うつ薬の副作用特性

分類	薬物	不眠と激越	鎮静	起立性低血圧	抗コリン作用	消化器症状	性機能障害	体重増加	大量服用時の致死性
三環系	アミトリプチリン	0/+	++	++	+++	0/+	+	++	高
	クロミプラミン	+			++	+			
	イミプラミン	++	+			0/+			
四環系*	マプロチリン	+	0/+	+	+	0/+	+	++	高
	ミアンセリン	0/+	++				0/+	+	低
SARI	トラゾドン	0/+	+++	+	0/+	+	++	+	低
SSRI	パロキセチン	++	0/+	0/+		+	++	++	+	低
	セルトラリン								
	エスシタロプラム					0/+			
	フルボキサミン		+						
SNRI	ミルナシプラン	++	0/+	0/+	+	++	++	0/+	低
	デュロキセチン	0/+	+		+	+	0/+		
NaSSA	ミルタザピン	0/+	+++	+	0/+	0/+	0/+	+++	低

SARI：セロトニン拮抗・再取込み阻害薬（serotonin$_2$ antagonist／reuptake inhibitor），SSRI：選択的セロトニン再取り込み阻害薬（selective serotonin reuptake inhibitor），SNRI：セロトニン・ノルアドレナリン再取り込み阻害薬（serotonin-noradrenaline reuptake inhibitor），NaSSA：ノルアドレナリン作動性・特異的セロトニン作動性抗うつ薬（noradrenergic and specific serotonergic antidepressant）．
0：なし，+：軽度，++：中等度，+++：重度．*：緑内障のある患者に対してマプロチリンは禁忌であるが，ミアンセリンとセチプチリンは慎重投与（抗コリン作用に基づく）．
(Mann JJ：The medical management of depression. N Eng J Med, 353(17)：1819-34, 2005より引用改変)

気分安定薬

G 炭酸リチウム

【臨床薬理】神経終末からのカテコールアミンの遊離抑制と再取り込み促進，MAOの活性化によるカテコールアミンの代謝促進作用を有すると言われているが，詳細は不明である．その他，炭酸リチウムはイノシトール-1-リン酸分解酵素を阻害し，ホスファチジルイノシトール代謝回転を抑制すると想定されている．これらの作用により，気分の波をおさえ，躁状態になるのを防ぐ．

【薬学管理】炭酸リチウムは有効血中濃度（0.4〜1.0mEq/L）が狭く，①1.5mEq/Lを超えたときは臨床症状の観察を十分に行い，必要に応じて減量または休薬等の処置を行う．②2.0mEq/Lを超えたときは過量投与による中毒症状（筋緊張亢進，不随意運動，けいれん発作，構音障害，意識障害など）を発現することがあるので，減量または休薬する．炭酸リチウムの毒性は血清リチウム濃度と密接な関係があるので，定期的に薬物治療モニタリング（Therapeutic Drug Monitoring：TDM）を行う必要がある．炭酸リチウムの血中濃度は，腎機能，水分摂取量，電解質量などによって変化しやすい．炭酸リチウムと非ステロイド性消炎鎮痛薬，炭酸リチウムと利尿薬との併用は炭酸リチウムの血中濃度を上昇させ，中毒症状を引き起こす場合がある．

H バルプロ酸ナトリウム

【臨床薬理】γ-アミノ酪酸（GABA）トランスアミナーゼを阻害することにより抑制性シナプスにおけるGABA量を増加させ，効果を発揮する．抗てんかん薬であるが，近年，米国で気分安定薬として急速交代型に効果があることが認められ，日本でも躁病および躁うつ病の躁状態の治療に使用されている．炭酸リチウムとは異なり，うつ状態時には効果が期待できない．不快躁病，怒る躁，混合状態に対し有効との傾向が報告されている．

【薬学管理】除放剤があるため，服薬回数を減らしやすく，患者の服薬負担を減らすことができるほか，肝臓の処理能力が低下している場合でも有効である．胎児への催奇性は炭酸リチウムより高いとされる．

躁状態に対するバルプロ酸ナトリウムの有効血中濃度は70 μg/mL以上

（有効血中濃度域：40〜120 µg/mL）であり，それ以下の濃度と比較して抗躁効果が高い[1]．日本うつ病学会治療ガイドラインⅠでは，100 µg/mLをやや超える濃度が必要となる場合もあるが，120 µg/mLを超えないように注意するとされている．一方，バルプロ酸ナトリウムの急性効果は50 µg/mL以上で発現し，µg/mLの濃度以上が必要であると考えられている．維持療法期では，おおむね45〜60 µg/mLが適切な濃度であると推定されている．バルプロ酸ナトリウムの有効濃度と中毒濃度は炭酸リチウムほどには接近していない．

I カルバマゼピン

【臨床薬理】 Na^+チャネルを阻害・抑制し，活性化した電位依存性Na^+チャネルの回復を遅延させることにより，神経細胞の異常放電の反復を抑制する．一方で，興奮性の神経シナプスを抑制する．青斑核のノルアドレナリン作動性神経の発火を増加させる作用やアデノシン受容体に対して拮抗的に作用することが気分安定作用に関与すると推定されている．うつ状態時には効果がない．

【薬学管理】 一般的な副作用としては，眠気や倦怠感，めまいなどであるが，ごくまれに，全身性の薬疹・肝機能障害・造血機能障害などが生じることがあり，重篤な状態となる場合もある．特徴的な副作用として，音が本来のものとずれた音程で感じられてしまう（半音の半分程度低く，あるいは高く感じられる）というものがある．カルバマゼピンの気分安定薬としての有効血中濃度は厳密には検討されていないが，抗てんかん薬としての有効血中濃度の5〜10 µg/mLとされている．有効濃度と中毒濃度は，炭酸リチウムほどに接近していないが，有効血中濃度を超えると中毒症状が現れるため，定期的に血中濃度を測定する必要がある．グレープフルーツを摂取するとカルバマゼピンの濃度が上昇するため，服用中は食べないようにする．

J ラモトリギン

【臨床薬理】 抗てんかん薬であるラモトリギンは，Na^+チャネルを抑制することでグルタミン酸の遊離を抑制して，気分を安定させる効果を示す．バルプロ酸ナトリウムやカルバマゼピンと比べると，うつ状態時での効果が期待

できるとされている.

【薬学管理】 皮膚粘膜眼症候群（Stevens-Johnson症候群）および中毒性表皮壊死症（Lyell症候群）などの重篤な皮膚障害があらわれることがあるので，十分に注意する必要がある．ラモトリギンは主としてグルクロン酸転移酵素（主にUGT１A４）で代謝されるので，グルクロン酸抱合を阻害あるいは誘導する薬物を投与開始または投与中止する場合には，本剤の用量調節を考慮する必要がある．有効血中濃度は検討されていない．

K その他の抗てんかん薬（クロナゼパム：本邦適用外）

【臨床薬理】 クロナゼパムは，脳のベンゾジアゼピン受容体に作用して，神経を鎮める作用がある．レストレスレッグ症候群やパニック障害などの神経症，ほかにうつ病などに使用される場合もある．パニック障害に使われる場合，抗不安作用，抗けいれん作用が他の薬物と比べて非常に強いクラスであることから，パニック障害が深刻な患者に使用される場合が多い．

【薬学管理】 適用外のため，服用に際しては医師の指導の遵守が不可欠である．

L オランザピン

【臨床薬理】 第二世代抗精神病薬としては，国内初「双極性障害：躁うつ病における躁症状の改善」を効能・効果として適応追加承認を取得している．オランザピンは，ドパミンD_2タイプ（D_2, D_3, D_4），セロトニン5-$HT_{2A, 2B, 2C}$, 5-HT_6, アドレナリンα_1およびヒスタミンH_1受容体へほぼ同じ濃度範囲で高い親和性を示す．ドパミンD_1, タイプ（D_1, D_5），セロトニン5-HT_3受容体やムスカリン性アセチルコリン（M_1, M_2, M_3, M_4, M_5）受容体にも親和性を有する．躁状態には中脳辺縁系ドパミン作動性神経の過活性が関与していることが示唆されており[2, 3]，オランザピンはこれを抑制することで抗躁効果を示すと考えられている．また，セロトニン5-HT_{2A}, 5-HT_6, アドレナリンα_1, ムスカリン性アセチルコリン，ヒスタミンH_1受容体拮抗作用も抗躁効果の一部に関与していることが示唆されている．

【薬学管理】 オランザピンには，水なしで服用できる「ザイディス錠」があり，高い服薬コンプライアンスが期待できる．詳細はp.91 統合失調症の項目を参照．

M アリピプラゾール

【臨床薬理】アリピプラゾールは，ドパミン・システムスタビライザー（Dopamine System Stabilizer：DSS）と呼ばれ，セロトニン5-HT$_{1A}$受容体部分作動作用およびセロトニン5-HT$_{2A}$受容体拮抗作用を併せ持つ抗精神病薬である．DSSとして双極性障害における躁症状にも適応を有する．

【薬学管理】アリプピラゾールには，錠剤（素錠），ザイディス錠（口腔内崩壊錠），用液（分包：オレンジ味），散剤に加え，アリプピラゾール特効性注射剤（現在開発中）がある．詳細はp.95 統合失調症の項を参照．

主な気分安定薬の特性を**表2-10**に示す．

表2-10 主な気分安定薬

薬物	効能または効果	用法および用量
1. 躁病・躁状態治療薬		
炭酸リチウム	躁病および躁うつ病の躁状態	成人では通常1日400〜600 mgより開始し，1日2〜3回に分割経口投与．以後3日ないし1週間毎に，1日通常1,200 mgまでの治療量に漸増．改善がみられたならば症状を観察しながら，維持量1日通常200〜800 mgの1〜3回分割経口投与に漸減．なお，年齢，症状により適宜増減する．
2. 抗てんかん薬		
バルプロ酸ナトリウム	躁病および躁うつ病の躁状態の治療	通常1日400〜1,200mgを1日1〜2回に分けて経口投与．ただし，年令・症状に応じ適宜増減する．
カルバマゼピン	躁病，躁うつ病の躁状態，統合失調症の興奮状態	通常，成人には最初1日量200〜400mgを1〜2回に分割経口投与し，至適効果が得られるまで（通常1日600mg）徐々に増量．症状により1日1,200 mgまで増量することが可能．
ラモトリギン	双極性障害における気分エピソードの再発・再燃抑制	**単剤療法の場合**：通常，成人には最初の2週間は1日25mgを1回経口投与，次の2週間は1日50mgを1回又は2回に分割して経口投与し，5週目は1日100mgを1回又は2回に分割して経口投与する．6週目以降は維持用量として1日200mgを1回又は2回に分割して経口投与する．症状に応じて適宜増減するが，増量は1週間以上の間隔をあけて最大100mgずつ，1日用量は最大400mgまでとし，いずれも1日1回又は2回に分割して経口投与する．

			バルプロ酸ナトリウムを併用する場合：通常，成人には最初の2週間は1回25mgを隔日に経口投与，次の2週間は1日25mgを1回経口投与し，5週目は1日50mgを1回又は2回に分割して経口投与する．6週目以降は維持用量として1日100mgを1回又は2回に分割して経口投与する．症状に応じて適宜増減するが，増量は1週間以上の間隔をあけて最大50mgずつ，1日用量は最大200mgまでとし，いずれも1日1回又は2回に分割して経口投与する． バルプロ酸ナトリウムを併用しない場合：1）本剤のグルクロン酸抱合を誘導する薬剤を併用する場合は，通常，成人には最初の2週間は1日50mgを1回経口投与，次の2週間は1日100mgを2回に分割して経口投与し，5週目は1日200mgを2回に分割して経口投与する．6週目は1日300mgを2回に分割して経口投与し，7週目以降は維持用量として1日300〜400mgを2回に分割して経口投与する．症状に応じて適宜増減するが，増量は1週間以上の間隔をあけて最大100mgずつ，1日用量は最大400mgまでとし，いずれも1日2回に分割して経口投与する．2）1）以外の薬剤を併用する場合は，単剤療法の場合に従う．
	クロナゼパム	本邦適用外	1日0.5〜6mg（海外では1日1.5〜20.0 mg）を経口投与する＊．
	トピラマート	本邦適用外	これらの薬物は本邦適用外であるが，海外や国内において躁病エピソード，大うつ病エピソードなどに有効性を示すことが報告されている（日本うつ病学会治療ガイドライン参照）．
	ガバペンチン	本邦適用外	
3．第二世代抗精神病薬			
	オランザピン	双極性障害における躁症状及びうつ症状の改善	躁症状の改善の場合：通常，成人にはオランザピンとして10mgを1日1回経口投与により開始する．なお，年齢，状により適宜増減するが，1日量は20mgを超えないこと． うつ症状の改善の場合：通常，成人にはオランザピンとして5mgを1日1回経口投与により開始し，その後1日1回10mgに増量する．なお，いずれも就寝前に投与することとし，年齢，症状に応じ適宜増減するが，1日量は20mgを超えないこと．
	アリピプラゾール	双極性障害における躁症状の改善	通常，成人にはアリピプラゾールとして12〜24mgを1日1回経口投与する．なお，開始用量は24mgとし，年齢，症状により適宜増減するが，1日量は30mgを超えないこと．
	リスペリドン	本邦適用外	これらの薬物は本邦適用外であるが，海外や国内において躁病エピソード，大うつ病エピソードなどに有効性を示すことが報告されている（日本うつ病学会治療ガイドライン参照）．
	クエチアピン	本邦適用外	

＊　融　道男：向精神薬マニュアル，第3版，医学書院，2008より引用

薬物治療

うつ病

　治療薬である抗うつ薬は，効果の判定を容易にし，副作用の発現を最小限にするため，原則的に単剤投与で治療が開始される．各抗うつ薬は有効性にはほとんど差はなく，主に各薬物によって発現する副作用の特性や患者の症状，一般全身状態，年齢や薬物間相互作用なども考慮され，薬物が選択される（表2-11）．

Ⓐ 治療薬の選択

　従来は三環系抗うつ薬が汎用されていたが，ムスカリン性アセチルコリン受容体拮抗作用（抗コリン作用）が強いため，眠気，口渇，便秘などの副作用が強く発現しやすい．また，抗ヒスタミン作用（眠気，体重増加など），抗アドレナリンα_1作用（めまい，立ちくらみなど）の副作用を発現する．したがって，現在では認容性の高いSSRIまたはSNRIが第一選択薬として使用されている．

　SSRIやSNRIは心毒性（抗コリン作用）を有する三環系抗うつ薬とは異なり，過量服用時にも致死的になることが少なく，安全性においても優れており，長期投与が可能である．ただし，SSRIでは投与初期に食欲不振や悪心・嘔吐などの消化器症状が発現する場合が多い．これらの副作用は，2～3週間で次第に消失するが，初期投与量を減らしたり，制吐薬を併用したりする場合もある．近年，SSRIやSNRIとは異なる新しいタイプのうつ病治療薬として開発されたノルアドレナリン作動性・特異的セロトニン作動性抗うつ薬（NaSSA）であるミルタザピンは，抗うつ効果の発現が早く，セロトニン受容体の賦活化が関連する副作用が少ないなど，臨床上の利点が示されている．

　強迫性障害や不安障害が併存する場合には，SSRIを選択する．重症例や治療抵抗性のうつ病の場合，自殺企図がある場合には入院治療も考慮し，電気けいれん療法（electric convulsive therapy：ECT）が選択される場合もある．治療抵抗性のうつ病では，増強療法として抗うつ薬に炭酸リチウムや甲状腺ホルモンを併用する場合もある（表2-12）．

　うつ病に微小妄想（自己を過小評価し，劣等感や自責感を抱き，それが訂

表2-11 抗うつ薬の第一選択基準

	考慮すべき因子	治療方法
患者病歴	児童・青年期	SSRIを慎重に投与（海外ではフルオキセチン）
	成人	SSRIまたはSNRI
	反応の家族歴	第一度近親者に有効であった治療法と同じ
	過去の反応	以前有効であった治療法と同じ
うつ病の特徴	双極性うつ病	気分安定薬〔＋抗うつ薬（SSRI）〕
	精神病性うつ病	抗うつ薬＋第二世代（非定型）抗精神病薬
	強迫性障害の特徴を持つうつ病	SSRI
	パニック発作を伴ううつ病	SSRI
	焦燥を伴ううつ病	鎮静系の抗うつ薬
	精神運動遅滞（制止）を伴ううつ病	非鎮静系の抗うつ薬
	治療抵抗性うつ病	ETCまたは薬物療法との組み合わせ
併存する一般身体状態	心疾患	TCA以外
	脳卒中	SNRIと血圧には注意
	疼痛	SNRI
副作用が問題となっている場合	消化器症状	TCA以外
	抗コリン作用に基づく症状	TCA以外
	性機能障害	SSRI以外
	体重増加／糖尿病	第二世代（非定型）抗精神病薬は避ける

TCA：三環系抗うつ薬（tricyclic antidepressant），SSRI：選択的セロトニン再取り込み阻害薬（selective serotonin reuptake inhibitor），SNRI：セロトニン・ノルアドレナリン再取り込み阻害薬（serotonin-noradrenaline reuptake inhibitor），ECT：電気けいれん療法（electric convulsive therapy）．
（Mann JJ：The medical management of depression. N Engl J Med, 353(17):1819-34, 2005より引用改変）

正不能な程度まで達したもの）など精神病症状を伴う場合には，第二世代（非定型）抗精神病薬の併用が有効となる．抗うつ薬以外にも，不安・焦燥，不眠に対しうつ病の治療導入期にベンゾジアゼピン系薬物あるいはその類似薬を併用する場合がある．これは患者に治療効果の実感を与えるため治療脱

表2-12 うつ病における増強療法

治療法	効　果	再現性
炭酸リチウム	＋＋＋	＋＋＋
甲状腺ホルモン剤	＋＋/＋＋＋	＋＋
SSRI-第二世代（非定型）抗精神病薬併用	＋＋＋	＋＋
TCA-SSRIの併用	＋	＋
電気けいれん療法	＋＋＋	＋＋＋

効　果：＋軽度有効，＋＋中等度有効，＋＋＋非常に有効．
再現性：＋非盲検あるいはパイロット試験，＋＋対照試験はあるがさらに要検討，＋＋＋複数の対照試験．
SSRI：選択的セロトニン再取り込み阻害薬，TCA：三環系抗うつ薬．
(シャッツバーグ，ネメロフ：精神神経薬理学大辞典，兼子　直，尾崎紀夫総監訳，西村書店，2009より引用)

落率を低下させるが，長期使用による依存形成を考慮し4週を超えたベンゾジアゼピン系薬物の使用は控えることが望ましい．

　うつ病の薬物治療においては，根拠に基づいた医療（Evidence-based medicine：EBM）に基づいた治療ガイドラインやアルゴリズムが1990年代から数多く提唱されている．再発や慢性化を防ぐため，寛解が治療の目標とされている．図2-12には，日本精神科薬物療法研究会（JPAP）により策定された大うつ病性障害の薬物療法アルゴリズムを示す．JPAPのアルゴリズムの特徴の一つとして，大うつ病性障害の症状を軽症・中等症と重症に分けている点が挙げられる．また，必要に応じてベンゾジアゼピン系抗不安薬の併用が認められている．諸外国のガイドラインやアルゴリズムでは，依存形成や耐性の問題から使用が認められていない場合が多い．日本ではデメリットより有用性の高さをメリットとして捉え，期間を4週間に限定して使用が認められている．

　重症の大うつ病性障害の患者には，三環系抗うつ薬，非三環系抗うつ薬（non-TCA），SSRI，SNRIのいずれかが推奨される．軽症・中等症に比べより速やかな治療方針の決定が必要であり，早期に薬物の効果を判断し，増量する必要がある．

2 気分障害：うつ病・躁うつ病

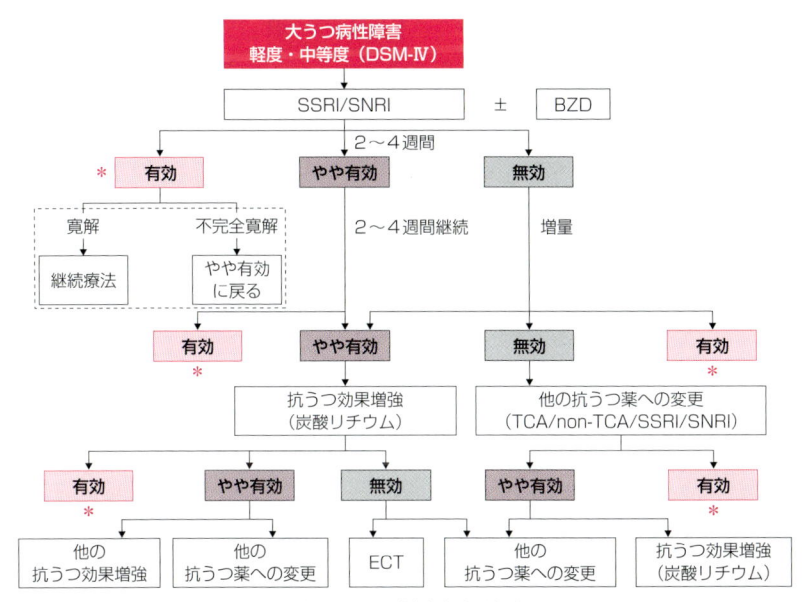

図2-12 大うつ病性障害の薬物療法アルゴリズム

＊：「有効」と判定した場合は▒▒▒の例示のように「寛解」を評価する．

SSRI：選択的セロトニン再取り込み阻害薬，SNRI：セロトニン・ノルアドレナリン再取り込み阻害薬，BZD：ベンゾジアゼピン系抗不安薬，TCA：三環系抗うつ薬，non-TCA：非三環系抗うつ薬，ECT：電気けいれん療法

（精神科薬物療法研究会：気分障害の薬物治療アルゴリズム，p27，じほう，2003より引用改変）

B 急性期治療

　図2-13のように，うつ病の治療は急性期治療，継続療法，維持療法に分けられる．急性期治療では，抗うつ薬はなるべく低用量から開始し，副作用の発現に留意しながら増量する（SSRIの場合：図2-14）．うつ病の薬物治療において重要なことは，十分量を十分な期間（6～8週間）継続して投与することである．抗うつ薬の多くは治療効果が発現するまでに1～3週間，効果が実感できるまでに1～2ヵ月を要することから，患者には効果発現の特徴を丁寧に説明する必要がある．抗うつ薬の効果は速効でないため，奏効するまでの間は抗不安薬や睡眠薬が併用される場合がある．軽症・中等症の大うつ病性障害の患者には，初期投与量を2～4週間続けても効果がない場合は2～4週，可能であれば6週かけて漸増する．

　第一選択薬の投与が十分量に達してから十分な期間使用しても治療反応性

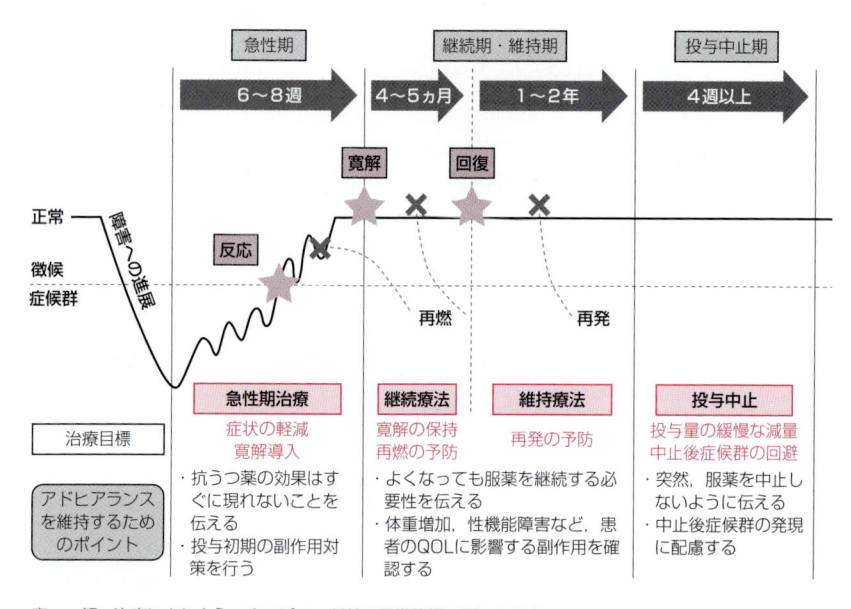

寛　　解：治療により大うつ病エピソード前の正常状態に戻った時点．
継続療法：寛解後，寛解を維持するための治療，16～20週は必要と言われている．
回　　復：寛解状態を16～20週持続した時点．
再　　燃：寛解後，回復までに抑うつ状態が悪化すること．
再　　発：回復後に大うつ病エピソードが出現すること．
維持療法：回復後の再発予防目的治療．

図2-13 うつ病の治療段階

(Kupfer DJ：J Clin Psychiatry, 52：28-34, 1991より引用改変)

が不十分な場合には，同じ作用機序を有する他の抗うつ薬（SSRIから他のSSRIへなど），あるいは作用機序の異なる抗うつ薬（SSRIからSNRIへ，SSRIまたはSNRIから三環系抗うつ薬へなど）に切り替える．ただし，薬物の切り替えにあたっては，前薬を急に中止すると離脱症状（中止後症候群）が発現する可能性があるため，前薬を漸減しながら新しい薬を漸増する．

SSRIから他のSSRIへ切り替える場合には，フルボキサミンは薬物代謝酵素に影響を与えるので，薬物相互作用の少ないセルトラリンやパロキセチンあるいはSNRIへの変更を考慮し，併用して漸減・漸増して切り替える（1週間ごと）．

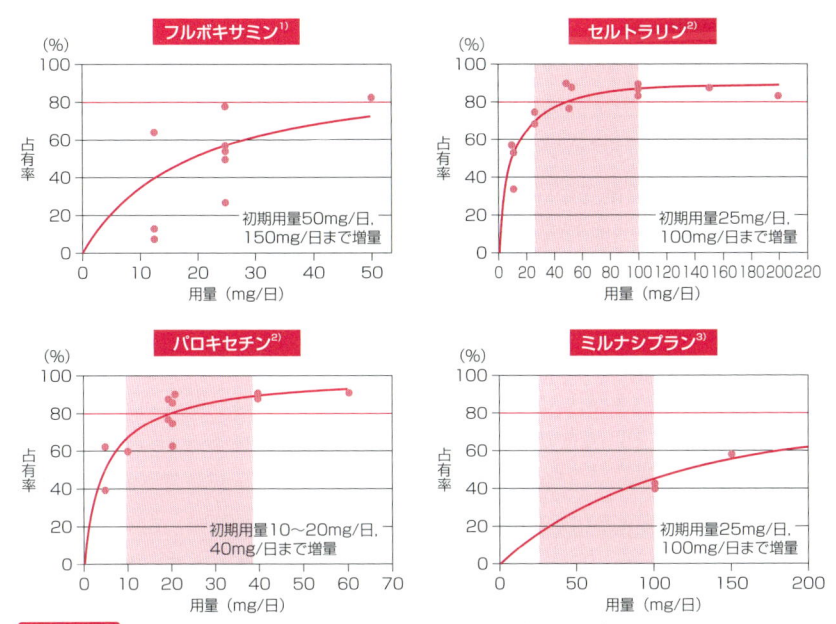

図2-14 選択的セロトニン再取り込み阻害薬（SSRI）およびセロトニン・ノルアドレナリン再取り込み阻害薬（SNRI）

（1）Suhara T et al：Arch Gen Psychiatry, 60: 386, 2003, 2）Meyer J et al：Am J Psychiatry, 161: 826, 2004, 3）一宮哲哉ほか：精神薬療研究年報，38：35, 2006.）

ⓒ 寛解後の継続・維持治療

　寛解後の継続・維持治療期間は，抗うつ薬の用量は減量せず，寛解に達した用量を継続する．回復後，早期に抗うつ薬を中止した場合の再発率は高く（50〜70％），再発を繰り返すごとに，次の再発率が上昇することが報告されている．維持療法の期間に定説はないが，再発予防のためには，初発例の場合には寛解後最低6ヵ月は急性期の投与量を維持した後に漸減中止する．再発エピソードの場合にはさらに長期の服薬が必要であり，反復例，症状残遺例，慢性経過例，重症例では，少なくとも1〜2年維持治療を行い，再発リスクを減少させる．副作用は服薬の中断に至りやすいため，副作用の管理に十分に注意する必要がある．

双極性障害

Ⓐ 躁病相

躁病相の急性期では，多幸感を伴う古典的な躁病患者で軽症から中等症までは炭酸リチウムかバルプロ酸ナトリウムが第一選択となり，低用量から開始し，数日ごとに増量する．第一選択薬を2～3週間使用しても効果が十分に得られない場合は，他の気分安定薬を併用する．炭酸リチウムは効果発現まで2週間以上を要するため，不機嫌や易怒性が目立つ中等症の躁状態には，効果発現が早いバルプロ酸ナトリウムが第一選択となる．バルプロ酸ナトリウムで十分な効果が認められない場合は，他の気分安定薬との併用を考慮する．攻撃性や妄想・幻覚などを伴う重症の場合は，気分安定薬と抗精神病薬が併用される．その他，重度の躁状態ではECTも考慮される．ラピッドサイクラーに対してはバルプロ酸ナトリウムやカルバマゼピンが推奨されている．

双極性障害の再発率は非常に高く，再発予防が重要な課題となる．急性期治療が終了しても数ヵ月間は継続・維持療法を行う必要がある．複数回の躁病エピソード後では最低でも2年間は予防治療を継続することが望ましい．気分安定薬の用量を必要最小限まで減量し，他の薬物も可能なかぎり減量し，再発の予防を行う．再発予防には炭酸リチウムが第一選択であり，治療濃度は0.4～1.0 mEq/Lを目安とする．低用量（0.4～0.6 mEq/L）で予防できるなら低用量で維持し，有効性が不十分な場合には高用量（0.8～1.0 mEq/L）も検討する．薬物療法が長期に及ぶため，薬物療法の継続に関する情報提供が必要不可欠であり，服薬アドヒアランスの低下を避けるためにも副作用のモニタリングが重要となる．躁状態からうつ状態への病相の変化時には自殺の危険性が高くなるために注意が必要である．

Ⓐ うつ病相

うつ病相の場合も躁病相と同様に気分安定薬を単剤投与する．気分安定薬は抗うつ作用と自殺予防作用を持つ炭酸リチウムが推奨されている．この際もTDMによる治療管理が必要となる．薬物反応性が不十分な場合のみ，抗うつ薬を併用するが，躁転の危険性が少ないSSRIを併用する．三環系抗うつ薬は急性交代化や躁転を起こす危険性が高いため避ける．同様の理由で抗うつ薬の単独での治療は行わない．

ⓒ ラピッドサイクラー

　抗うつ薬は，気分安定薬と併用したときでさえ，一部の患者（たとえば双極Ⅱ型障害患者）においてラピッドサイクラーを誘発する場合がある．以前のうつ病エピソードが重度でない限り，抗うつ薬は予防的に使用すべきではないが，もし使用する場合は4～12週間に限定すべきである．破壊的な精神運動の加速または混合状態が併発した場合には，第二世代抗精神病薬（たとえば，リスペリドン，オランザピン，クエチアピン）を治療に加えることにより患者を安定させることができる．

典型的な処方とその解析

うつ病

Rp.1　大うつ病性障害／投与開始時

セルトラリン塩酸塩錠25 mg　　1回1錠（1日1錠）
　　　　　　　　　　　　　　　1日1回　夕食後

Rp.2　大うつ病性障害／維持療法

デュロキセチン塩酸塩カプセル20 mg　1回1錠（1日1錠）
　　　　　　　　　　　　　　　　　　1日1回　朝食後

　軽症から中等症程度のうつ病には第一選択薬としてSSRI，あるいはSNRIが選択される．
　SSRI・SNRIの単剤使用が基本である．最低用量から始め，1週間ごとに増量し，最高用量まで使用する（図2-14参照）．用量・増量・投与方法は添付文書を参考にすること．必要に応じてベンゾジアゼピン系の睡眠薬などを就寝前に併用する．

Rp.3　睡眠障害を伴う大うつ病性障害

パロキセチン塩酸塩水和物錠10 mg　　1回1錠（1日1錠）
　　　　　　　　　　　　　　　　　　1日1回　夕食後
ゾルピデム酒石酸塩錠5 mg　　　　　　1回1錠（1日1錠）
　　　　　　　　　　　　　　　　　　1日1回　就寝前

うつ病と睡眠障害には密接な関連があり，抗うつ薬のみの治療ではうつ症状が改善するまでに少なくとも1〜3週間を要し，不眠も持続する．睡眠薬を早期から使用し，睡眠の改善をきっかけに薬の効果を実感してもらう．十分な睡眠がとれるまで睡眠薬を継続し，その後，漸減中止する．早朝覚醒が強く発現したり，熟眠感が得られない場合には，作用時間の長い睡眠薬への変更または追加を検討する．うつ病の不眠に対し，抗うつ薬のトラゾドンには徐波睡眠を増加させる作用があり，抗うつ作用に加えて熟眠作用を期待して就寝前に使用される場合が多い．

薬物治療のポイント

- 急性期の大うつ病性障害では，抑うつ気分や興味・関心の低下，不安・焦燥，不眠，食欲低下などの症状の改善を目標に，効果と安全性を考慮し薬物治療を行う．
- 服用開始後は消化器症状，口渇，頭痛，不眠などの副作用の発現に注意しながら4週間かけて目標（最大）用量まで増量する．
- 抗うつ薬を増量して4週間以上経過しても効果が認められない場合，抗うつ薬の切り替えまたは増強療法を試みる．
- 抗うつ薬の急激な減量や中止により，めまいや吐き気などの症状を伴う中止後症候群が認められる場合がある．薬物を切り替える場合は，前薬を漸減しながら新しい薬を漸増していくことが原則である．
- 薬物の中止は，1週間に4分の1以下の割合で4週間以上かけて行う．
- 寛解後の薬物治療においては，再燃を防止するため，症状を改善するのに有効であった抗うつ薬の投与量を6ヵ月間は継続することが推奨されている．

双極性障害

Rp.1　双極性障害

炭酸リチウム錠200mg　1回1錠（1日2錠）
　　　　　　　　　　　1日2回　朝・夕食後

Rp.2　双極性障害

バルプロ酸ナトリウム錠200mg　1回1錠（1日3錠）
　　　　　　　　　　　　　　　1日3回　朝・昼・夕食後

躁・うつ病相，維持期ともに気分安定薬が第一選択である．躁病エピソードの場合には，炭酸リチウムが第一選択薬となる．

薬物治療のポイント

- リチウム中毒の予防のためTDMが必要となり，炭酸リチウムの有効血中濃度は0.4〜1.0 mEq/Lである．
- バルプロ酸ナトリウムは不機嫌，易怒性に対して炭酸リチウムよりも有効であり，有効血中濃度は，40〜120 µg/mLである（p.115 バルプロ酸ナトリウムの薬学管理の項参照）．
- うつ病エピソードの場合には，炭酸リチウム，ラモトリギン（本邦適用外）が第一選択薬となる．
- 炭酸リチウムと気分安定薬との併用や，炭酸リチウムまたは気分安定薬とSSRIとの併用をする場合があるが，躁転に注意する必要がある．
- 双極性障害の治療に用いられる大部分の薬物は，妊娠前または妊娠初期に漸減中止しなければならない．妊娠を希望する女性には2年以上維持療法を行い，エピソードがない状態でリチウムを中止すべきである．
- 心臓の欠陥であるエプスタイン奇形のリスクを避けるために，炭酸リチウムは妊娠第1トライメスターで中止する．
- カルバマゼピンおよびジバルプロエックス（本邦未承認の抗てんかん薬）も妊娠第1トライメスターで中止すべきであるが，その理由はこれらの薬物が神経管の欠損を引き起こす可能性があるためである．
- 他の気分安定薬（例：ラモトリギン，オクスカルバゼピン：本邦未承認の抗てんかん薬）の場合は，絶対に必要ならば妊娠第2および第3トライメスターでも使用できるが，出産の1〜2週前には中止し，出産後数日たって再開すべきである．
- 妊娠第1トライメスターにおける重度の再発については，電気けいれん療法の方が安全である．初期の躁病の再発に対しては，高力価の抗精神病薬が比較的安全である．
- 気分安定薬を服用している女性は，これらの薬物が乳汁中に移行するため，授乳は避けるべきである．

服薬指導の留意点

うつ病

- うつ病患者は，うつ病を心の弱さや努力不足とし，体全体の病気であるととらえていない場合が多い．そのため，うつ病は脳内の神経伝達物質のバランスの乱れが原因で発症すること，治療により症状が改善することを認識してもらう．
- うつ病患者に対して，安易に励ましたり，批判的に接したりしない．支持的に対応して患者の伝えたいことや話したいことに十分に耳を傾ける．
- アルコールの中枢神経に対する抑制作用により抑うつ状態や不眠が悪化する場合がある．不眠対策やストレス解消としての飲酒は適当ではないので，退院に向けて，禁酒などの適切な指導が必要となる．
- 服薬説明・情報提供時に①抗うつ薬の効果発現時間，②副作用とその対処方法，③服薬継続の必要性などについて患者や家族へ説明を行う．同時に，根気強く話を聞きとることにより，薬物療法に対する不安を少しでも解消できるように努める．

双極性障害

- 双極性障害は多様な病相を呈することから，服薬指導を行う上で常に患者の状態を把握しておくことが重要である．
- 多幸感を主とする躁状態や症状が安定している時期では，患者自身が病的な状態であると認識できない場合が多い．このため病識が乏しくなり，ひいては服薬アドヒアランスが不良となり，服薬中断の結果，症状の悪化，再発につながる場合がある．
- 患者には病気について時間をかけて十分説明し，服薬を継続することの重要性を理解してもらう必要がある．
- 患者の家族にも患者の状態や服薬の意義について十分理解してもらい，家族による患者の服薬支援をサポートしていくことが重要である．
- 炭酸リチウム服用患者では，リチウム中毒の初期症状（食欲低下，嘔気，嘔吐，下痢，傾眠，振戦など）について説明し，患者自身がモニタリング

できるように指導する.

文献

1) Allen et al：Am J Psychiatry, 163: 272, 2006.
2) 武田俊彦：躁病におけるドーパミン仮説. 臨床精神薬理, 11：1465-1472, 2008.
3) Fibiger HC：Neurobiology of depression：focus on dopamine：depression and mania：from neurobiology to treatment. In：Gessa G Fratia W, Pani L, Serra G (volume eds)；Costa E, Greengard P (Serieeds). Advances in Biochemical Psychopharmacolgy, Vol.49. New York：Raven Press, p 1 -17, 1995.

3 心因性精神障害

A 神経症

精神医学の基本

定義

神経症は心因性精神障害と考えられており，不安神経症，心気神経症，強迫神経症，ヒステリー，恐怖症などであり，不安，焦燥，抑うつ，不眠，自律神経症状などが主症状となる．①非器質性であること（除外診断すること），②心因性であること（積極診断），③神経症性障害としての特徴的臨床像が存在することなどの条件が満たされることが必要である（表2-13）．

疫学

神経症の発現頻度を性格に把握することは困難であるが，一般診療科受診

表2-13 神経症の診断基準

A. 次の症状のうち，少なくとも1つが認められる：不安，恐怖，ヒステリー，心気，抑うつ，離人，その他．
B. 症状のために相当期間（1ヵ月以上）にわたり，①自覚的に著しい苦痛を感じ，②同時に，あるいは社会的ないし職業的な活動に何らかの支障をきたしている．
C. 原則として病識があり，現実検討能力は保たれ，自我機能の深刻な障害はない．
D. 症状ないし状態像と性格傾向の間に心理的な関連が認められる．
E. 統合失調症（精神分裂病）性障害，感情障害，器質性精神病，薬物中毒，てんかん，環境反応などに起因しない．

（田村奈穂ほか：神経症・心身症薬局，62（増）：1061，2012より引用）

者の20％は神経症性障害といわれる．好発年齢は10歳代後半から30歳代が多く，加齢による人格成熟に伴い減少する．

成因

さまざまな精神的葛藤から生じる不安に対して，それを無意識のうちに処理し自我の葛藤を保つ防衛機制が働くが，この防衛機制が過剰に働いたり破綻すると神経症性障害が発症する．性格因子などの素因に心因などの環境因子が作用し，準備状態をつくり，きっかけとなる結実因子が加わって発症することが多い．

① **性格因子**：欲求不満に耐える能力が低い，幼児期に親が過保護，過干渉である場合が多い．強迫性障害になりやすい強迫性人格は遺伝傾向がある．

② **環境因子**：家庭，職場などでの対人関係の葛藤が一般的である．生命に脅威を与える極限状況（戦争，大災害など）ではほとんどの人に障害が生じうる．

病態

神経症は心身症と混同されやすいこころの病気である．神経症は通常，誰もが感じる不安や心配が著しく強くなった状態で，健康人の悩みの延長線上にある．神経症，心身症どちらもストレス病であるが，基本的に神経症は「こころの病気」，心身症は「身体の病気」として位置づけられている．

Ⓐ 不安神経症（神経症的な抑うつ状態）

性格や生活経験により，漠然とした不安を感じると，次々と最悪のシナリオが思い浮かぶ（不安の対象がはっきりしない）．

① **全般性不安障害**：多くの出来事や活動に関する過剰な不安と心配が持続し，それに伴って過敏，緊張，落ち着きのなさ，イライラ，物事に集中できないなどの精神症状や，肩こり，頭痛，震え，動悸，息苦しさ，めまいなどの身体症状が出現する．

② **パニック障害**：予期しないパニック発作が反復し，それに伴って予期不安や広場恐怖が形成される．パニック発作は，動悸，呼吸困難，めまい，「死ぬのではないか」，「気が狂うのではないか」などの耐え難い恐怖が突然

現れ，通常10〜30分程度持続する．

Ⓑ 恐怖神経症

ある特定のものや出来事に対して強い恐怖心を抱き，生活に支障をきたす（恐怖の対象は特定される）．

① **社会（社交）不安障害**：ある状況における顕著な恐怖であること，患者本人に病識があること，恐怖を回避するため社会生活に困難が生じ，本人が著しい苦痛を感じる．人目につく赤面，震え，発汗などの不安症状を恐れる．不安に伴う生理反応として，紅潮，動悸，振戦，声の震え，発汗，胃腸の不快感，下痢などがみられやすい．

② **外出（広場）恐怖**：もし何か（不安発作）が起きたらと恐れ，また，そこに人だかりのできることを恐れる恐怖症．したがって広場に限らず，旅行や家の外に出ること，群集，不安発作時に避難できない場所などが，恐怖の対象になる．成人早期の女性に多く，パニック障害を伴うことがある．

Ⓒ 強迫神経症

強迫性障害：手を洗う，戸締り確認などの強迫行為を何度も繰り返してしまう．その行為に対して過剰であるとか不合理であると認識しているが，止めることができず，社会生活に支障をきたす．

Ⓓ 心因反応

環境（肉親の死や災害など）から生じる精神的ショックが強すぎて起こる．急性ストレス障害，適応障害，心的外傷後ストレス障害（PTSD）などがある．

心的外傷後ストレス障害（PTSD）：生命の危機や身体の危険を感じる出来事で，強い恐怖や無力感を感じるような体験に関連して生じる慢性的な精神障害である．災害，暴力犯罪，虐待などの経験後に生じる．

Ⓔ 解離性（転換性）障害（ヒステリー）

困難な状況を回避したいという心理作用により，記憶や意識を失う解離状態と，身体に麻痺などが出る転換状態がある．

① **解離障害**:離人,疎隔症状,人格交代,健忘などを主症状とするが,意識変容,意識消失,幻聴,幻視,気配過敏性や人ごみを回避する傾向がある.
② **転換性障害**:身体が本来的なつながりを失い,制御不能に陥った状態であり,運動障害,感覚低下,失声,けいれん発作など多彩な症状を呈する.解離性障害と転換性障害は併存することも多く,以前はこれらをヒステリーと呼んでいた.

F 心気神経症

心気障害:自分が重大な病気にかかってしまったと思い込んでしまい,医学的な説明を行っても修正されず,持続する.

治療

治療はそれぞれの疾患に応じてなされ,適応状態の改善を目標とする.精神療法と薬物療法が併用される(**図2-15**)[1]).

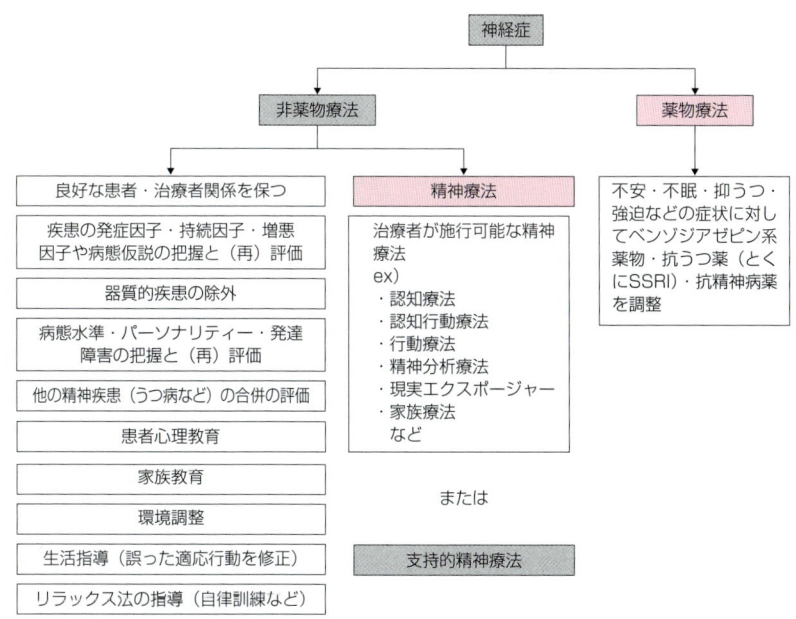

図2-15 神経症の治療アルゴリズム

治療薬

　神経症では薬物療法により，不安や緊張による身体的反応を除くことでさらに増強する不安や緊張を断ち切り，悪循環となっていた心理状態を緩和し自己への洞察を深める余裕を作ることが目標となる．しかし，一般に心理的加工を経て症状が固定したヒステリー，強迫神経症，離人神経症など，性格的要因の強い神経症ほど薬物の効果は期待しにくいと言われている．

　神経症には，抗不安薬，抗うつ薬，睡眠薬などが中心に使用される．身体化患者に対しては，不安感情とうつ気分が共通して存在するため抗うつ薬と抗不安薬が併用される．不安発作の発作予防にはSSRI（現在国内で使用できるのはフルボキサミン，パロキセチン，セルトラリン）や三環系抗うつ薬（イミプラミンやクロミプラミン）が有効である．予期不安や2次性回避行動に対しては抗不安薬（アルプラゾラムやクロナゼパム）が有効である．強迫性障害ではセロトニン再取り込み作用の強い三環系抗うつ薬（クロミプラミン）やSSRIが使用され，抗不安薬（ブロマゼパム，ロラゼパム）も使用される．不安，抑うつ状態では抗不安薬，抗うつ薬のほかにスルピリドや睡眠薬が使用され，漢方薬（柴胡加竜骨牡蛎湯，加味帰脾湯，加味逍遙散など）が併用されることもある．摂食障害では必要に応じて抗不安薬，抗うつ薬，ビタミン剤，消化器系薬剤を使用する．過食症には特にSSRIが有効であるとの報告がある．不眠に対してはベンゾジアゼピン系薬物が汎用されるが，不眠のタイプと薬剤の最高血中濃度到達時間，半減期等により使い分ける．

抗うつ薬

　気分障害：うつ病，躁うつ病の項（p.110）を参照

抗不安薬

　現在使用されている抗不安薬のほとんどはベンゾジアゼピン系薬物であるが，他にアザピロン系薬物（わが国ではタンドスピロンのみ），バルビツール酸系薬物，ジフェニルメタン系薬物等も使用されている．また，国内では適応外使用となるが，不整脈や高血圧の治療に用いられるアドレナリンβ受

容体拮抗薬（プロプラノロール，ピンドロール）などが抗不安薬として使用されることもある．抗不安薬の効果は，抗不安作用，イライラや焦燥感の改善，催眠作用，抗けいれん作用，筋弛緩作用など多岐に渡り，神経症や心身症をはじめさまざまな精神科疾患に使用されている．特にベンゾジアゼピン系薬物は筋弛緩作用が強いことから，整形外科領域においても使用されることがある．また，内科領域においても高血圧症や狭心症などにも使用される．バルビツール酸やメプロバメートに比べ依存性も少なく安全であるといわれているが，常用量での依存も生じることが報告されており，慎重な使用法が求められている．

【臨床薬理】ベンゾジアゼピン系抗不安薬は情動と関係する大脳辺縁系，とくに，扁桃体の中心核，視床下部の乳頭体に選択的抑制作用をもち，そこに分布するベンゾジアゼピン受容体〔γ-アミノ酪酸（GABA）結合部位とCℓチャネルが連動している〕に結合して抗不安，抗痙攣，筋弛緩，鎮静，催眠作用，自律神経調節作用などの主な薬理作用を示す．臨床的には，意識や高次の精神活動に影響を及ぼすことなく，不安，緊張などの情動異常を改善す

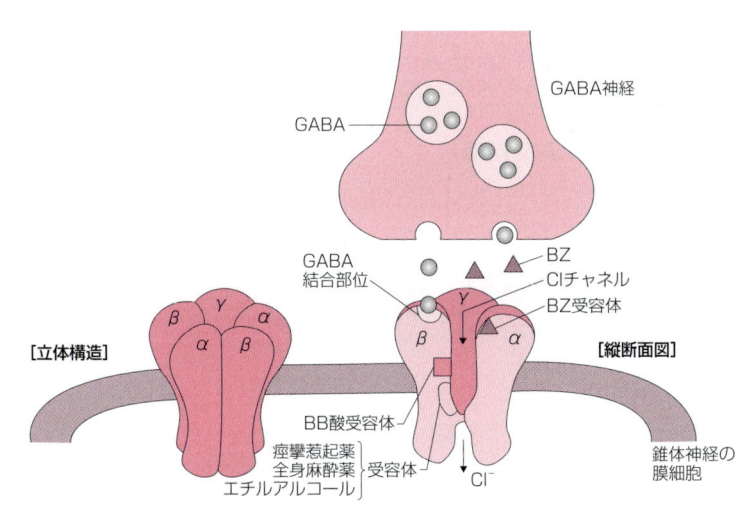

図2-16 抗不安薬・睡眠薬の作用機序

大脳辺縁系には，脳内の抑制性神経伝達物質であるGABAの受容体（GABA$_A$受容体）が存在する．ベンゾジアゼピン（BZ）系薬剤は，GABA$_A$受容体の一部（BZ受容体）に結合し，GABA$_A$受容体の働きを強めることで，抗不安作用や鎮静・催眠作用をもたらす．
BB酸：バルビツール酸

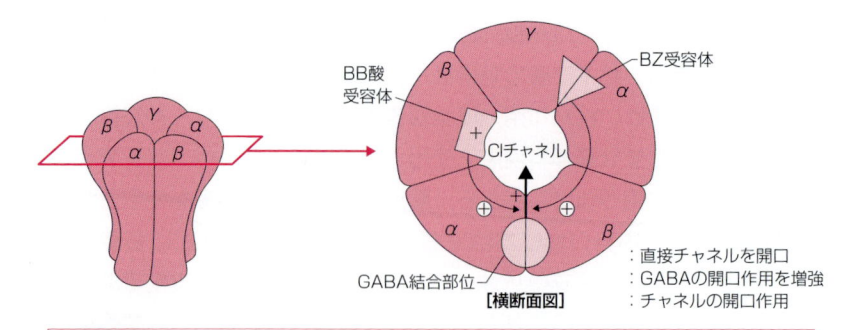

凡例:
- 直接チャネルを開口
- GABAの開口作用を増強
- チャネルの開口作用

BZ受容体

BZ系薬剤がBZ受容体に結合すると，GABA_A受容体を介してGABAのCl⁻チャネル開口作用が増強され，Cl⁻イオンの流入量がより増加する．そのため神経細胞の興奮をさらに抑制する．

BZ受容体のサブタイプ

哺乳類脳におけるBZ受容体にはBZ1（ω_1），BZ2（ω_2），BZ3（ω_3）という3つのサブタイプが知られている．BZ1，BZ2は中枢神経に存在（BZ1は小脳や大脳皮質の一部に，BZ2は脊椎に多く存在）している．BZ3は以前は末梢性と呼ばれていたが，現在は中枢を含む全ての細胞のミトコンドリアに存在することがわかっている．GABA_A受容体と共存するのはBZ1とBZ2．
BZ1選択性睡眠薬は，作用点であるBZ1受容体が脊椎に少ないことから，筋弛緩作用の軽減が期待される．

バルビツール（BB）酸受容体

BB酸系睡眠薬は，GABA_A受容体上のBB酸受容体に結合する．低濃度ではBZ同様，GABA_A受容体を介してGABAの作用を増強するが，高濃度ではGABAに依存せず直接Cl⁻チャネルを開口させるため，脳幹部を含む脳全体に強い抑制作用を示す．

図2-17 抗不安薬・睡眠薬の作用機序

る（図2-16，2-17）．バルビツール酸やメプロバメートに比べ依存性も少なく安全であるといわれているが，常用量での依存も生じることが報告されており，慎重な使用法が求められている．

【薬学的管理】

A　ベンゾジアゼピン系抗不安薬

ベンゾジアゼピン系抗不安薬は，抗不安作用の強弱と作用時間の長短および力価により使い分けられる．基本的に予期不安には短時間が短く抗不安作用の強いエチゾラム，ロラゼパム，ブロマゼパムなどを使用し，持続する不安には作用時間の長く抗不安作用の強いエチルロフラゼペイトを使用する．

また，抑うつのある場合には抗うつ作用を持つアルプラゾラムが使用される（**表2-14，2-15**）．

抗不安薬の適応症としては，神経症での不安・緊張・焦燥・抑うつ，心身症での身体症状，不安・緊張・抑うつ，うつ病での不安・緊張等がある．副作用として精神機能の低下（眠気，ふらつき等），認知・記憶障害，逆説反応（脱抑制），反跳性不安と依存，呼吸抑制，健忘（前向性）等があり，注意が必要である．また，甲状腺機能障害，呼吸器疾患，カフェイン中毒や薬物など器質的な原因による不安にベンゾジアゼピン系薬物を用いてはならない．また，慢性閉塞性肺疾患や睡眠時無呼吸症の患者では臨床的に問題となる呼吸抑制を起こし得る．さらに，薬物依存の既往や認知障害，腎疾患，肝疾患，ポルフィリン症，中枢神経系の機能低下，重症筋無力症等には慎重に投与するべきである．

ベンゾジアゼピン系薬物と抗うつ薬の併用は，不安の著しく強いうつ病患者やパニック障害患者に用いられる．ベンゾジアゼピン系薬物と三環系抗うつ薬との併用は，主観的な有害作用の軽減と不眠や不安を急速に改善させることによってコンプライアンスを改善させる．しかし，併用は過鎮静や認知障害，過量服用による死亡の可能性もある．

① **トフィソパム**：ベンゾジアゼピン系薬物に類似した抗不安薬で，短時間作用型．ほかの抗不安薬が大脳辺縁系を中心に作用するのに対して，視床下部に強く作用する．このことにより自律神経系の緊張，不均衡改善作用を持つ．抗不安作用に比して，鎮静・催眠作用，筋弛緩作用は弱く，副作用も少ない．神経症の適応はなく，自律神経失調症，更年期障害などにみられる頭痛・頭重，倦怠感，心悸亢進，発汗などの身体症状に有効である．

② **クロチアゼパム**：わが国で開発されたチエノジアゼピン系薬物で，ベンゾジアゼピン系の抗不安薬である．短時間作用型．抗不安作用はジアゼパムより強く，催眠作用，筋弛緩作用は弱い．したがって，眠気やふらつき等の副作用は少ない．消化器系心身症や循環器系心身症に有効である．軽症例や高齢者には比較的安全に投与できる．

③ **オキサゾラム**：ベンゾジアゼピン系の抗不安薬で，長時間作用型．血中半減期は代謝産物を含めて56時間．抗不安作用は緩和で，眠気や筋弛緩などの副作用は少ない．比較的安全で使いやすい薬物なので，精神科以外の

表2-14 抗不安薬の薬理学的特徴

一般名	商品名（製薬会社名）	作用特性					作用時間
		抗不安	鎮静催眠	筋弛緩	抗けいれん	抗うつ	
クロルジアゼポキシド	バランス®, コントロール®	2+	2+	+	±	−	長
ジアゼパム	セルシン®, ホリゾン®	2+	3+	3+	3+	+	長
オキサゾラム	セレナール®	2+	2+	±	+	−	短
メダゼパム	レスミット®	2+	+	±	+	−	長
クロキサゾラム	セパゾン®	3+	+	+	−	2+	長
ブロマゼパム	レキソタン®	3+	2+	3+	3+	+	短
ロラゼパム	ワイパックス®	3+	2+	+	−	+	短
クロラゼプ酸ニカリウム	メンドン®	2+	±	−	2+	2+	長
プラゼパム	セダプラン®	2+	2+	+	−	2+	長
フルジアゼパム	エリスパン®	2+	2+	2+	±	−	長
メキサゾラム	メレックス®	2+	2+	±	−	+	長
フルタゾラム	コレミナール®	2+	+	±	−	2+	短
アルプラゾラム	コンスタン®, ソラナックス®	2+	2+	±	−	2+	短
トフィソパム	グランダキシン®	±	±	±	±	±	短
フルトプラゼパム	レスタス®	3+	2+	2+	−	+	長
ロフラゼプ酸エチル	メイラックス®	2+	+	±	2+	+	長
クロチアゼパム	リーゼ®	2+	+	±	±	+	短
エチゾラム	デパス®	3+	3+	2+	−	2+	短
クエン酸タンドスピロン	セディール®	2+	−	−	−	+	短

表2-15 ベンゾジアゼピン系抗不安薬の特徴

一般名	用量（mg/日）	tmax（時間）	$t_{1/2}$（時間）	作用時間	力価
エチゾラム（BZ類似）	1.5～3	3	6	短	1.5
クロチアゼパム（BZ類似）	15～30	0.78	6.29	短	10
フルタゾラム	12	1	3.5	短	15
トフィソパム*	150	1	0.78	短	125
ロラゼパム	1～3	2	12	中	1.2
アルプラゾラム	1.2～2.4	2	14	中	0.8
ブロマゼパム	3～15	1	8～19	中	2.5
フルジアゼパム	0.75	1	23	長	0.5
メキサゾラム	1.5～3	1.2	60～150	長	1.67
クロキサゾラム	3～12		11～21	長	1.5
ジアゼパム	4～20	1	27～28	長	5
メダゼパム	10～30	0.5～1.5		長	10
クロラゼプ酸二カリウム	9～30	0.5～1	24以上	長	7.5
クロルジアゼポキシド	20～60	1	6.6～28	長	10
オキサゾラム	30～60	8.22	55.86	長	20
ロフラゼプ酸エチル	2	0.8	122	超長	1.67
フルトプラゼパム	2～4	4～8	190	超長	1.67
プラゼパム	10～20	1.3±0.7	94	超長	12.5
クエン酸タンドスピロン**	30～60	0.8～1.4	1.2～1.4	***	25

＊2,3-ベンゾジアゼピン類
＊＊アザピロン系
＊＊＊分類されない

領域でもしばしば使用される．

　④ **メダゼパム**：ベンゾジアゼピン系の抗不安薬である．長時間作用型．ジアゼパムと比べて抗不安作用はほぼ同等であるが，鎮静作用，睡眠作用，

筋弛緩作用が弱いので日中の活動時（車両運転時など）に用いるのに適した抗不安薬としてDay time tranquilizerとも呼ばれている．適応症も広い．長時間作用型の抗不安薬は，肝臓で代謝され活性代謝物を生じる．定常状態になるのが遅いことから夜間に服用すると催眠効果を発揮して，翌日には抗不安薬として作用する．

⑤ **クロルジアゼポキシド**：最初に合成されたベンゾジアゼピン系薬物である．長時間作用型．活性代謝物の血中濃度半減期が長いため持続型の抗不安薬とされている．作用は緩和で神経症や心身症，うつ病に伴う不安・緊張などに用いられる．また，アルコール依存症の離脱期における不安・緊張に対しても用いられる．鎮静・催眠作用，筋弛緩作用，抗けいれん作用はいずれも弱い．

⑥ **フルタゾラム**：ベンゾジアゼピン系の抗不安薬で，短時間作用型．薬理作用はジアゼパムに比較して弱いが，体内に蓄積しにくく，筋弛緩作用は弱く，消化管機能安定化作用に優れた効果を持つ．消化器系心身症における精神症状および身体症候に対する比較試験ではジアゼパムより改善率が高い．依存性も極めて少ない比較的安全な薬剤である．

⑦ **アルプラゾラム**：ベンゾジアゼピン系の抗不安薬で，中時間作用型．効果の発現は速やかで，心身症や自律神経失調症に用いられる．催眠作用はかなり強い．パニック障害やうつ病にも有効とされている．すべての作用はジアゼパムより強く，薬物依存や眠気・ふらつき等の副作用に注意が必要である．特に高齢者では転倒，骨折といった事故につながることもあるので十分注意する．血中濃度半減期が比較的短いので離脱症状を起こしやすいため高用量の使用は避けるべきである．

⑧ **ジアゼパム**：ベンゾジアゼピン系の代表的な薬物である．長時間作用型．代謝物であるnordiazepamの蓄積のために作用時間は長い．剤形も種類が多い．注射剤は急性の不安発作のほかてんかん重責状態やアルコール離脱時の振戦・せん妄などにも用いられる．坐薬は小児用の製剤である．不安作用のほか鎮静・催眠作用・筋弛緩作用，抗けいれん作用を持っているので，適応となる疾患は多い．

⑨ **メキサゾラム**：ベンゾジアゼピン系の抗不安薬である．長時間作用型．血中半減期は30〜150時間とされている．向精神薬として規制されていな

い薬剤の1つである．抗不安作用はジアゼパムと同等もしくはやや弱く，筋弛緩作用，鎮静作用は明らかに弱い．副作用はジアゼパムと同程度である．高齢者へ適した薬剤とされる．不安障害に伴う抑うつ気分に効果はあるが，気分障害の抗うつ効果は期待できない．強迫症状への効果は認められている．また，緊張状態や恐怖症への効果も認められている．心臓神経症へも効果を示す．

⑩ **エチゾラム**：わが国で開発されたチエノジアゼピン系薬物である．短時間作用型．脳内のベンゾジアゼピン受容体に結合することによってGABA神経系の作用を増強し，効果を現す．ベンゾジアゼピン受容体1とベンゾジアゼピン受容体2の両方に強い親和性をもつといわれている．ベンゾジアゼピンに比較して全般に薬理活性が強化され，抗不安作用はジアゼパムより強く，鎮静・催眠作用，筋弛緩作用も強い．抗うつ効果や抗不安効果もあるため，うつ病・神経症・心身症などの睡眠障害に効果的といわれている．筋弛緩作用を併せ持つため，高齢者への投与は転倒，骨折といった事故につながることもあるので十分注意する．

⑪ **ロラゼパム**：ベンゾジアゼピン系の抗不安薬である．中時間作用型．抗不安作用，鎮静作用，睡眠作用，抗けいれん作用，筋弛緩作用を示すが，とくに抗不安作用は強いとされている．高齢者では，副作用の出現頻度・程度とともに高まる傾向にあるので注意を要する．不安神経症，強迫神経症などに有効である．血中濃度半減期が短く，代謝経路が単純で速やかに尿中に排泄されるので作用が強いわりには安全性が高い薬物である．

⑫ **ブロマゼパム**：ベンゾジアゼピン系の抗不安薬である．中時間作用型．動物実験によると，鎮静作用，馴化作用，筋弛緩作用，抗けいれん作用はジアゼパムより強く，特に筋弛緩作用，抗けいれん作用の条件反射反応抑制作用は著明といわれている．効果発現も早く，剤形も種類が多く使用しやすい薬剤である．強い抗不安作用，緊張作用を有し，強迫・恐怖症にも用いられる．また，罹病期間の長い慢性例の神経症や心身症にも使用される．副作用は筋弛緩作用が比較的強いので，高齢者では転倒，骨折といった事故につながることもあるので十分な注意が必要である．頻度は不明であるが大量連用で薬物依存，統合失調症の患者に投与すると刺激興奮，錯乱が出現することがある．

⑬ **フルトプラゼパム**：ベンゾジアゼピン系の抗不安薬である．長時間作用型．プラゼパムの構造にフッ素（F）がついたもので，鎮静作用，抗けいれん作用がジアゼパムより強い．筋弛緩作用は強いが，正向反射抑制作用は弱いので運動失調は起こりにくい．本剤の特徴は，抗不安作用が強く，かつ持続的で作用時間の長いことである．1日1回の服用で十分な効果を得ることができる．活性代謝物の最高血中濃度は4～8時間で半減期は190時間と極めて長い．神経症，心身症にみられる不安，緊張，抑うつ，睡眠障害に適応がある．

⑭ **クロキサゾラム**：ベンゾジアゼピン系の抗不安薬で，オキサゾラムと類似の構造を持つ．長時間作用型．抗不安作用，鎮静・催眠作用はジアゼパムと同程度で，抑うつ神経症，強迫神経症に対しても効果が見られる．治療効果は，投与開始後の1～2週間で認められる．

⑮ **ロフラゼプ酸エチル**：GABA受容体を介するベンゾジアゼピン系の抗不安薬である．長時間作用型の薬物である．退薬症状の出現しづらい薬物であることから，不安障害の維持療法等に適している．抗不安作用は強く，また鎮静・催眠作用も強いが，筋弛緩作用は弱いので高齢者へも比較的安全に投与できる．さらに抗てんかん作用もあり，小児に対して特に有用性が認められている．

B アザピロン系薬物

タンドスピロン：アザピロン系薬物に属するわが国初のセロトニン作動性抗不安薬である．短時間作用型．脳内セロトニン（$5\text{-}HT_{1A}$）受容体を選択的に刺激することで抗不安作用と抗うつ作用を示す．ベンゾジアゼピン/GABA受容体複合には作用しないので，ベンゾジアゼピン系抗不安薬にみられる鎮静作用，催眠作用，筋弛緩作用，抗けいれん作用などを示さない．また，ベンゾジアゼピン系薬物と異なり精神的，身体的依存の形成はみとめられない．しかし，ベンゾジアゼピン系抗不安薬に比べ効果の発現が遅く，1～2週間が必要といわれている．本剤はこれまでの抗不安薬や抗うつ薬に比べ精神症状よりも身体症状を比較的容易に寛解させるという臨床上の特徴がみられる．また眠気，ふらつき，倦怠感，口渇，便秘等の副作用が少ない．神経症の抑うつ，恐怖症状や心身症に有効である．心身症（自律神経失

調症，本態性高血圧症，消化性潰瘍）における身体症候ならびに抑うつ，不安，焦燥，睡眠障害に使用する．本剤はベンゾジアゼピン系薬物とは交差依存性がないため，ベンゾジアゼピン系薬物からの切り替え時には離脱症状を引き起こさないようベンゾジアゼピン系薬物は徐々に減量する必要がある．ブチロフェノン系薬物との併用で錐体外路症状を増強することがある．カルシウム拮抗薬との併用で降圧作用を増強することがある．

睡眠薬

睡眠薬は化学構造によりベンゾジアゼピン系，非ベンゾジアゼピン系，バルビツール酸系，非バルビツール酸系（尿素系，その他）などに分類することができる（表2-16）．

C　ベンゾジアゼピン系睡眠薬

① **エチゾラム**：トリアゾロベンゾジアゼピン系薬物で，ベンゾジアゼピン受容体に作動する．効果発現が15～30分と速やかであり，入眠障害に対して効果がある．短時間作用型．抗うつ効果や抗不安効果もあるため，うつ病・神経・心身症などの睡眠障害に効果的といわれている．筋弛緩作用を併せ持つため，高齢者への投与は注意を要する．

② **トリアゾラム**：トリアゾロベンゾジアゼピン系薬物であり，ベンゾアゼピンにチアゾール環を導入したものである．超短時間作用型．速やかな入眠効果があり，翌朝への持ち越しが少なく目覚めがよいという特徴を持つ．しかし高力価で，かつ半減期が短いため，反跳性不眠を起こしやすい．また薬物依存形成などに対する注意が必要である一過性の記憶障害（前向健忘）やもうろう状態を起こすことがある．服用してから就眠までに行った事柄を翌朝になって記憶していないことがある．高齢者に多い．服薬1時間後で最高血中濃度に達することから，服用したらすぐに寝床に就くよう指導する．

③ **ブロチゾラム**：チエノトリアゼロジアゼピン系薬物であるが，作用機序や中枢作用はベンゾジアゼピン系薬物と同じである．短時間作用型．効果発現が15～30分と速やかで，入眠障害に対して効果がある．作用持続時間は7～8時間，翌朝への持ち越し効果も比較的少ないが，健忘の報告がある．高齢者へも比較的用いやすい．

表2-16 睡眠薬の分類

分類		一般名	商品名	規格，剤形
ベンゾジアゼピン系	超短	トリアゾラム	ハルシオン®	錠：0.125mg，0.25mg
	短	ロルメタゼパム	ロラメット®	錠：1mg
		ブロチゾラム	レンドルミン®	錠：0.25mg D錠（口腔内崩壊錠）：0.25mg
		リルマザホン	リスミー®	錠：1mg，2mg
	中	ニトラゼパム	ベンザリン®	錠：2mg，5mg，10mg 散：1%
		エスタゾラム	ユーロジン®	錠：1mg，2mg 散：1%
		ニメタゼパム	エリミン®	錠：3mg，5mg
		フルニトラゼパム	サイレース®	錠：1mg，2mg 注：2mg
	長	フルラゼパム	ベノジール®	カプセル：10mg，15mg
		クアゼパム	ドラール®	錠：15mg，20mg
		ハロキサゾラム	ソメリン®	錠：5mg，10mg 細粒：1%
非ベンゾジアゼピン系	超短	ゾピクロン	アモバン®	錠：7.5mg，10mg
		ゾルピデム	マイスリー®	錠：5mg，10mg
		エスゾピクロン	ルネスタ®	錠：1mg，2mg，3mg
バルビツール酸系	短	セコバルビタール	アイオナールナトリウム®	注：200mg
		ペントバルビタール	ラボナ® ネンブタール®	錠：50mg 注：50mg
	中	アモバルビタール	イソミタール®	末
	長	フェノバルビタール	フェノバール®	錠：30mg 末 散：10% エリキシル：0.4% 注：100mg
		バルビタール	バルビタール®	末
尿素系		ブロムワレリル尿素	ブロバリン®	末
その他		抱水クロラール	抱水クロラールエスクレ®	末 坐：250mg，500mg 注腸用：500mg
		パッシフローラエキス	パシフラミン®	錠：30mg
		ブトクタミド（販売中止）	リストミン®S（販売中止）	カプセル：200mg
		ラメルテオン	ロゼレム®	錠：8mg

超短：超短時間型，短：短時間型，中：中間型，長：長時間型

④ **リルマザホン**：ベンゾジアゼピン系薬物である．短時間作用型．トリアゾール環をもつベンゾジアゼピンのプロドラッグである．体内でグリシンが脱落して開環し，順次4種類の有効成分に代謝される．リルマザホン自体はベンゾジアゼピン受容体に親和性を示さないが，4種類の活性代謝物は強い親和性を示す．適度に睡眠を持続させる．効果発現までには，やや時間がかかる．筋弛緩作用は弱いので，高齢者のふらつきは少ない．持ち越し効果も比較的少ない．

⑤ **ロルメタゼパム**：ベンゾジアゼピン系薬物である．短時間作用型．吸収が早く，効果発現が速やかである．抗不安薬ロラゼパムのB環1位の窒素にメチル基を導入し，薬理活性を高めることにより，鎮静・抗不安作用でロラゼパムの約10倍，睡眠増強作用で約2倍となり，睡眠薬として使用可能となった．代謝された後は，一部はロラゼパムとなるが，大部分は直接不活性のグルクロン酸包合体として排泄される．代謝経路が簡単であることと，筋弛緩作用がジアゼパムの1/3と弱く高齢者に適した薬物である．REM睡眠の反跳や持ち越し効果は少ない．入眠困難を訴える神経症に伴う不眠に効果的といわれている．

⑥ **エスタゾラム**：トリアゾロベンゾジアゼピン系薬物である．中間作用型．連用により血中濃度の上昇をきたし，日中の眠気，ふらつきをもたらす可能性がある．翌日の眠気，ふらつき，頭重感はフルラゼパムより幾分多い．効果発現は速やかで，作用時間が長いため，安定した睡眠が得られる．うつ病などによる中途覚醒，早朝覚醒を訴える患者に用いる．抗不安・筋弛緩・抗けいれん作用もあわせもつ．

⑦ **ニトラゼパム**：ベンゾジアゼピン系薬物である．中間作用型．吸収は速やかで服用後1～2時間で血中濃度のピークに達し，以後ゆっくりと下降する．中途覚醒，早朝覚醒に有効．反跳性不眠，持ち越し効果や日中の抗不安・筋弛緩・抗けいれん作用をあわせもつ．また，異型小発作群や焦点性発作にも用いられる．活性代謝物はない．高齢者では半減期が延長するので長期にわたり使用するときには蓄積作用に注意する．筋弛緩作用をあわせ持つため，高齢者への投与は注意を要する．

⑧ **フルニトラゼパム**：ベンゾジアゼピン系薬物である．中間作用型．ニトラゼパムのB環1位にメチル基，C環2′位にフッ素を導入し，薬理活性の

増強をねらったもの．入眠作用は強力で夜間の覚醒回数も少ない．中程度の持ち越し効果がみられる．睡眠維持に問題のある不眠症に有効である．注射剤は精神運動興奮状態時の鎮静の際に使用することが多い．筋弛緩作用をあわせ持つため，高齢者への投与は注意を要する．世界的にも日本を含む61ヵ国（1990年現在）で広く使用されている．その使用量の多さから悪用されることも多く，国内では向精神薬二種に指定されており，米国への持ち込みは禁止されている．

⑨ **クアゼパム**：ベンゾジアゼピン1（ω_1）受容体へ選択的に作用する．中・長時間作用型．2種類の活性代謝物の血中消失半減期をもつ．ω_1受容体に対する特異的な親和性を有すると考えられている．作用時間が長いので，翌日への持ち越し効果やふらつきは現れやすい．催眠鎮静作用に比べ，筋弛緩作用は弱い．活性代謝産物は抗不安作用を有する．胃内容物の残留によりクアゼパムの吸収性が増大し，血中濃度が空腹時の2～3倍上昇するとの報告がある．食後の服用は避けるべきである．

⑩ **フルラゼパム**：ベンゾジアゼピン系薬物である．長時間作用型．肝で生じる活性代謝物（N-desalkyl体）の半減期が長いので，連続服用していると代謝物が薬効の大部分をしめるようになる．そのため中途覚醒，早朝覚醒に対して効果を示す．ただし，フルラゼパム自体の半減期は短いので持ち越し効果は少ない．蓄積効果，筋弛緩作用を持つため，高齢者への投与は注意を要する．

ᗷ 非ベンゾジアゼピン系睡眠薬

① **ゾルピデム**：イミダゾピリジン系薬物．超短時間作用型．非ベンゾジアゼピン系であるが作用機序はベンゾジアゼピン受容体，特にω_1受容体に選択的に結合し，催眠鎮静作用を示す．半減期が短く，筋弛緩作用がないなどの安全性の高さが報告されたことから，高齢者に多く使用されている．砕いて服用すると苦みがあるためできる限り粉砕は避けるべきである．適応症は不眠症のみである．

② **ゾピクロン**：超短時間の作用型のシクロピロロン系睡眠薬である．化学構造はベンゾジアゼピン系薬物とはまったく異なるものの，作用機序はベンゾジアゼピン受容体に結合し，GABA系に抑制的に作用し，睡眠を促す．

筋弛緩作用は弱く，夜間や翌日のふらつき，転倒が少なく高齢者に使用しやすい．高用量，アルコールとの併用により，健忘をきたしやすいといわれている．服用時に口中に強い苦みを感じる．また服用翌日にも口中に強い苦味を訴えることがある．これは，服薬後の唾液中の排泄と，その再吸収が反復して起こることが原因と考えられている．対策としては，覚醒後からできるだけ頻繁に水で含嗽し，口内に残留する薬物を洗い出すことが最も簡単な対策である．

③ **エスゾピクロン**：シクロピロロン系睡眠薬、ゾピクロンのS-異性体であるエスゾピクロンは、非ベンゾジアゼピン系に属するGABA$_A$受容体作動薬である。中途覚醒が少ない短時間型の睡眠薬であることから、一過性不眠、短期不眠や高齢者の不眠に効果があるとされている。また、長期連用試験において薬物耐性や薬物依存のリスクが少ないことが確認されている。ゾピクロンの薬理活性の大部分を有する製剤である。エスゾピクロンは中枢神経系のGABA$_A$受容体複合体のベンゾジアゼピン結合部位に結合し、GABAによるCl$^-$イオンの神経細胞内への流入を促進することにより、GABAの作用を増強するものと考えられる。副作用として味覚異常（36.3%）の報告がある。

ⓒ バルビツール酸系睡眠薬

バルビツール酸系薬物は，脳内各部位のシナプス反射を抑制し，GABA受容体ーベンゾジアゼピン受容体ーCIチャネル複合体に作用するといわれている．バルビツール酸系薬剤は経口摂取した場合，その吸収は良好である．血漿タンパクへの結合力は強いが，脂溶性は薬物によってまちまちである．肝においてさまざまな代謝を受け，腎で排出される．また，半減期はアモバルビタールで16〜24時間，フェノバルビタールで24〜140時間と幅がある．

治療は低用量から開始し，半減期が長い薬物では蓄積が生じることから，15〜40時間の薬物を使用することが望ましい．また，バルビツール酸系薬物は，ポルフィリン産生の原因となるため，急性間欠性ポルフィリン症には絶対禁忌であり，肝機能障害，腎機能障害では薬物代謝が障害されるため，血中濃度が上昇することがある．

◐ 非バルビツール酸系睡眠薬

ブロモバレリル尿素，トリクロホスナトリウム，抱水クロラール，セミコハク酸ブトクタミドが現在使用できる非バルビツール酸系薬物である．トリクロホスナトリウムは脳波や心電図検査における睡眠に用いられ，抱水クロラールは静注困難な痙攣重積状態に直腸内投与が行われている．

◐ メラトニン受容体作動薬

ラメルテオン：松果体ホルモンであるメラトニン1型（MT_1）受容体、メラトニン2型（MT_2）受容体に対する選択的な作動薬であり、GABA受容体には作用しない。従来のベンゾジアゼピン系睡眠薬とは全く作用機序が異なり、乱用、依存が生じない点が特徴である。催眠作用が穏やかであるため、ベンゾジアゼピン系睡眠薬にみられるような抗不安作用はない。プロラクチン上昇が現れることがある。

薬物治療

神経症では薬物療法により，不安や緊張による身体的反応を除くことでさらに増強する不安や緊張を断ち切り，悪循環となっていた心理状態を緩和し自己への洞察を深める余裕を作ることが目標となる．しかし，一般に心理的加工を経て症状が固定したヒステリー，強迫神経症，離人神経症など，性格的要因の強い神経症ほど薬物の効果は期待しにくいと言われている

▶ 全般性不安障害（Generalized Anxiety Disorder：GAD）に対する薬物療法

◐ ベンゾジアゼピン系薬物

ベンゾジアゼピン系薬物の抗不安作用は不安障害に対して有効といわれている．ベンゾジアゼピン系薬物による不安の改善率は60〜70％程度といわれており，治療効果がある症例では1週間以内に効果が現れ，6週間で著しい効果がみられるといわれている．また，不安自体も経過の中で強弱を示すことがあり，頓服で対応することで効果がある場合もある．ベンゾジアゼピン系薬物は常用量で依存が形成されることも報告されており（現在では否定的な報告もある），前向性の健忘症や脱抑制に注意して使用する必要がある．

Ⓑ アザピロン系薬物

アザピロン系薬物で現在国内で使用できる薬物はタンドスピロンのみであり，心身症の身体症候，および抑うつ，恐怖，不安，焦燥，睡眠障害などの精神症状に改善効果があると言われている．抗不安効果はジアゼパムとほぼ同等で，鎮静効果が少ないことが特徴となっている．また，依存性もみられないことも特徴である．ベンゾジアゼピン系薬物に比べ効果の発現が遅く，1～2週間を要する．

Ⓒ β遮断薬

不安に伴う動悸，振戦，手掌の発汗など，身体症状の治療に有効である．プロプラノロールは，社会恐怖と関連した不安に伴う末梢症状や，試験，音楽のリサイタルなどの緊張する場面で起きる不安を減少するのに有効なことが報告されている．

Ⓓ 抗うつ薬（SSRI）

うつ症状がみられる場合には，SSRI（フルボキサミン，パロキセチン，セルトラリン，エスシタロプラム）が有効である．

パニック障害（Panic Disorder：PD）に対する薬物療法

Ⓐ 抗うつ薬

パニック発作の予防には，SSRI（パロキセチン，フルボキサミン，セルトラリン，エスシタロプラム），三環系抗うつ薬（クロミプラミン，イミプラミン）が用いられている．パロキセチンはパニック障害の治療効果の点でプラセボより優れていることも示されており，他のSSRIも有効であるとの報告もある．国内では三環系抗うつ薬，フルボキサミンやエスシタロプラムに適応はない．

Ⓑ ベンゾジアゼピン系薬物

高力価，中間作用型のアルプラゾラムはパニックに有効であるという報告が多く，予期不安に有効で，イミプラミンよりも即効性があるといわれている．また，長期作用型のクロナゼパムにも良好な効果が認められたことが報

告されており，ロラゼパムの有効性も報告されている．

◉ その他の薬物

β遮断薬，クロニジン，カルシウム拮抗薬（ベラパミル）などに効果が認められたとする報告があるが，確定された報告はみられない．

■ 強迫性障害（Obsessive-Compulsive Disorder：OCD）に対する薬物療法

◉ 抗うつ薬

クロミプラミンやフルボキサミンに有効性が認められ，フルボキサミンはアメリカではOCDの治療のみ承認されている．

◉ ベンゾジアゼピン系薬物

アルプラゾラム，ブロマゼパム，クロナゼパム，ジアゼパム，オキサゼパムなどの効果についての報告がみられる．クロナゼパムでは2週間目に改善を示し，クロミプラミンでは3週目に改善を示したが，クロマゼパムではそれ以上改善は進まず，クロミプラミンでは6週目まで改善がみられたとの報告がある．

■ 恐怖性障害（phobic anxietry disoeder）に対する薬物療法

社会恐怖を対象としたアルプラゾラム，クロナゼパム，ロラゼパムなどについての比較研究では，ロラゼパムでプラセボよりも効果を認め，クロマゼパムでもプラセボに対して有意に改善を認めたとの報告がある．また，SSRIも用いられ，モノアミノキシダーゼ（MAO）阻害薬，β遮断薬に関する報告も多くみられる．特にMAO阻害薬はパニック障害に伴う広場恐怖，外傷後ストレス障害，摂食障害，社会恐怖，疼痛症候群に有効である可能性がある．

■ 睡眠薬

現在，不眠症に対しては主にベンゾジアゼピン系の薬物が汎用されているが，バルビツール酸系睡眠薬と同様にベンゾジアゼピン系睡眠薬にも依存があり，症状が改善したら薬剤の減量・中止を検討し，減量・中止の際には離

脱症状に十分注意し，長期連用を避けることが望まれる．非ベンゾジアゼピン系睡眠薬でω_1受容体に対する選択性の高い薬物では筋弛緩作用や依存の形成が少なく，バルビツール酸系睡眠薬は安全性の問題，依存性や耐薬性の問題から最近ではその使用は減少している．

Ⓐ ベンゾジアゼピン系睡眠薬

大脳辺縁系と視床下部の活動を抑制することにより不安や緊張を和らげて入眠しやすい状態を作り出す．最高血中濃度到達時間や半減期の長短により使い分けられ，半減期の短い超短時間作用型から長時間作用型まで分類され，入眠困難，中途覚醒，早朝覚醒，混合型等に使い分けられる．バルビツール酸系睡眠薬に比べ依存性も少なく安全であるとされているが，近年，常用量依存の問題や健忘が問題となっており，慎重な使用が求められている．

Ⓑ 非ベンゾジアゼピン系睡眠薬

ベンゾジアゼピン系睡眠薬とは異なった化学構造を持っているが，ベンゾジアゼピン受容体に作用する睡眠薬としてゾピクロン，ゾルピデムがある．この2剤は部分作動薬と呼ばれ，ゾルピデムは選択的なベンゾジアゼピンω_1受容体への作用により鎮静作用を持つが，ω_2受容体には作用しないため，認知，記憶，運動機能を障害しない．したがって，ゾルピデムは反跳性不眠や依存性が少なく，離脱症状を生じないといわれている．また，ベンゾジアゼピン系睡眠薬のクアゼパムもゾルピデムと同様にω_1受容体に対する選択性が高い薬物である（**表2-17**）．ゾピクロンはベンゾジアゼピン系睡眠薬と異なり，自然型に近い睡眠パターンが得られ，筋弛緩作用が弱い．薬理作用はまだ不明なことも多いが，辺縁系以外の部位に作用して睡眠作用を示すのではないかといわれている．ゾルピデムは経口投与後速やかによく吸収され，血漿濃度は約1～2時間でピークに達する．半減期は2～3時間であり，主に抱合化により代謝される．また，ゾルピデムは活性代謝物を持たない（**表2-18**）．

Ⓒ バルビツール酸系睡眠薬

バルビツール酸系睡眠薬は，ベンゾジアゼピン系睡眠薬が登場するまでは

表2-17 ω_1受容体選択的睡眠薬の特徴

一般名	作用時間	睡眠／筋弛緩作用の比	反跳性不眠の発現	睡眠構成への影響
クアゼパム	長時間型	大きい	少ない	REM睡眠減少軽度
ゾルピデム	短時間型	大きい	比較的少ない	深睡眠増加 REM睡眠減少軽度
ザレプロン (国内未発売)	短時間型	大きい	比較的少ない	深睡眠増加 REM睡眠減少軽度

表2-18 非ベンゾジアゼピン系睡眠薬

一般名	商品名	1日量（mg）	半減期（時間）	効果発現時間（分）
ゾピクロン	アモバン®	7.5〜10	3〜4	15〜30
ゾルピデム	マイスリー®	5〜10	1.8〜2.3	15〜60
エスゾピクリン	ルネスタ®	2〜3 (高齢者1〜2)	4.8〜5.2	30〜90

＊ゾルピデムは総合失調症および躁うつ病に伴う不眠症には適応がない．

睡眠薬の中心であった．依存性が強く，視床および上行性脳幹網様体のレベルに作用するほか，中枢抑制作用がある．常用量と致死量の幅が狭いため，安全性が低く，耐性や依存性を起こしやすいことから，最近ではその使用量は低下している．また，薬理学的耐性は急速に（2〜3日から1ヵ月くらいの間）生じ，用量を増加しないと睡眠効果が得られなくなる．

① **バルビツール酸系睡眠薬の薬理作用**：バルビツール酸系薬剤は，脳内各部位のシナプス反射を抑制し，γ-アミノ酪酸（γ-aminobutyric acid：GABA）受容体-ベンゾジアゼピン受容体-Clチャネル複合体に作用するといわれている．

バルビツール酸系薬剤は経口摂取した場合，その吸収は良好である．血漿タンパクへの結合力は強いが，脂溶性は薬物によってまちまちである．肝においてさまざまな代謝を受け，腎で排出される．また，半減期はアモバルビタールで16〜24時間，フェノバルビタールで24〜140時間と幅がある（**表2-19**）．

② **使用方法**：治療は低用量から開始し，半減期が長い薬物では蓄積が生

表2-19 バルビツール酸系睡眠薬の薬理学的特徴

一 般 名	1日用量 (不眠症)(mg)	半減期 (時間)	効果発現まで の時間(分)	持続時間 (時間)
ペントバルビタール	50〜100	15〜48	20〜30	3〜4
アモバルビタール	100〜300	16〜24	20〜30	6〜7
フェノバルビタール	30〜200	24〜140	60〜120	6〜8
バルビタール	300〜400	80〜120	60〜120	6〜7

表2-20 非バルビツール酸系睡眠薬

一 般 名	商 品 名	特 徴
ブロモバレリル尿素 抱水クロラール トリクロホスナトリウム	ブロバリン® エスクレ®坐剤 トリクロリール®シロップ	作用時間は1〜2時間 作用時間は1時間程度 作用時間は1時間以内

じることから，15〜40時間の薬物を使用することが望ましい．また，バルビツール酸系薬物は，ポルフィリン産生の原因となるため，急性間欠性ポルフィリン症には絶対禁忌であり，肝機能障害，腎機能障害では薬物代謝が障害されるため，血中濃度が上昇することがある．

● 非バルビツール酸系睡眠薬（表2-20）

バルビツール酸系薬剤に比べ呼吸抑制などの副作用が少ないとされているが，耐性や依存性もあり，レム睡眠や徐波睡眠の減少などがあることから睡眠薬としての使用は少ない．

服薬指導の留意点

神経症の患者に対して薬剤師が服薬指導を行う場合，いたずらに患者自身の心理的葛藤に入り込まないように注意する必要がある．神経症患者へのアプローチの仕方という点では，神経症の症状は誰にでも起こる心身の自然現象であるということ人間の身体現象，感情，観念やイメージは，理性や意志によって自在にコントロールできないこと，しかし，態度・行動はコント

ロール可能であること,究極的には,あるがままの自分を受け入れることであるといわれており,これらのことを念頭に置いて服薬指導を行う必要がある.

　薬物療法については十分な説明が必要であり,薬物療法で必ず症状が軽くなることを保証する.そのためには患者教育が重要で,薬剤に関する説明を十分することで安心し,効果を実感することができるという.他の精神科疾患でも同様であるが,患者の訴えによく耳を傾け,支持的に接することが求められる.

文献
1) 遠藤　洋ほか:神経症・心身症.薬局,61（増）:1555-1563,2010.
2) 融　道男:睡眠薬の使い方.向精神薬マニュアル,第2版,医学書院,pp207-224,2001.
3) 水島　裕編集:今日の治療薬 解説と便覧2000,南江堂,pp727-742,2000.

B 心身症

精神医学の基本

定義

　心身症は,身体疾患のなかでその発症や経過に心理社会的因子が密接に関与し,器質的ないし機能的障害が認められる病態を指し,神経症やうつ病などの他の精神障害に伴う身体症状は除外される.しかし,その訴えは通常の身体症状であり,その出現や訴えの強弱が心理的因子に影響されていると考えられ,身体症状を主とする神経症は心身症と重複する.

　身体的側面と心理社会的側面の両面から情報を把握し心身症を診断する.したがって心身相関の把握は重要であり,生活史と身体症状の間に時間的関連性が認められること,ストレス負荷により症状を誘発できること,治療経過の中で医師・患者関係や対人関係のあり方によって症状の変動が認められることなどによって判断される[1].

また、ストレスが心身症の原因、つまりストレスを感じやすい人ほど心身症になりやすい、といえる．各種の調査から、表2-21に示すような性格の人は心身症になりやすいことが確かめられており、タイプA性格と呼ばれている．

成因と症状（図2-18，表2-22）

心身症は、ストレスなど精神的なことが原因で身体に異常が起こる疾患．通常私たちの身体では外界や体内環境の変化を視床下部が察知し「自律神経系」「内分泌系」をコントロールし身体状態を一定に保っている．しかし、ストレスが続くと視床下部が過剰反応を起こし「自律神経系」「内分泌系」のバランスがくずれ、特定の臓器や器官に症状となって現れる．

知覚系でさまざまなストレス（例えば、社会・心理的ストレス、物理・化学的ストレス、生理的ストレス）を感じると、辺縁系に含まれる視床下部から副腎皮質刺激ホルモン放出因子（corticotropin-releasing hormone：CRF）が分泌され、これが脳下垂体に働いて副腎皮質刺激ホルモン（adrenocorticotropic hormone：ACTH）を放出し、ACTHは副腎皮質に作用する．ACTHに刺激された副腎髄質からは、アドレナリン・ノルアドレナリンが分泌されて、自律神経系の活動を変化させる．また、ストレスホルモンであるコルチゾールが分泌されて、内分泌系と免疫系に影響を与える．このようにして、液性因子と自律神経系、免疫系を介して、さまざまな器官に反応（身体症状）が引き起こされる．このような身体症状は、適度で一過性ならストレスに対する防御反応として合理的であるが、持続しすぎたり、反応が強すぎたりすると、生活に支障をきたし、治療が必要になる．

表2-21 心身症になりやすい性格

心身症になりやすいタイプの一例（タイプA性格）
・がんばり屋　・仕事中毒 ・模範的　・自己犠牲的 ・まじめ　・他人に気をつかう ・いやといえない

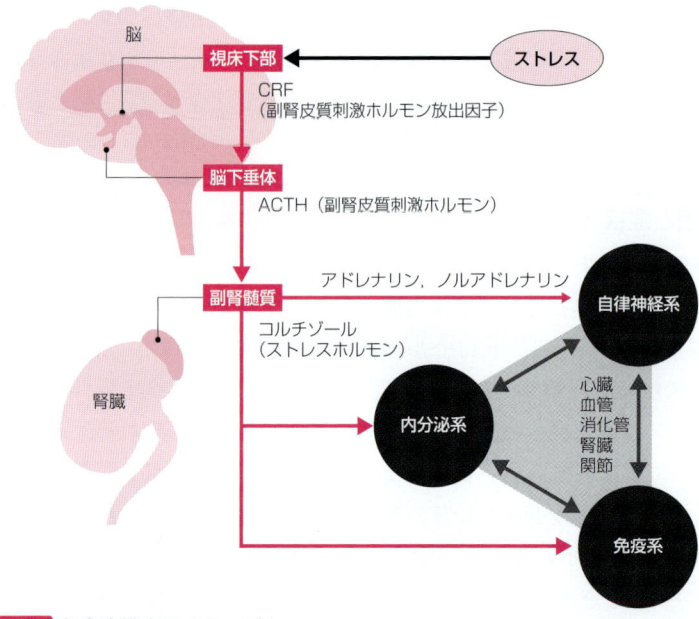

図2-18 心身症発症のメカニズム

表2-22 心身症疾患

循環器系	本態性高血圧症，不整脈
呼吸器系	気管支喘息，過換気症候群
消化器系	過敏性腸症候群，逆流性食道炎
内分泌系	摂食障害，糖尿病，甲状腺機能亢進症
神経系	不眠症，頭痛（緊張型頭痛，片頭痛）
骨格筋系	痙性斜頸，頸肩腕症候群
皮膚科系	アトピー性皮膚炎，多汗症
耳鼻科系	メニエール症候群
眼科系	眼窩下垂，眼精疲労
婦人科系	更年期障害，月経異常
口腔器科系	顎関節症，口内炎

治療

心身症の治療には，精神面と身体面の治療がともに重要である．精神面の治療は精神療法が中心となり，薬物を補助的に用いる．

A 精神療法

生活環境や家庭の調整を含め，神経症性障害と同様の精神療法を行う．患者の話を傾聴し，受容，支持，説得，暗示などを行う．特殊療法として自律訓練法，行動療法などがある．

B 薬物療法

一般に精神症状は神経症に比べ軽く，おもに抗不安薬を用い，必要に応じて抗うつ薬を使用する．薬剤は最低用量で用い，抗うつ薬，抗不安薬，β遮断薬を用い，併用することもある．また，薬剤の効果には個人差も多く，用量や種類を調節しながら用いる．

治療薬

抗不安薬

A ベンゾジアゼピン系薬物

ベンゾジアゼピン系抗不安薬は情動と関係する大脳辺縁系，とくに，扁桃体の中心核，視床下部の乳頭体に選択的抑制作用をもち，そこに分布するベンゾジアゼピン受容体〔γ-アミノ酪酸（GABA）結合部位とClチャネルが連動している〕に結合して抗不安，抗けいれん，筋弛緩，鎮静，催眠作用，自律神経調節作用などの主な薬理作用を示す．臨床的には，意識や高次の精神活動に影響を及ぼすことなく，不安，緊張などの情動異常を改善する．

副作用として精神機能の低下（眠気，ふらつき等），認知・記憶障害，逆説反応（脱抑制），反跳性不安と依存，呼吸抑制，健忘（前向性）等がある．甲状腺機能障害，呼吸器疾患，カフェイン中毒や薬物などによる不安にベンゾジアゼピンを用いてはならない．また，慢性閉塞性肺疾患や睡眠時無呼吸症の患者では臨床的に問題となる呼吸抑制を起こし得る．さらに，薬物依存

の既往や認知障害，腎疾患，肝疾患，ポルフィリン症，中枢神経系の機能低下，重症筋無力症等には慎重に投与するべきである．

B　アザピロン系薬物

現在国内で使用できる薬物はタンドスピロンのみであるが，心身症の身体症候および精神症状に改善効果があるとされている．ベンゾジアゼピン系薬物に比べ効果の発現が遅く，1〜2週間を要する．セロトニン5-HT_{1A}受容体に選択的作動薬として作用し，亢進している5-HTの活動を抑制する．抗けいれん作用，筋弛緩作用はほとんどなく，依存性，アルコールとの相互作用もみられない．また，ベンゾジアゼピン受容体には作用しないため，ベンゾジアゼピン系薬物の離脱症状の予防には効果がない．

副作用として眠気，めまい，ふらつき，肝機能障害，動悸，食欲不振，口渇，便秘，下痢等がある．高齢者では低用量から開始する．神経症では罹病期間の長い（3年以上）症例や重症例，ベンゾジアゼピン系薬物で治療を受けていて効果が不十分な患者では効果が現れにくい．ベンゾジアゼピン系薬物と交叉耐性がないため，ベンゾジアゼピン系薬物から直ちに切り替えると退薬症状が引き起こされるため，徐々に切り替えを行う．

睡眠薬（ベンゾジアゼピン系薬物）

大脳辺縁系と視床下部の活動を抑制することにより不安や緊張を和らげて入眠しやすい状態を作り出す．最高血中濃度到達時間や半減期の長短により使い分けられ，半減期の短い超短時間作用型から長時間作用型まで分類され，入眠困難，中途覚醒，早朝覚醒，混合型等に使い分けられる．バルビツール酸系睡眠薬に比べ依存性も少なく安全であるとされているが，近年，常用量依存の問題や健忘が問題となっており，慎重な使用が求められている．

副作用として持ち越し効果（眠気，頭重感，めまい，脱力感，ふらつき），記憶障害（前向性健忘，情報獲得の障害，エピソード記憶の障害），離脱，反跳現象と常用量依存，筋弛緩作用（ふらつき，脱力），奇異反応などがある．高齢者では睡眠薬を使用する前に睡眠障害の要因についてチェックする．昼寝等による睡眠・覚醒スケジュールの混乱，カフェインやアルコールの摂取，副作用として不眠を生じる薬物の服用等についてチェックする．ま

た，薬物の代謝機能が低下しているため，成人量の薬1／2量を目安にし，代謝物を含めて長時間作用型の睡眠薬では副作用が出現しやすいことに注意する．痒みや痛みを伴う疾患，頻尿，睡眠中に息が止まる，いびき等による中途覚醒等もチェックする必要がある．

抗うつ薬

三環系抗うつ薬，四環系抗うつ薬，SSRI，SNRIなどの抗うつ薬が使用されることもある．三環系抗うつ薬では心毒性に十分注意が必要であり，SSRIでは消化器症状が出やすいことやactivation syndrome（賦活症候群），減薬時の離脱症状に注意が必要である．

薬物治療

過敏性腸症候群に対する薬物療法

過敏性腸症候群は器質的な異常がみられないにもかかわらず，腹痛を伴った便通異常をきたす疾患といわれている．病態としては，腸管の異常運動，腸管の疼痛閾値の低下，心理的問題の3点が相互に作用していると考えられている．薬物療法としては，抗不安薬，抗うつ薬の投与を行い，SSRIも用いられる．また，三環系抗うつ薬は抗コリン作用により腸管の異常運動を抑制する．

狭心症に対する薬物療法

心臓神経症では，胸痛や胸部圧迫感が，本当の狭心痛なのか判断がつきにくく，抑うつ状態により狭心痛が起きることもある．狭心症の発作に対する予期不安を軽減するために抗うつ効果をもった抗不安薬（ロラゼパム，アルプラゾラム）を用いる．

気管支喘息に対する薬物療法

気管支喘息の患者では，うつ症状がみられる場合が多く，その原因として喘息の症状によるうつ状態の場合，ステロイドの使用によるうつ状態の場合などが考えられる．このような場合，抗うつ薬を用いるが，抗コリン作用の

強い薬物では注意が必要で，三環系抗うつ薬よりも四環系抗うつ薬が使いやすく，SSRI，SNRIはさらに副作用が少なく使用しやすいと言われている．

過換気症候群に対する薬物療法

必要以上に急激に呼吸が速くなり，換気過剰になる状態を過換気発作という．息苦しさ，動悸，胸の圧迫感，めまいなどが生じ，このまま死んでしまうのではないかと強い不安を感じる．発作に対する予期不安も強く，パニック障害と同じような症状を起こす．1次選択薬としては，高力価のベンゾジアゼピン系薬物，2次選択薬として三環系抗うつ薬，SSRI，SNRIなどを用いる．

その他

上記疾患以外にも，不眠，頭痛，本態性高血圧，消化性潰瘍，痙性斜頸，過食症などがあり，必要に応じて抗不安薬，抗うつ薬，β遮断薬などが用いられる．

服薬指導の留意点

心身症として管理が必要な疾患としては，慢性胃炎，消化性潰瘍，過敏性腸症候群，気管支喘息，過換気症候群，本態性高血圧症，低血圧症，狭心症，月経障害，緊張性頭痛，書痙，自律神経失調症，更年期障害，眼精疲労などがある．また，身体症状を前景とするうつ病を軽症うつ病または仮面うつ病といい，身体的な症状として倦怠感，疲労感，食欲不振，悪心，口内の苦み，便秘，睡眠障害，肩こり，不定な痛み，頭痛，頭重感，めまい，しびれなどが多くみられる．うつ病と異なり，精神症状は一見明らかにみられず，睡眠障害，食欲不振，倦怠感などが中心症状となる．

薬物療法については十分な説明が必要であり，薬物療法で必ず症状が軽くなることを保証する．そのためには患者教育が重要で，薬物に関する説明を十分することで安心し，効果を実感することができるという．他の精神科疾患でも同様であるが，患者の訴えに良く耳を傾け，支持的に接することが求められる．

文献

1) 遠藤　洋ほか：神経症・心身症. 薬局, 61（増）：1555-1563, 2010.

C　人格障害

精神医学の基本

定義・疫学

🅐 DSM-Ⅳ-TRにおける概念

　人格障害とは，偏った考え方や行動パターンのため，家庭生活や社会生活に支障をきたした状態のことをいう．

　わが国で，人格障害という言葉が用いられるようになったのは，米国精神医学会の診断基準である「DSM-Ⅲ：精神障害の分類と診断の手引き」が翻訳されてからである．DSM-Ⅱ以前は，personality disorderは「人格異常」と訳され統合失調症や神経症などの精神障害と同列に置かれて，これを主として扱うのは，犯罪，非行，問題行動などを扱う特殊な臨床家・学者らに限られていた．しかし，DSM-Ⅲ以後，「多軸診断評定」（P.165「DSMの多軸評定による診断の意義」参照）のⅡ軸に独立して扱われるようになったため，臨床医は「人格障害」を念頭において診断を行うことになり，境界性人格障害，自己愛性人格障害などとして，精神医学の臨床場面に登場することになった．

　DSM-Ⅳ-TRの，人格障害の全般的診断基準を（**表2-23**）に示す．

　ここで重要なのは，精神病や脳器質性障害のように，世界中の人類に共通するところが多い疾患とは異なり，神経症や人格障害は，文化による差異を無視できないところである．また，**表2-23**のCの項目に記載があるように，自らがその人格障害のために悩むか社会を悩ませているという事実があることである．

　「人格障害」は，英語の「personality disorder」の訳語として使われて

表2-23 DSM-Ⅳ-TRにおける人格障害の全般的診断基準

A	その人の属する文化から期待されるものより著しく偏った，内的体験および行動の持続的様式．この様式は以下の領域の2つ（またはそれ以上）の領域に現れる． （1）認知（すなわち，自己，他者，および出来事を知覚し解釈する仕方） （2）感情性（すなわち，情動反応の範囲，強さ，不安定性，および適切さ） （3）対人関係機能 （4）衝動の制御
B	その持続的様式は柔軟性がなく，個人的および社会的状況の幅広い範囲に広がっている．
C	その持続的様式が，臨床的に著しい苦痛，または社会的，職業的，または他の重要な領域における機能障害を引き起こしている．
D	その様式は安定し，長期的に続いており，その始まりは少なくとも青年期または成人期早期までさかのぼることができる．
E	その持続的様式は，他の精神疾患の表れ，またはその結果ではうまく説明されない．
F	その持続的様式は，物質または一般身体疾患によるものではない．

（文献1）より引用）

いる．しかし，日本語の「人格」は単なる「人の性質」以上に「人間」としての倫理観，道徳と結びついているため誤解をうけやすい．最近では，「パーソナリティ障害」あるいは「パーソナリティ機能障害」と呼ぶようになってきている．パーソナリティとは単に「性格」というだけでなく，他の人や周囲で起こったできごとと，どのように向き合いかかわっていくかなど，その人の考え方や行動パターン全体を示す．パーソナリティ障害とは，パーソナリティがうまく機能せず社会に不適応を起こす状態を言う．したがって，対人関係がうまくいかず，多くのトラブルを起こす．また，生まれつきだから変わることがない性格の歪みといったものではなく，子供から大人に成長する過程で大人の人格に到達することができていないという意味の「パーソナリティ障害」と説明できる．

B 分類

DSM-Ⅳ-TRでは，人格障害は大きく3つに分類している（図2-19参照）．A群には「妄想性人格障害，シゾイド人格障害，統合失調症型人格障害」が含まれ，風変わりな考え方や行動が特徴的な人格障害である．B群には「反社会性人格障害，境界性人格障害，演技性人格障害，自己愛性人格障害」が

図2-19 人格障害の3つの分類（DSM-Ⅳ-TR）

A群　風変わりな考え方や行動が特徴
・妄想性人格障害
・シゾイド人格障害
・統合失調症型人格障害

B群　感情が激しく，不安定
・反社会性人格障害
・境界性人格障害
・演技性人格障害
・自己愛性人格障害

C群　不安が強い
・回避性人格障害
・依存性人格障害
・強迫性人格障害

（文献1）より引用）

含まれ，感情が激しく，不安定なタイプで，移り気で行動も劇的なため，周囲の人が巻き込まれやすい．C群には，「回避性人格障害，依存性人格障害，強迫性人格障害」が含まれ，不安と恐怖が強いタイプの人格障害である．

実際の臨床場面で多くみられるのは，境界性人格障害や自己愛性人格障害で，特に境界性人格障害は近年増加していると言われている．

● 疫学

アメリカの研究では，境界性人格障害の有病率は0.7～2.0％，精神科に通院している患者のうち境界性人格障害の有病率は11～34％，精神科に入院している患者のうち境界性人格障害の有病率は20～60％といわれている．

妄想性人格障害の有病率は0.5～2.5％．また，人格障害の中で依存型人格障害の占める割合は2.5％といわれている．いずれも海外の報告である．

● DSMの多軸評定による診断の意義

多軸評定では，精神疾患を数個の軸にして評定を行う．各軸はそれぞれ異なった情報に関するもので，臨床家が治療計画を立てたり転帰を予測したりするのに役立つ．DSM-Ⅳの多軸分類には5つの軸がある（表2-24）．

Ⅰ軸は臨床疾患，たとえば「統合失調症」「うつ病」「双極性障害」などである．Ⅱ軸は人格障害と精神遅滞の診断を記録しておく．Ⅲ軸は一般身体疾患，Ⅳ軸は心理社会的および環境的問題で，精神疾患の診断，治療，予後に影響するものを記録しておく．Ⅴ軸は機能の全体的評価となっている．この評価には「機能全体的評価（GAF）」を用いる．

たとえば，Ⅰ軸に「うつ病」の診断が入り，Ⅱ軸に「人格障害」もしくは

表2-24 DSM-Ⅳにおける多軸評定

Ⅰ軸	臨床疾患
Ⅱ軸	人格障害　精神遅滞
Ⅲ軸	一般身体疾患
Ⅳ軸	心理社会的および環境問題
Ⅴ軸	機能の全体評定（GAF）

（文献1）より引用）

「精神遅滞」の診断の有無が入る．Ⅲ軸には「高血圧」，Ⅳ軸には「失業」などが入る．このように，Ⅰ軸の診断と別に，それぞれの軸の情報が，治療効果や治療方針に役立っていく．また，Ⅱ軸に「人格障害」の要素を評価することで患者への対応がより明確になる．もちろんⅠ軸の診断がなく，Ⅱ軸の「人格障害」の病名で治療がなされることもある．

すべての臨床医がこの「多軸評定」を受け入れているわけではないが，人格障害の患者を診ていくうえでは，有用であると考える．

成因

人格障害の成因は複数あり，それが複雑に影響しあっているといわれている．①生まれ持った要因，②脳の発達障害，③環境・育て方，④社会環境・時代背景，⑤急激な変化などがあげられる．しかし，治療にあたって本人や家族，周囲の人にとって重要なのは，原因追及よりもこれからどうすればよいかを考えることである．

病態・症状

人格障害の病態は明らかではない．脳内のセロトニンの機能低下やノルアドレナリン神経伝達系の異常という報告もあるが，一定の見解は得られていない．

それぞれの人格障害の症状を見ていくと，妄想性人格障害，シゾイド人格障害，統合失調型人格障害で認められる一過性精神病様症状（妄想反応様症状など），反社会性人格障害，演技性人格障害，自己愛性人格障害で認めら

れる衝動性・攻撃性，情緒不安定性，そして回避性人格障害，依存性人格障害，強迫性人格障害で認められる不安症状，恐怖症状などがある．境界性人格障害は，情緒不安定性を中心症状として認めながらも，妄想反応様／一過性精神病質様症状，衝動性，抑うつ感，不安症状・恐怖症状と症状が多岐にわたる傾向がある．

以下にそれぞれの人格障害の特徴を示す．

A A群人格障害

①妄想性人格障害：
- 疑り深く，容易に人を信じない
- 愛憎が表裏一体で，裏切りを恐れている
- 些細なことで訴訟を起こしたりする

②シゾイド人格障害：
- 人と接触しようとしない
- 感情の幅が狭くよそよそしさを感じさせる
- ときには家族とさえ親密な関係をつくろうとしない

③統合失調型人格障害：
- 人とペースを合わせるのが苦手
- 外の世界にあまり関心がない
- 親しい関係を築くことが苦手
- 行動パターンが異なり，奇妙である

※妄想性・シゾイド・統合失調型人格障害は，本人の問題意識がないため受診に至ることが少ない．

B B群人格障害

①境界性人格障害：境界性人格障害は，以前は神経症と精神疾患の中間（境界）の症状と考えられていた．現在では，そのどちらでもないことがわかってきたが「境界」という名称だけが残っている．

- **見捨てられることへの不安**

幼いころに，「親から捨てられるのではないか」というおそれを感じ，成長しても，心の奥底には「見捨てられ不安」が刷り込まれている．しかし，

実際には育児放棄などの問題があった例は，実際には多くない．むしろ，親が忙しかったり，余裕がないために子供を受け止められなかったりするなどの，愛情の行き違いが，患者の心のなかに幻想として残る．友人とのけんかなど，日常の小さな出来事をきっかけに，強い不安が噴出し問題行動を起こす．

・**自分の中に両極端の自分がいる**

　だれでも，良い部分と悪い部分があるが，成長過程でそれらは一体化する．ところが境界性人格障害では，良いところと悪いところが分かれていると考えられている．たとえば，普段は大人で良い人が，ふとした拍子に，悪い自分や幼い自分が出現し，その代わり方が激しく周囲を驚かす．また，人に対する評価も白か黒かの極端な評価をし，自分を受け入れてくれる人には，全幅の信頼をよせ，もたれかかるようになる．しかし，相手が否定的だと同じ相手でも一変して攻撃の対象となる．

・**問題行動が多発して周囲が巻き込まれる**

　不安やうつうつとした気持ち，あるいは憎悪や怒りを言葉で表すことができず，激しい行動を起こす．

　　※自分を傷つける行動（リストカット，繰り返される自殺企図，過食・自己嘔吐）

　　※破壊的行動（暴力，ケンカ）

　　※依存的行動（大量服薬，薬物やアルコール依存，性的逸脱）

・**人を引き付けようとして人間関係を混乱させる**

　自分の周囲に見方を作っておこうとして「対人操作」をする．たとえば，自分に同情的な人をそばにひきつけるために相談を持ちかけたり，周囲の人間関係をこじらせるような話をしたりする．

　②**自己愛性人格障害**：自己愛性人格障害も最近増加の傾向があると言われている．

　自己愛性人格障害は，ありのままの自分を好きになれない状態で，そのため他人を好きになることや愛することがむずかしくなってしまう傾向がある．

・**両極端の自分しかイメージできない**

　他人の評価を気にし，他人から賞賛されることに自分の存在価値を見出し，逆に，批判されると相手を攻撃する．また，うまくいかないと，自分は

敗者で人に見下される存在だと考え，ひどく落ち込む．他人から批判されると，怒りや暴力・破壊行動に訴える．うまくいかないときは，うつや引きこもりとなる．

- **等身大の自分が存在しない**
  平凡な自分が受け入れられず，自分はほかの人とは違うと思っている．
- **地道な努力は意味がないと思っている**
- **結果がすべてと考える**
  手段やプロセスに目を向けない．
- **努力しないことが自分の能力を証明していると信じている**

　③演技性人格障害
- **注目をあびていたい**
  目立ちたがりやで，人の気を引くためにうそをついたり，演技したりする．
- **自分の感覚が希薄**
  相手に合わせたり，流行を追いかけたりする気持ちが強いく，自分自身がどんな人間であるかはっきりわからない．

　④**反社会性人格障害**：ほかの人格障害と違い，18歳以上の人に診断がつく．18歳未満では「行為障害」として発達障害の一種に分類される．この疾患の背景には，不安定な環境での生育や発達障害が適切に対処されなかったことが関係していると考えられている．
- **子供のときにも問題を起こしている**
  無断欠席，家出，喧嘩などルールを守らない傾向がある．
- **うそをつく・自己中心的・誇大的・人を信じない**
- **他人への愛情が乏しく，責任感が希薄**

● C群人格障害

　①**回避性人格障害**：
- 実行する前にあきらめる．
- 実行すると後悔する．

　②**依存性人格障害**：
- 自分では答えが出せない．
- 誰かといないと不安になる．

③強迫性人格障害：
・自分のルールにこだわる．
・いい加減さ，ミスが許せない．
　※回避性人格障害，依存性人格障害，強迫性人格障害は，日本では多くの人が当てはまるが，多少の不便はあっても社会生活に支障がなければ治療の対象にならない．逆に程度が重いと引きこもりの原因になる．

診断

　人格障害の診断は必ずしも容易ではない．診断基準にあげられている特徴にしても，認知，感情性，対人関係性，衝動の制御にまたがり多様な現れ方をするからである．また，臨床家の主観的感情や態度が診断に影響することが多い．AllnuttとLinksは特定の人格診断とその至適診断基準には3つの段階があるとしている．
（1）人格障害の存在が疑われる可能性の認知
（2）臨床面接の場面で「至適診断基準」（表2-25）を活用する
（3）臨床面接の後で，疑われる人格障害があった場合にはDSM-Ⅳの特定の人格障害の診断基準を用いて診断を確定する．（表2-26，表2-27参照）

Ⓐ 人格障害の診断

　人格障害の診断で重要な点は，人格障害の問題はすべて周囲の人や物事の関係で生まれることである．人格障害の診断には，「本人が苦痛を感じているか」「周囲との摩擦が大きいか」といったことに不便さを感じていることが前提となる．したがって，本人が治したいと思っている場合は治療対象となるが，自分自身が不自由を感じず，周囲との摩擦がなければ，障害があるとはいえない．
　人格障害の患者が受診するときは，抑うつ，不安，イライラ，不眠などを主訴とすることが多い．人格障害はいくつかに分類されているが，複数の人格障害の症状が重複することもある．
　人格障害の診断には，場合によっては診断に必要な質問票を用いることもある．また，時間をかけて経過を観察し診断するに至る．鑑別診断として，

表2-25 DSM-Ⅳにおける人格障害のための至適診断基準（Allnutt&Links，1996）

人格障害	至適基準
反社会性	犯罪的，攻撃的，衝動的，無責任な行動
回避性	批判，不承認あるいは拒絶と恐れ，重要な対人接触のある職業活動からの回避
境界性	実際のあるいは空想上の見捨てられを回避するための狂気じみた努力
依存性	自分の人生の主要な領域での責任を他者に引き受けてもらおうとする要求
演技性	自分が注目の中心にない状況での不快
自己愛性	自分の重要性についての誇大的感覚
強迫性	課題の完成を求めて邪魔される完全癖を示す
妄想性	十分な根拠がないのに他の人が自分を利用している，傷つけている，あざむいていると疑う
分裂病質	家族を含めて親しい関係を望まない，親しまない
分裂病型	奇異な思考と談話，行動や振る舞いが奇異

（文献2）より引用）

表2-26 DSM-Ⅳ-TRにおける境界性人格障害の診断基準

(1)	現実に，または想像の中で見捨てられることを避けようとするなりふりかまわない努力 注：基準（5）で取り上げられる自殺行為または自傷行為は含めないこと
(2)	理想化とこきおろしと両極端を揺れ動くことによって特徴づけられる，不安定で激しい対人関係様式
(3)	同一性障害：著名で持続的な不安定な自己像または自己感
(4)	自己を傷つける可能性のある衝動性で，少なくとも2つの領域にわたるもの（例：浪費，性行為，物質乱用，無謀な運転，むちゃ食い）
(5)	自殺の行動，そぶり，脅し，または自傷行為の繰り返し
(6)	顕著な気分反応性による感情不安定性（例：通常は2～3時間持続し，2～3日以上持続することはまれな，エピソード的に起こる強い不快気分，いらいら，または不安）
(7)	慢性的な空虚感
(8)	不適切で激しい怒り，または怒りの制御の困難（例：しばしばかんしゃくを起こす，いつも怒っている，取っ組み合いの喧嘩を繰り返す）
(9)	一過性のストレス関連性の妄想様観念または重篤な解離性症状

対人関係，自己像，感情の不安定および著しい衝動性の広範な様式で，成人期早期までに始まり，種々の状況で明らかになる．以上のうち5つ（またはそれ以上）によって示される．

（文献1）より引用）

表2-27 DSM-Ⅳ-TRにおける自己愛性人格障害の診断基準

(1)	自己の重要性に関する誇大な感覚(例:業績や才能を誇張する,十分な業績がないにもかかわらず優れていると認められることを期待する)
(2)	限りない成功,権力,才気,美しさ,あるいは理想的な愛の空想にとらわれている.
(3)	自分が"特別"であり,独特であり,他の特別なまたは地位の高い人達に(または施設で)しか理解されない,または関係があるべきだ,と信じている.
(4)	過剰な賞賛を求める.
(5)	特権意識,つまり,特別有利な取り計らい,または自分の期待に自動的に従うことを理由なく期待する.
(6)	対人関係で相手を不当に利用する,つまり,自分自身の目的を達成するために他人を利用する.
(7)	共感の欠如:他人の気持ちおよび欲求を認識しようとしない,またはそれに気づこうとしない.
(8)	しばしば他人に嫉妬する,または他人が自分に嫉妬していると思い込む.
(9)	尊大で傲慢な行為,または態度

誇大性(空想または行動における),賞賛されたいという欲求,共感の欠如の広範な様式で,成人期早期までに始まり,種々の状況で明らかになる.以上のうち5つ(またはそれ以上)によって示される.
(文献1)より引用)

「うつ病」「双極性障害」「統合失調症」などがあげられるが,いずれにしても確定診断は慎重にすべきである.

治療

人格障害の治療では,「精神療法」「家族療法」「薬物療法」」などがあげられる.その中で,精神療法が治療の中心的な役割を担う.薬物療法は症状をやわらげるために使われ,あくまで補助的治療となる.また,境界性人格障害,自己愛性人格障害で,問題行動が激しく,興奮が鎮まらないときや,健康状態に問題が生じたときは入院が必要となる場合もある.

さらに,人格障害では,患者だけでなく,家族にも偏りがあることがある.こうした場合は,家族療法により家族が自分の考え方や行動のパターンを見直すことで,患者への接し方の気付きにつながり,患者と家族の関係が良好となることで治療へつなげることができる.

治療薬・薬物治療

抗精神病薬

抗精神病薬の人格障害で期待される臨床効果は多岐であるが，統合失調症における「ドパミン仮説」に関連があるとすれば，抗精神病薬の一部症状に有用性が予想される．
（1）一過性の精神病症状・妄想反応様症状（境界性人格障害）
（2）周囲に対する疑い深さ（統合失調症型人格障害など）
（3）衝動性，攻撃性（境界性人格障害，自己愛性人格障害，反社会性人格障害など）
（4）感情不安定，不機嫌（境界性人格障害，統合失調症型人格障害）

抗うつ薬

三環系抗うつ薬のアミトリプチリンは，境界性人格障害の抑うつ感，衝動性について効果が確認されている．しかし，大量服薬時の致死的危険性の可能性を考慮しておかなければならない．

SSRIについては，境界性人格障害に伴う抑うつ感，衝動攻撃性，および周囲への敵意，対人面での接触障害に有効である可能性がある．しかし，不安に対する有用性ははっきりしていない．

抗てんかん薬（気分安定薬として）

カルバマゼピンおよびバルプロ酸ナトリウムは，境界性人格障害において感情の不安定性，不安症状，衝動・攻撃性に有効であるとされている．バルプロ酸ナトリウムの人格障害に対する有用性の報告は多くないが，境界性人格障害において衝動・攻撃性，不安症状に有効であるという報告がある．

抗不安薬（ベンゾジアゼピン系薬物）

不安を主症状とする回避性人格障害，依存性人格障害，強迫性人格障害における抗不安薬の有効性は予測されるとこだが，これらの人格障害に伴う不安症状は，衝動性，攻撃性を合わせ持つ傾向が多く，その選択は慎重に行うべきである．ベンゾジアゼピン系抗不安薬は脱抑性を認めるため，衝動性の

ある患者への使用は避けるべきである．

典型的な処方とその解析

攻撃性，衝動性が前景にある症例

Rp.1

バルプロ酸ナトリウム200mg	1回1錠（1日2錠） 1日2回　朝・就寝前
トラゾドン塩酸塩50mg	1回1錠（1日1錠） 1日1回　就寝前

Rp.2

リスペリドン3mg錠	1回1錠（1日2錠） 1日2回　朝・夕食後
フルボキサミン塩酸塩錠50mg	1回1錠（1日2錠） 1日2回　朝・夕食後
ビペリデン錠1mg	1回1錠（1日2錠） 1日2回　朝・夕食後

　攻撃性，衝動性が前景にある症例に対しては，鎮静目的で気分安定薬のバルプロ酸ナトリウムや抗精神病薬のリスペリドンを投与する．またSSRIのフルボキサミンも衝動性のコントロールをするために使用されることがある．

薬物治療のポイント

- バルプロ酸ナトリウムの投与量は，通常気分安定薬として用いる用量と同様である．
- 睡眠のコントロールにベンゾジアゼピン系の睡眠薬をまったく使用できないわけではないが，脱抑性により衝動性を悪化させることがあるので注意が必要である．
- Rp.1では睡眠のコントロールにトラゾドンを投与している．
- 抗精神病薬を投与する際には，統合失調症の治療と同様，薬原性錐体外路症状や高血糖，体重増加などに注意が必要である．

不安・抑うつ症状が前景にある症例

Rp.1

デュロキセチン塩酸塩カプセル20mg	1回3カプセル（1日3カプセル） 1日1回　朝食後
カルバマゼピン錠200mg	1回2錠（1日4錠） 1日2回　朝・夕食後
フルニトラゼパム錠2mg	1回1錠（1日1錠） 1日1回　就寝前
トラゾドン塩酸塩錠25mg	1回1錠（1日1錠） 1日1回　就寝前

Rp.2

アモキサピンカプセル25mg	1回1カプセル（1日3カプセル） 1日3回　毎食後
バルプロ酸ナトリウム錠200mg	1回1錠（1日3錠） 1日3回　毎食後
トラゾドン塩酸塩錠25mg	1回1錠（1日1錠） 1日1回　就寝前

不安に対しては気分安定薬のバルプロ酸ナトリウム，抑うつに対しては抗うつ薬のアモキサピンやトラゾドンが処方される．用法・用量とも，通常の治療に使用されるものと同様である．

薬物治療のポイント

- 不安・抑うつ症状が前景にある場合，抗うつ薬を使用することがあるが，ときに衝動的に大量服薬に走ったり，特定の人に対して攻撃的になったりすることもあるので抗うつ薬の選択や用量，投与日数にも気を配る必要がある．
- アモキサピンはアミトリプチリンやイミプラミンなどに比べ，大量服薬した時に心毒性は低いものの中枢神経毒性があり，けいれんや昏睡状態を引き起こすことがあるので注意が必要である．

■ 一過性の精神病症状・妄想様反応症状が前景にある症例

Rp.1

ペロスピロン水和物錠4mg　1回1錠（1日2錠）
　　　　　　　　　　　　1日2回　朝・夕食後

薬物治療のポイント

- 統合失調症型人格障害に現れる「周囲に対する疑い深さ」などの症状にも抗精神病薬が処方される．
- 抗精神病薬を処方するにあたり，錐体外路系の副作用の発現，および統合失調症患者に投与するときと同様に各抗精神病薬の副作用には十分注意が必要である．

服薬指導の留意点

■ 患者に対して

- 水で飲む→アルコールで飲んだりしないように説明する．
- 量を守る→自分勝手に量を調節しないように説明する．特に飲みすぎに注意．長期処方をしない．
- ほかの薬をむやみに併用しない→鎮痛剤などを常用していないか事前に確認し，併用したい薬があるときは，相互作用がある可能性があるので，薬剤師に問い合わせをするなどして対応することを説明する．
- 他の医療機関で処方は受けない→精神科の重複診療や，内科などで睡眠薬などの処方を受けたりしないよう注意をする．
- 自己中断しない→薬によっては中断症状が出ることがあるので自己中断しないよう説明する．

■ 家族に対して

- 干渉しすぎず，放置しない→基本的には自己管理をさせる．しかし，ルールが守れないときは家族管理とする．
- 代わりに薬をとりにいかない→受診することが大事な治療となるので，本人が受診することが基本であることを説明する．

人格障害の治療において「薬物療法」は，補助的に使われるものであるが，薬物に対して過度な期待をもたせたり，薬は効かないと拒否したりしないよう，薬の役割をしっかり伝えておくことが重要である．

　患者が大量服薬を繰り返したり，患者に暴言を浴びせられたりすると，患者に対して陰性感情を持ちやすいが，人格障害の患者の治療には時間が必要なので，患者と一定の距離間を保ちながらも治療の継続が確保されるような関わりが必要である．特に境界性人格障害の患者に対しては，よいときも，悪いときもできるだけ一定の態度で接することである．患者に同情しすぎたり患者のペースに合わせてしまったりすると，たちまち患者のペースに巻き込まれてしまうことになる．つねに，冷静に患者に対応し言葉をかけ，よいときも悪いときも，同じ態度で接することで，長く支えになることができる．

参考文献

1) American Psychiatric Association：DSM-Ⅳ-TR精神疾患の分類と診断の手引，医学書院，2003．
2) 松下正明ほか編：臨床精神医学講座7　人格障害，中山書店，1998．
3) 岡田尊司：パーソナリティ障害　いかに接し，どう克服するか，PHP研究所，2004．
3) 市橋秀夫監修：パーソナリティ障害（人格障害）のことがよくわかる本，講談社，2006．

4 薬物依存症

A 薬物依存症のしくみ

精神医学の基本

定義

　世界保健機関（WHO）において薬物依存とは「生体と薬物の相互作用の結果生じた生体の精神的もしくは精神的・身体的状態を指し，薬物の精神状態に及ぼす効果を反復体験するために，また，ときには退薬による苦痛から逃れるために，薬物を絶えず衝動的に求める行為あるいは薬物の使用による反応」であると定義されている．すなわち，依存性薬物を反復的に使用した結果，脳内報酬系に慢性的な異常変化をきたして薬物摂取を渇望（精神依存）するようになった状態，さらに耐性と薬物使用中止に伴う離脱（退薬）症状（身体依存）を生じるものである．

疫学

　国立精神・神経センター精神保健研究所薬物依存研究部が2008年度に実施した「全国の精神科医療施設における薬物関連精神疾患の実態調査」によると，覚せい剤の症例が52.1％と最も多く，有機溶剤の症例14.1％と合わせると全体の2/3を占める．有機溶剤の症例数は減少傾向にあるが，入手のしやすさなどから薬物乱用への入門薬としての役割は依然として軽視できない状態である．また，睡眠薬の症例と抗不安薬の症例を合わせた鎮静薬関連の症例の割合は徐々に増加の傾向が認められる．

成因

薬物乱用から薬物依存への道をたどることが多い（図2-20）．

Ⓐ 薬物乱用

薬物を社会的許容から逸脱した目的や方法で自己使用することをいう．社会的許容から逸脱すれば，1回の使用であっても乱用である．

Ⓑ 薬物依存

薬物乱用の繰り返しにより，やめようと思ってもやめられない状態をいう．その結果として生じる薬物の強迫的な欲求を渇望，薬物を求める行為を薬物探索行動と呼ぶ．薬物依存は，①精神依存，②身体依存，③耐性の3要素から成っている．

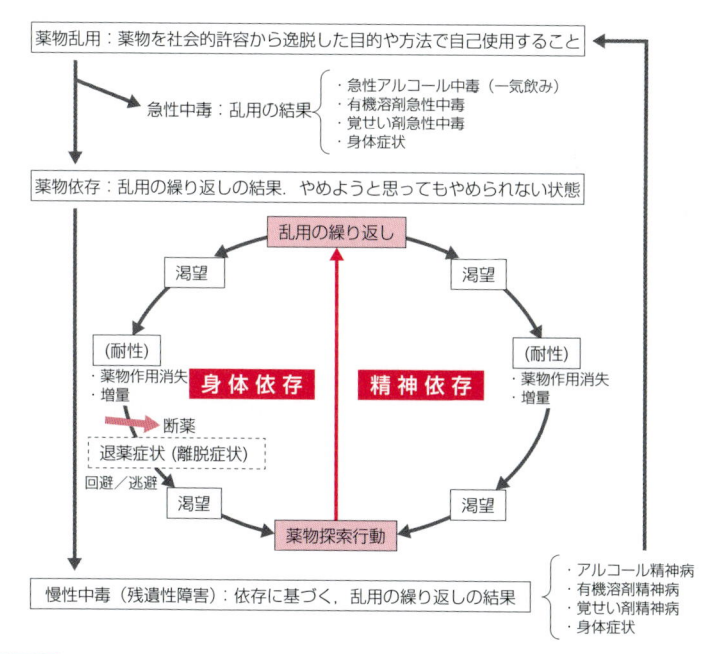

図2-20 薬物乱用・薬物依存・薬物中毒の関係とその悪循環精神
（和田　清編：精神医学レビュー No.34 薬物依存，ライフ・サイエンス，2000より引用改変）

① **精神依存**：薬物の特定の作用を経験するために，薬物を摂取することに強い欲求または執着をもつようになった状態をいう．

② **身体依存**：薬物が生体内に持続的に存在することで，それに生体が適応している状態をいう．身体依存が形成された状態で薬物の摂取を中止・減量または拮抗薬を投与すると，不快な生体反応を示す（離脱症状・退薬症状の発現）．

③ **耐性**：薬物を反復的に摂取しているうちに，効果が減弱してくることをいう．薬物の摂取量を増やさないと初めと同じ効果が得られなくなる．

また，薬物依存は1）薬物の特性，2）個体要因，3）環境要因が相互に作用して成立する．

1）薬物の特性：すべての薬物に依存を生じるわけではない．中枢神経系に興奮的あるいは抑制的に作用し，少なからず精神状態を変容させ，一時的に生体に対して快楽を感じさせる薬物（依存性薬物）に限られる．

2）個体要因：遺伝的素因，年齢，性別（男性が多い），学歴，職業，性格特性などがあるが，その中でも，遺伝的素因は非常に強い因子である．

3）環境要因：家庭環境として，養育環境，教育環境，ストレス，経済状態などがある．

社会環境として，薬物の入手しやすさ，就学・就労状況，仲間集団，薬物摂取状況，社会不安などがある．

依存性薬物

依存の対象となる薬物は，治療薬物，市販薬物，違法薬物，嗜好品など多岐にわたる．最近では脱法ドラッグの使用も社会問題となっている．依存性薬物は，中枢神経系興奮薬（コカイン，覚せい剤など）と中枢神経系抑制薬（モルヒネ，アルコールなど）に大別される．精神依存は依存性薬物に一般的に認められるが，身体依存は中枢神経系抑制薬で強く，中枢神経系興奮薬にはないとされている．

Ⓐ 依存性薬物の作用点（図2-21）

腹側被蓋野（VTA）から側坐核（NAc）に投射する中脳辺縁系ドパミン作動性神経系は脳内報酬回路を構成する重要な神経系の1つであり，依存性

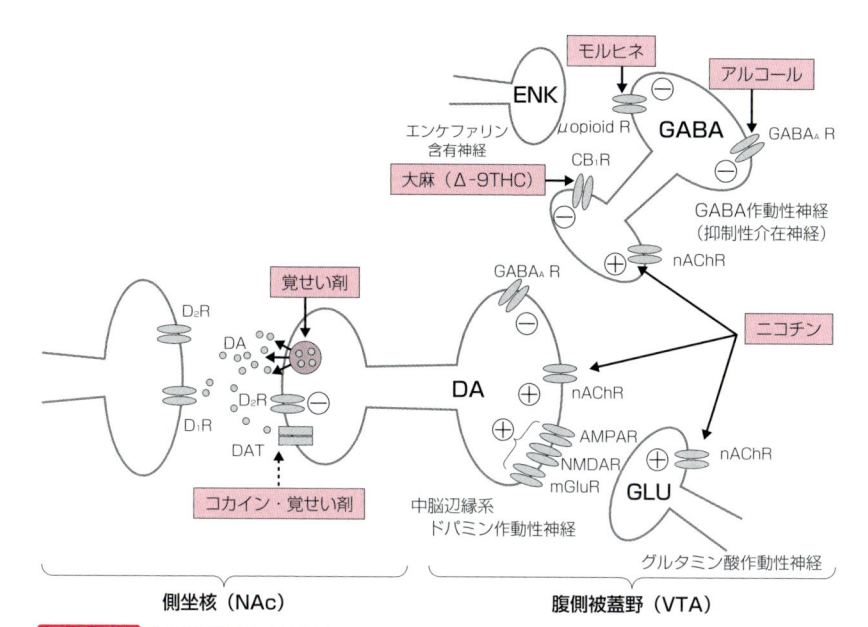

図2-21 依存性薬物の作用点

GABA：γ-アミノ酪酸，DA：ドパミン，GLU：グルタミン酸，Δ^9-THC：Δ^9-テトラヒドロカンナビノール，ENK：エンケファリン．
μopioid R：μオピオイド受容体，$GABA_A R$：$GABA_A$受容体，CB_1R：カンナビノイド$_1$受容体，nAChR：ニコチン性アセチルコリン受容体，AMPAR：α-アミノ-3-ヒドロキシ-5-メチル-4-イソオキサゾールプロピオン酸型グルタミン酸受容体，NMDAR：N-メチル-D-アスパラギン酸型グルタミン酸受容体，mGluR：代謝型グルタミン酸受容体，D_1R：ドパミンD_1受容体，D_2R：ドパミンD_2受容体，DAT：ドパミントランスポーター．
⊕：神経に対して興奮性に働く，⊖：神経に対して抑制性に働く．

(Wolf ME：LTP may trigger addiction. Mol Interv, 3：248-252, 2003 より引用改変)

薬物は中脳辺縁系ドパミン作動性神経系を活性化して報酬効果を示す．

　①**中枢神経系興奮薬**：覚せい剤およびコカインはドパミントランスポーターに作用し，ドパミン作動性神経を興奮させる．MDMA（3,4-メチレンジオキシメタンフェタミン）はドパミン放出促進作用に加え，強力なセロトニントランスポーター阻害作用によりドパミン作動性神経とセロトニン作動性神経を興奮させる（セロトニン放出促進＞ドパミン放出促進）．幻覚薬（LSD）はセロトニン作動性神経を抑制させる．その結果，側坐核におけるドパミン$D_{1/2}$受容体への神経伝達を高める．一方で，前シナプスのドパミンD_2自己受容体への刺激は，中脳辺縁系ドパミン作動性神経の発火を抑制す

る．覚せい剤はドパミン放出促進作用やモノアミン酸化酵素（MAO）阻害作用も有する．

　LSDはセロトニンと類似した化学構造をもち，さまざまなセロトニン受容体のサブタイプに結合することで，セロトニンの作用を阻害する．

　ニコチンはニコチン性アセチルコリン受容体（nAChR）を介してドパミンやグルタミン酸の放出を促進させる．

　②**中枢神経系抑制薬**：ベンゾジアゼピン系抗不安薬・抗けいれん薬・睡眠薬はGABA$_A$受容体のベンゾジアゼピン結合部位に作用することによりGABA$_A$受容体の機能を高め，GABAの作用を増強させる．アルコールもGABA$_A$受容体を介して抑制系の作用を増強させる．抑制性GABA作動性神経が抑制されると，脱抑制により中脳辺縁系ドパミン作動性神経は活性化され，投射先である側坐核の神経終末からはドパミンが放出される．

　大麻の主成分であるΔ^9-テトラヒドロカンナビノール（Δ^9-THC）は，前シナプスに局在するカンナビノイド受容体に結合することで，アルコールと同様に，GABA作動性神経からのGABAの放出を抑制させ，側坐核でのドパミン放出を促進すると考えられている．

　有機溶剤は脳幹網様体賦活系を抑制する作用がある．

ⓑ 精神依存と身体依存の形成機序

　①**精神依存**：依存性薬物の作用脳部位および作用点は異なるが，これらは，直接的あるいは間接的に腹側被蓋野から側坐核へと投射するドパミン作動性神経を中心とする脳内報酬系を賦活化させる．その結果，非常に強力な陶酔感や多幸感をもたらす．繰り返し摂取することで，脳内の神経機能に異常が生じ，この感覚が忘れられなくなり，精神依存に陥ると考えられている．

　なお，除痛を目的としてオピオイド鎮痛薬の投与を受けているがん患者には精神依存が形成されないことが報告されている．これは成人にも小児にも共通した所見である．

　②**身体依存**：主に中枢神経系抑制薬によって形成される．中枢神経系抑制薬の服用により，脳の機能は強く抑制される．しかし，脳は正常な機能を営むために，代償的に自らの興奮機能を高める．その結果，生体は薬物の影響下にあることに適応した状態となる（身体依存）．この状態で中枢神経系抑

制薬の服用を断ち切ると，興奮と抑制のバランスが崩れ，興奮側に傾く結果，種々の退薬症状が発現すると考えられている．

● 病態・症状

摂取した依存性薬物が，中脳辺縁系の脳内報酬系においてドパミンの放出を促進し，快の感覚を生じ，それが一種の条件づけ刺激となり，薬物依存が形成される．依存性薬物により神経細胞が組織的，機能的に変質して，薬物なしでは正常な状態が保てなくなる場合があり，この現象も薬物依存の形成に大きく関与している．

薬物依存に認められる症状には，①急性中毒症状，②精神依存の表現型としての薬物探索行動，③身体依存の表現型としての各薬物に特有な離脱症状，④薬物の慢性使用による精神障害および身体障害がある．このうち，主な依存性薬物の①と③の主症状を**表2-28**に示す．

①**急性中毒**：乱用による薬物の直接的な薬理作用の結果として生じる．身体症状としては，覚せい剤などの中枢神経系興奮薬では頻脈や呼吸数の増加，散瞳，体温上昇，四肢の冷感などが認められ，モルヒネなどの中枢神経抑制系薬では徐脈，呼吸抑制，縮瞳，四肢の温感が認められる．依存状態の有無にかかわらず，薬物乱用により，誰でもいつでも急性中毒に陥る危険性がある．例えば，アルコールの一気飲みによる意識不明は急性中毒である．

②**薬物探索行動**：薬物入手のために嘘をついたり，多額の借金をしたりする．万引き・恐喝・売春・薬物密売などの事件や犯罪を引き起こす場合もある．

③**離脱症状**：身体依存が形成された状態で，薬物の摂取を急激に中止・減量すると発現する．代表的な症状として，振戦，けいれん発作，せん妄などがある．

④**精神障害・身体障害**：薬物依存に陥っている人がさらに乱用を繰り返した結果として生じる．精神障害としては，幻覚（幻視や幻聴など）・妄想（関係妄想や被害妄想など）などさまざまな精神病症状を示す．原因薬物の使用を中止しても，発現していた症状は自然には消失せず，時には進行性に悪化する．幻覚や妄想を主症状とする覚せい剤精神病や無動機症候群を特徴とする有機溶剤精神病などがその代表である．身体障害としては，肝障害，末梢神経障害などがあげられる．

表2-28 依存性薬物の特徴

中枢作用	薬物のタイプ	精神依存	身体依存	耐性	乱用時の主な症状 催幻覚	乱用時の主な症状 その他	離脱時の主な症状	精神毒性
中枢神経系抑制薬	あへん類（ヘロイン,モルヒネなど）	+++	+++	+++	−	鎮痛,縮瞳,便秘,呼吸抑制,血圧低下,傾眠	瞳孔散大,流涙,鼻漏,嘔吐,腹痛,下痢,焦燥,苦悶	−
中枢神経系抑制薬	バルビツール類	++	++	++	−	鎮静,催眠,麻酔,運動失調,尿失禁	不眠,振戦,けいれん発作,せん妄	−
中枢神経系抑制薬	アルコール	++	++	++	−	酩酊,脱抑制,運動失調,尿失禁	発汗,不眠,抑うつ,振戦,吐気,嘔吐,けいれん発作,せん妄	+
中枢神経系抑制薬	ベンゾジアゼピン類（トリアゾラムなど）	+	+	+	−	鎮静,催眠,運動失調	不安,不眠,振戦,けいれん発作,せん妄	−
中枢神経系抑制薬	有機溶剤（トルエン,シンナー,接着剤など）	+	±	+	+	酩酊,脱抑制,運動失調	不安,焦燥,不眠,振戦	++
中枢神経系抑制薬	大麻（マリファナなど）	+	±	+	++	眼球充血,感覚変容,情動の変化	不安,焦燥,不眠,振戦	+
中枢神経系興奮薬	コカイン	+++	−	−	−	瞳孔散大,血圧上昇,興奮,けいれん発作,不眠,食欲低下	※1 脱力,抑うつ,焦燥,過眠,食欲亢進	++
中枢神経系興奮薬	アンフェタミン類（メタンフェタミン,MDMAなど）	+++	−	+	−※2	瞳孔散大,血圧上昇,興奮,不眠,食欲低下	※1 脱力,抑うつ,焦燥,過眠,食欲亢進	+++
中枢神経系興奮薬	LSD	+	−	+	+++	瞳孔散大,感覚変容	不詳	±
中枢神経系興奮薬	ニコチン（たばこ）	++	±	++	−	鎮静あるいは発揚,食欲低下	不安,焦燥,集中困難,食欲亢進	−

+−：有無および相対的な強さを表す．精神毒性：精神病を引き起こす作用．せん妄：不安,不眠,幻視,幻聴,精神運動興奮.
※1：離脱症状とはいわず，反跳現象という．
※2：MDMAでは催幻覚＋.
（和田　清編：精神医学レビュー No.34 薬物依存，p18，ライフ・サイエンス，2000より引用改変）

治療

①**依存性薬物の中止**：原因薬物の使用を中止し，断薬を継続することが治療の基本となる．

②**精神療法**：薬物療法は補助的療法であり，精神療法（特に，集団精神療法）が治療（回復）の軸となる．自助グループ（ナルコティクス アノニマス：NA）や民間薬物依存回復施設（ダルク：DARC）の利用が有効である．

薬物治療

薬物治療は随伴する精神症状に対して対症療法的に行われる．
　①**幻覚・妄想，精神運動興奮**：ペロスピロン，リスペリドン，クエチアピンなどの抗精神病薬が使用される．
　②**うつ状態**：フルボキサミン，パロキセチンなどの抗うつ薬が使用される．
　③**不安・不眠**：ロフラゼプ酸エチルなどのベンゾジアゼピン系抗不安薬や睡眠薬が使用される．ベンゾジアゼピン系抗不安薬や睡眠薬を投与する場合には治療薬による新たな依存を形成しないように配慮する必要がある．特に，力価が高く，作用時間が短い薬物は，乱用や依存形成の危険性が高いと考えられている．

　代替療法では，依存性が比較的弱い薬物に代替することで，薬物に対する渇望を抑制する．
　①**モルヒネ依存**：オピオイド受容体に親和性があり，半減期の長いメサドン（2012年承認，未発売）が使用される．
　②**ニコチン依存**：$\alpha_4\beta_2$ニコチン受容体作動薬であるバレニクリンが使用される．

薬物治療のポイント
- 覚せい剤の再使用がなくても，飲酒，精神的ストレスで再燃することがある．
- 易再燃性は長期間持続し，再燃を繰り返すたびに難治化していく．
- 再燃の予防には少量の抗精神病薬による維持療法が有効である．

服薬指導の留意点

- 薬物依存症では，しばしばコンプライアンス不良であること．
- 飲酒はさせないようにすること．

B アルコール依存症

精神医学の基本

定義

薬物依存症の一種で，アルコールの反復摂取によって得られる精神的および肉体的な薬理作用に強くとらわれ，自らの意思でアルコール摂取行動をコントロールできなくなり，強迫的にアルコール摂取行動を繰り返す精神疾患である．

疫学

2004年の厚生労働省研究班の推計において，アルコール依存症数は国内に約80万人，依存症の疑いを含めると約440万人存在すると報告されている．そのうち，実際にアルコール依存症として入院・通院して治療を受けている患者数は，2008年の患者調査によると5万人程度（男性：4.1万人，女性：9千人）である．一方，1997〜2007年までの10年間に全国11の専門治療病院での調査におけるアルコール依存症の患者数は，全体で2,119人から2,614人へと約23％増加しており，特に女性の患者数が318人から486人へと約53％も顕著に増加している．20〜24歳の年代でも男性よりも女性の飲酒者の割合が顕著に多いことから，以前より若い女性の飲酒機会が増加しており，今後，飲酒問題の悪化につながる可能性が示唆されている．

成因

アルコールの神経細胞の障害作用，神経幹細胞の分化抑制作用による脳神経回路網の改変が深く関与する．

病態

アルコールを繰り返し多量に摂取した結果，アルコールに対して依存を形成する．

アルコールに関する精神医学的な問題として，①本質的かつ長期的問題と

しての依存症，②急性の病態としての離脱症候群の少なくとも2つあり，いずれも重要な問題である．

Ⓐ アルコール依存症

①**精神依存型**：アルコールに対して精神依存が形成されており，飲酒抑制不能な状態．
②**精神身体依存型**：精神依存に加え，身体依存が形成され，断酒により離脱症状が発現する．
③**身体障害型**：常時相当量の飲酒を行い禁酒ができないため，種々の身体障害（肝障害，消化器系障害，心障害，神経障害）を合併する．

Ⓑ アルコール離脱症候群

①**早期離脱（小離脱）症候群**：最終飲酒4～8時間で発症し，24～48時間でピークとなる．飲酒の渇望とともに，振戦，動悸，頻脈，発汗，血圧上昇，悪寒，頭痛などの自律神経症状や不安，焦燥が発現する．けいれん発作，一過性の錯覚や幻覚，軽い見当識障害が発現する場合もある．
②**後期離脱（大離脱）症候群**：せん妄を伴う離脱状態であり，振戦せん妄と呼ばれる．最終飲酒2～3日で発症し，4～5日でピークとなる．全身性の粗大な振戦，意識変容と錯乱・精神運動興奮，幻覚（幻視が多い），見当識障害，自律神経機能亢進などが認められる．早期離脱症状が先行することが多いが，あまり目立たず，直接，振戦せん妄に移行する場合もあるので注意する．

■ 症状

生体の精神的および身体的機能が持続的あるいは慢性的に障害される．

■ 診断

アルコール依存症は，他の薬物依存症と併せて精神作用物質依存症や物質依存症と呼ばれ，共通の診断基準として，WHOのICD-10の精神作用物質依存症診断基準（表2-29）や米国精神医学会のDSM-Ⅳの物質依存症診断基準がある．これらの診断基準を用いてアルコール依存症の診断をする．な

表2-29 ICD-10によるアルコール依存症の診断基準

過去1年間のある期間に，以下の6項目のうち3項目以上を同時に認められるとアルコール依存症と診断
　①飲酒したいという強い欲望あるいは強迫感．
　②飲酒の開始，終了，あるいは飲酒量に関して，飲酒行動をコントロールすることが困難．
　③飲酒を中止または減量したときの生理学的離脱状態．離脱症状を軽減するか避けるために飲酒することが証拠となる．
　④耐性の証拠（はじめはより少量で得られた飲酒の効果を得るために使用量を増やさなければならない）
　⑤飲酒のために，それに代わる楽しみや興味を次第に無視するようになり，飲酒をせざるを得ない時間や酔いからの回復に要する時間が延長する．
　⑥明らかに有害な結果が起きているにもかかわらず，依然として飲酒する．例えば，過度の飲酒による肝臓障害に気づいているのに飲酒を続ける．

表2-30 飲酒パターン分類

A型：機会飲酒	冠婚葬祭，宴会など	
B型：習慣性飲酒	晩酌，寝酒など	
C型：少量分散飲酒	1人で，日常行動の合間合間に少量飲酒の反復が2日以上にわたる	
D型：持続深酩酊飲酒	1人で，飲んでは眠り，さめては飲むの反復が2日以上にわたる	

以上の4型分類で，アルコール依存症はC，D型の病的飲酒パターンを示す

（小宮山徳太郎：精神神経学雑誌，93：1108-1117，1991より引用）

お，酔って興奮するのは「酩酊の異常」に分類され，アルコール依存症とは区別される．

　検査法には，飲酒パターン分類（表2-30）やCAGEテスト（表2-31）など，各種のスクリーニングテストがあり，これらによってもおおむね診断することが可能である．

治療（図2-22）

　①断酒：アルコール依存症は長期にわたる断酒生活が治療の基本となる．
　②薬物療法：飲酒欲求（精神依存）そのものを抑制する有効な薬物治療法は確立されておらず，断酒の補助的役割（抗酒薬のジスルフィラムやシアナミドによる対症療法）や離脱症状の抑制（ベンゾジアゼピン系薬物などによる薬物治療）を期待して投与を行う．

表2-31 CAGEテスト

①あなたは今までに，飲酒を減らさなければいけないと思ったことがありますか（Cut down）．
②あなたは今までに，飲酒を批判されて腹が立ったり，苛立ったことがありますか（Annoyed by criticism）．
③あなたは今までに，飲酒に後ろめたい気持ちや罪意識をもったことがありますか（Guilty feeling）．
④あなたは今までに，朝酒や迎え酒を飲んだことがありますか（Eye-opener）．
※以上の4項目のうち2項目以上当てはまればアルコール依存症が疑われます．

（Ewing JA：Detecting Alcoholism. JAMA, 252：1905-1907, 1984より引用）

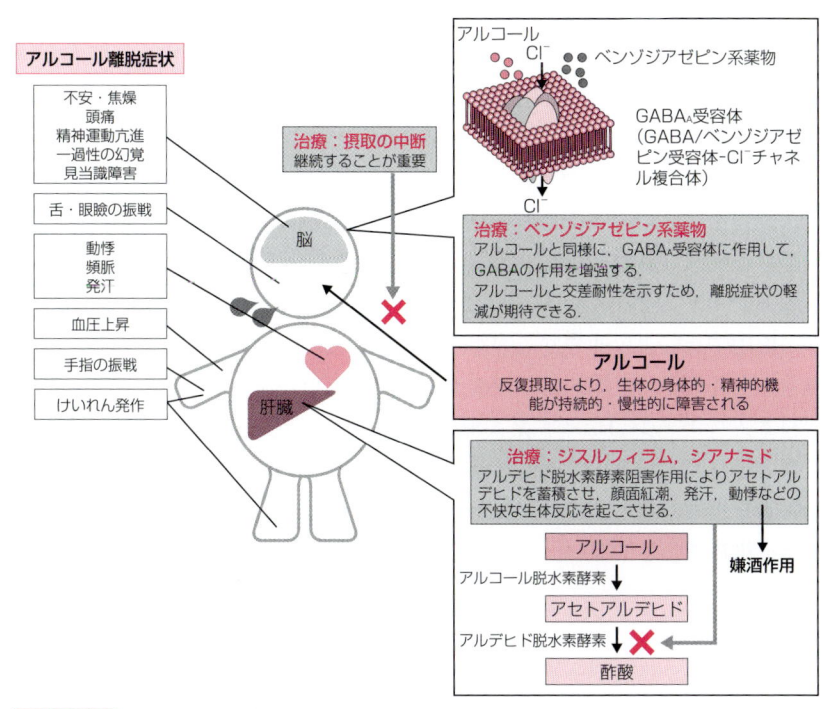

図2-22 アルコール依存症と治療

アルコール離脱症状
- 不安・焦燥，頭痛，精神運動亢進，一過性の幻覚，見当識障害
- 舌・眼瞼の振戦
- 動悸，頻脈，発汗
- 血圧上昇
- 手指の振戦
- けいれん発作

治療：摂取の中断　継続することが重要

GABA_A受容体（GABA/ベンゾジアゼピン受容体-Cl⁻チャネル複合体）

治療：ベンゾジアゼピン系薬物
アルコールと同様に，GABA_A受容体に作用して，GABAの作用を増強する．アルコールと交差耐性を示すため，離脱症状の軽減が期待できる．

アルコール
反復摂取により，生体の身体的・精神的機能が持続的・慢性的に障害される．

治療：ジスルフィラム，シアナミド
アルデヒド脱水素酵素阻害作用によりアセトアルデヒドを蓄積させ，顔面紅潮，発汗，動悸などの不快な生体反応を起こさせる．

アルコール → アルコール脱水素酵素 → アセトアルデヒド → アルデヒド脱水素酵素 ✗ → 酢酸　　嫌酒作用

③**栄養管理**：離脱時の栄養障害は離脱症状の発現と関連しているため，栄養管理は離脱症状の予防や治療にとって重要であり，病態に即した栄養管理を行う必要がある．

治療薬

渇望抑制薬

A　ジスルフィラム，シアナミド（表2-32）

【臨床薬理】抗酒薬であるシアナミドとジスルフィラムは，アルコール中間代謝産物のアセトアルデヒドの代謝酵素（アルデヒド脱水素酵素）を阻害して，飲酒時の血中アセトアルデヒド濃度を上昇させる．その結果，アルコールが飲めない，あるいは弱い人と同様の生体反応（例えば二日酔いのような不快感）を起こすことで多量の飲酒ができなくなる状態にする．飲酒渇望（欲求）を抑制する効果はない．

【薬学管理】ジスルフィラムの主な副作用には，肝障害と精神症状があり，肝障害はまれに重篤化する．内服後2ヵ月以内に肝障害が発症しやすいため，開始当初は2週間ごとの肝機能検査が勧められている．精神症状は投与量の多い場合（200 mg朝1回服用ではごくまれ）に認められる．

　シアナミドの副作用として，皮疹と白血球増多が比較的よく認められるが，服用中止により速やかに改善する．長期服用により肝臓機能が悪くなる場合があるので，定期的に肝機能や血液検査を行うようにする．

　日本人などモンゴロイド系人種の約50％は，遺伝的にアルデヒド脱水素酵素2型（ALDH2）の活性が低活性型あるいは不活性型であるため，アルコールを摂取すると血中のアルデヒド濃度が上昇し，顔面紅潮，動悸，頻脈などの徴候を示しやすい．

B　ナルトレキソン，アカンプロセート（未承認薬）

　日本では未承認のナルトレキソンやアカンプロセートは渇望抑制薬として欧米で使用されており，断酒効果が報告されている．

【臨床薬理】ナルトレキソンはμオピオイド受容体を遮断することにより，アルコールへの渇望感と飲酒に関連している内因性オピオイド様物質（エンドルフィン）の効果を抑制する．アカンプロセート（現在日本で治験中）は*N*-メチル-D-アスパラギン酸（NMDA）受容体を抑制することにより，ア

表2-32 抗酒薬の比較

一般名	ジスルフィラム	シアナミド
商品名	ノックビン®	シアナマイド®
剤形	散剤	水剤
薬理作用	ALDHの非可逆的阻害	ALDHの可逆的阻害
作用時間	遅効性　効果持続時間長い	速効性　効果持続時間短い
主な副作用	頭痛，めまい，耳鳴，眠気，抑うつ，情動不安定，幻覚，錯乱，せん妄，多発性神経炎，肝障害など	頭痛，不眠，悪心，嘔吐，発疹（落屑性紅斑）などの過敏症，肝細胞に封入体を伴う肝障害など

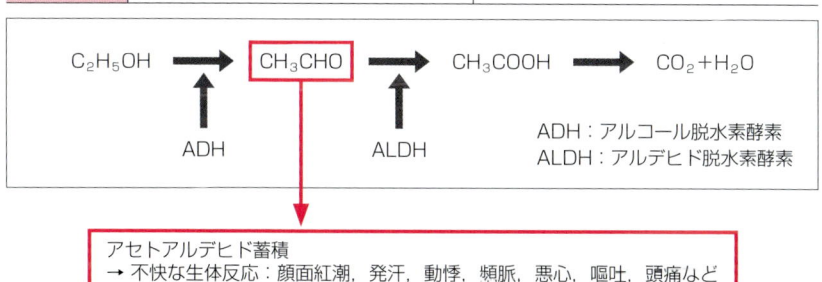

$$C_2H_5OH \xrightarrow{ADH} CH_3CHO \xrightarrow{ALDH} CH_3COOH \longrightarrow CO_2 + H_2O$$

ADH：アルコール脱水素酵素
ALDH：アルデヒド脱水素酵素

アセトアルデヒド蓄積
→ 不快な生体反応：顔面紅潮，発汗，動悸，頻脈，悪心，嘔吐，頭痛など

ルコールによるドパミン放出促進作用を脳内報酬系（側坐核）において抑制する．両薬物のこうした作用により，アルコールへの渇望感が抑制されると考えられている．アカンプロセートはナルトレキソンと比べて飲酒欲求を抑制する作用も有するといわれている．

【薬学管理】ナルトレキソンは，飲酒欲求，飲酒の正の強化効果を抑制するが，飲酒に伴う嘔気などの不快感を増大させる．ジスルフィラムに比べて体の具合が悪くなることはない（利点）が，飲酒を続けることは可能である（欠点）．

アルコール離脱症候群における置換漸減療法

【臨床薬理】離脱症状の予防や離脱期において不安・焦燥，自律神経症状が認められる場合は，アルコールと交差耐性を示すベンゾジアゼピン系薬物による置換漸減療法が効果的である．長時間型ベンゾジアゼピン系薬物（ジア

ゼパムやロフラゼプ酸エチルなど）は，よりスムーズに離脱でき，離脱性けいれん発作にも効果的である．長時間型ベンゾジアゼピン系薬物の蓄積効果による過鎮静を避けるため，高齢者などでは十分量の短時間型ベンゾジアゼピン系薬物（ロラゼパムなど）に置き換えてもよい．
【薬学管理】ジアゼパムは半減期が長く，体内に蓄積してふらつき・転倒などの問題を起こすことがあるため，継続的な観察が必要である．短時間型ベンゾジアゼピン系薬物は過鎮静のリスクは低いが，投与と投与の間に退薬症候が発現する可能性があるので，継続的な観察が必要である．

薬物治療

アルコール依存症

アルコール依存症の病的飲酒欲求を標的とする治療薬はわが国では承認されていない．欧米では，ナルトレキソンやアカンプロセートがすでに使用されており，飲酒量の抑制に関する有用性が報告されている．

抗酒薬は断酒を補助する目的で，対症療法的に用いられ，飲酒欲求そのものをターゲットとした薬物ではない．抗酒薬は支持的精神療法と組み合わせて，高い断酒効果が得られている．

シアナミドの作用時間は1時間以内と短時間である．シアナミドは，断酒のほか節酒を目的として使用する．

アルコール離脱症候群

A アルコール離脱症候群の治療プロトコール

ベンゾジアゼピン系薬物を用いた治療プロトコールとして，①高用量，3〜7日減量，②固定量投与法，③症状発現に合わせた治療が提案されている（表2-33）．

B 薬物，薬剤の選択

内服が可能であれば内服薬を使用し，不穏で内服できない場合には，筋肉注射や静脈注射を用いる．ジアゼパムは筋肉注射や静脈注射，内服のいずれでも可能であるため，使用しやすい．内服ではロフラゼプ酸エチルも長時間

表2-33 アルコール離脱症状の治療

- モニタリング：4〜8時間ごとにCIWA-Arにて観察
  スコアが24時間で8〜10点未満になるまで必要に応じて他の評価も行う
- 発症時の治療：下記の治療の1つを選ぶ
  CIWA-Arが8〜10点以上のときには1時間ごと
  　　ジアゼパム　　10〜20mg
  　　ロラゼパム　　2〜4mg
  投与の1時間後にそれぞれCIWA-Arを繰り返し，次の投与の必要性を判断する
- 固定した状態での治療
  　　ジアゼパム　10mgを6時間ごとに4回，その後5mgを6時間ごとに8回
  　　ロラゼパム　2mgを6時間ごとに4回，その後1mgを6時間ごとに8回
  上記でうまくコントロールされないとき（すなわちCIWA-Arが8〜10点以上）には
  必要に応じた追加治療を行う
- 等価換算量での他のベンゾジアゼピン系薬物も使用できると思われる

CIWA-Ar：Clinical Institute Withdrawal Assessment for Alcohol
(Mayo-Smith MF：Pharmacological Management of Alcohol Withdrawal: A Meta-analysis and Evidence-Based Practice Guideline. JAMA, 278：144-151, 1997より引用)

型として使用しやすい．

　ベンゾジアゼピン系薬物の使用量を少なくする目的で，カルバマゼピン，プロプラノロールなどのβ受容体遮断薬（自律神経症状に対して有効）を補助的に用いる場合がある．

　肝機能障害時の場合には，ロラゼパムの投与が推奨される．

　振戦せん妄が発現し，精神運動興奮や幻覚が重篤な場合には，ベンゾジアゼピン系薬物に加え，ブチロフェノン系抗精神病薬（ハロペリドール）を投与する．フェノチアジン系抗精神病薬はけいれん閾値を下げること，自律神経系への副作用，せん妄の遷延化の可能性があり，避けるべきである．

◉ 薬物の中止

　アルコール退薬症候は数日でピークを超えるので，3〜5日にわたり退薬症候が認められなければ，その後は徐々に減量していく（1日に25%ずつ減量することも提案されている）．長時間型の方が減量しやすく，解毒終了後，ベンゾジアゼピン系薬物は中止する．

典型的な処方とその解析

Rp.1 断酒維持期

ジスルフィラム0.2g	1回0.2g/包（1日0.2g/包） 1日1回　朝食後

Rp.2 断酒維持期

シアナミド内用液1％	1回7mL（1日7mL） 1日1回　朝食後

　ジスルフィラムは服用後効果発現までに数時間を要するが，服用中断後も数日間は効果が持続する．シアナミドは服用後比較的速やかに効果が発現するが，効果が消失するのも早い．

Rp.3 離脱期

ジアゼパム錠2mg	1回2錠（1日6錠） 1日3回　朝・昼・夕食後

　アルコール離脱の治療には通常長時間型ベンゾジアゼピン系薬物であるジアゼパムなどを用いる．患者の状態によるが，十分な量を処方し，離脱期が終わったら速やかに中止することが必要である．通常2〜3日の投与で十分である．栄養状態が不良の患者では，ウェルニッケ脳症などの予防のために複合ビタミンB製剤を予防的に投与する．

薬物治療のポイント

- 断酒療法においてシアナミドを用いる場合には，通常1日50〜200 mg（1％溶液として5〜20mL）を1〜2回に分割経口投与する．
- 節酒療法の目的でシアナミドを用いる場合には，飲酒者のそれまでの飲酒量によっても異なるが，酒量を清酒で180mL前後，ビールで600mL前後程度に抑えるには，通常15〜60mg（1％溶液として1.5〜6mL）を1日1回経口投与する．飲酒抑制効果の持続するものには隔日に投与してもよい．

- ジスルフィラムは，通常1日0.1〜0.5gを1〜3回に分割経口服用する．
- ジスルフィラムの維持量は，通常0.1〜0.2gで，毎日続けるか，あるいは1週ごとに1週間の休薬期間を設ける．
- シアナミドあるいはジスルフィラムによる断酒療法を行う場合には，服用を始めて1週間後に飲酒試験を行い，服用量の調整を行うことがある．
  飲酒試験では，患者の平常の飲酒量の1/10以下の酒量を飲ませ，発現する症状の程度により，用量を調整し，維持量を決める．
- 離脱症状に対する薬物治療においてベンゾジアゼピン系抗不安薬を使用する場合には，過鎮静にならないように過量投与を避け，依存性を考慮して長期投与に気をつける．
- 精神運動興奮や幻覚が重篤な場合にはベンゾジアゼピン系薬物の投与に加えて，ハロペリドールの投与を行うことがある．フェノチアジン系抗精神病薬はけいれん閾値低下，自律神経系副作用の発現，せん妄遷延化の可能性があるために使用を避ける．

服薬指導の留意点

シアナミドあるいはジスルフィラム

- アルコールの解毒を止めてしまうため，少量のアルコールでも悪酔いの症状（顔面潮紅，悪心，めまい，頻脈，血圧低下など）が発現するので，飲酒は原則禁止．
- アルコールを含む医薬品の併用，アルコール分を含む食品（奈良漬など）や一部の化粧品類（アフターシェーブローションなど）にも注意する必要がある．
- 注意力や集中力，反射運動能力が低下することがあるので，車の運転など危険な作業は避ける．

C ベンゾジアゼピン依存症

精神医学の基本

定義

　薬物依存症とは，ある薬物を反復使用するうちに生じる，使用コントロールの喪失を特徴とする身体的・精神的状態である．依存の対象がベンゾジアゼピン系薬であればベンゾジアゼピン依存症と呼ばれる．ただしベンゾジアゼピン依存症ではいわゆる常用量依存の問題や，しばしば治療と乱用との境界が不明確であることを考慮して定義を用いなければならない．

疫学

　平成20年度厚生労働科学研究費補助金（医薬品・医療機器等レギュラトリーサイエンス総合研究事業）分担研究報告書によると，全国の精神科医療施設における薬物関連精神疾患の実態調査において薬物関連精神障害の症例のうち，主たる使用薬物が睡眠薬または抗不安薬である割合は13.0％であったことが報告されている．しかしこの割合は1996年に5.6％であったものが2000年に7.4％，2004年に11.1％と着実に増加してきたものである（図2-23）．さらに，この調査における睡眠薬・抗不安薬症例では30～40％が抗不安薬，睡眠薬を2剤以上併用しており，また医薬品多剤症例では，70～80％に睡眠薬，抗不安薬の使用がみられる．なお，睡眠薬症例は年齢層が40～50歳代，初回使用年齢は35.8歳と高く，他の薬物症例と比較して使用期間は8.2年と長い傾向がみられた．具体的に報告された薬物のうち特に多くを占めたのはトリアゾラム，エチゾラム，フルニトラゼパムであった．

成因

　依存症の生物学的成因は脳内報酬系と呼ばれる腹側被蓋野のA10領域に起始して側坐核などに至るドパミン神経系の機能に根ざしたものである．ベンゾジアゼピン系薬はGABA神経系の機能を増強することでその薬理作用

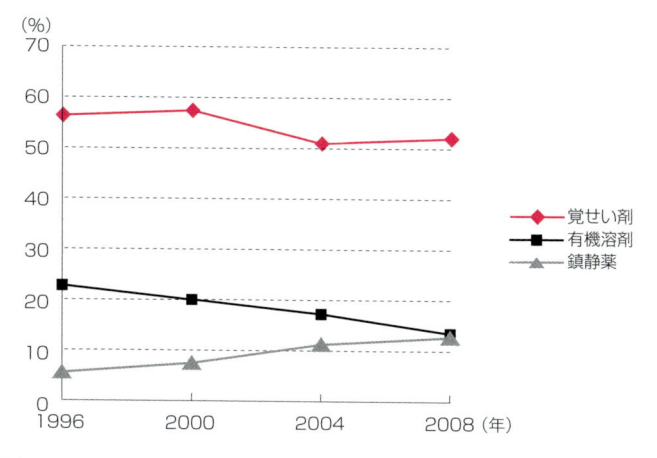

図2-23 主たる使用薬物の割合の推移
(平成20年度厚生労働科学研究費補助金（医薬品・医療機器等レギュラトリーサイエンス総合研究事業）分担研究報告書「全国の精神科医療施設における薬物関連精神疾患の実態調査」より引用改変)

を発現するが，GABA作動性神経系の一部は脳内報酬系にも投射しているため，これを間接的に刺激することで結果的に快体験を得て依存が形成されると考えられる．

一方でベンゾジアゼピン系薬物やその他の依存性薬物に対する依存症では，文化・社会的要因が依存症の成立に必須である点は知っておきたい．それはすなわち①host要因（年齢，人格，衝動性など），②agent要因（薬物の特性），③environment要因（人間関係，薬物の入手しやすさなど）である．このことは，同様に薬物を使用しても依存症となる人とならない人がいるのはhost要因で説明することができ，薬物が絶対に手に入らない環境を整えることはenvironment要因をなくすことであるといえる．つまり，上記3要因を1つでも満たせない場合は，薬物依存は成立しないのである．

病態

ベンゾジアゼピン系薬物の依存症候群では，①薬理作用下における不適応行動，②退薬症候としての大発作，不安焦燥，錯乱など，③薬物探索行動としての反社会的行動がみられる．①は急性中毒状態であり，②と③はともに薬物の体内からの消失によるものである（**表2-34**）．

症状

　臨床上で問題となりやすいのは，同時に複数の医療機関を多重受診し，常用量の数倍量を服用して意識障害を呈し，救急搬送されて救急医療を受診するケースである．また表向きは優等生的に振る舞っても，家族や恋人など親しい人間には暴力，大量服薬や自殺企図のような問題行動などで相手を不安に陥れては，自分が薬物に依存した生活を継続できるよう，狡猾な「ケア引き出し行動」をとることがしばしばみられ，家族が本人の代わりに受診して薬を受け取っているケースもあるなど，窓口での表面的な関わりだけではそのような症状がわかりにくいものである．また，一般的にベンゾジアゼピン系薬は安全性が高く，処方を受ければ合法的に入手できるため，アルコールや覚せい剤などと比較して身体的な健康や法律上の問題に直面することは比較的少なく，いわゆる「常用量依存」の場合は本人もまったく依存という状態を意識していないことがある．そのような背景があるためか，依存の形成から治療開始までの期間は他の依存性薬物と比較して長い傾向がある．

　なお，薬理作用下で呈する症状は急性中毒症状，離脱症状，反跳現象などであり，具体的には**表2-34**に示すものがあげられる．そのような症状が現れると，その苦痛から逃れるために薬物摂取に対する渇望が生じる．この

表2-34 ベンゾジアゼピン依存における病態

1．薬理作用下における不適応行動	高用量のベンゾジアゼピン系薬物の作用下で，不適切な性行動，攻撃的行動，気分不安定，判断力低下，社会的または職業的機能の低下といった不適応性の行動的または心理的変化が生じる．通常は神経学的症状も併発し，呂律不良，協調運動障害，眼振，注意障害，前向性健忘などがみられる．
2．退薬症候としての大発作，不安焦燥，錯乱など	a. 反跳現象：ベンゾジアゼピン系薬物使用開始前に元々存在し，服薬により抑制されていた症状が服薬中止により以前より強く現れる現象．通常は一過性である． b. 離脱症状：体内からの薬物の消失に伴い，ベンゾジアゼピン系薬物使用開始前にはみられなかった症状が新たに出現すること． c. 再発：元々存在した症状が服薬中止により現れること．通常は症状の性質や強さは変化せず，ベンゾジアゼピン系薬物中止後，徐々に現れる．
3．薬物探索行動としての反社会的行動	耐性や反跳性不安のため多くのベンゾジアゼピン系薬物を求めて，医療機関を多重受診する，医師に処方を断られると威嚇する，窃盗や処方せんのコピーなど違法な手段で入手しようとするなどといった反社会的行動．この背景には退薬症候と関連した制御困難な不安や不快感，渇望が存在する可能性がある．

（文献1）より引用改変）

渇望の結果出現する薬物入手のための行動を「薬物探索行動」といい，薬を入手するために大事な仕事をさぼる，他人が持っている薬をせがむなどは立派な薬物探索行動であるといえる．さらにベンゾジアゼピン系薬による脱抑制のために反社会的行動を起こすこともありえる．

診断

DSM-Ⅳ-TRやICD-10では物質の種類によらない依存症候群として定義しており，ベンゾジアゼピン依存症の診断基準もアルコールなど他の精神作用性物質依存と同じである．例えばDSM-Ⅳ-TRでは，物質の反復使用後に次の7項目のうち，3項目が12ヵ月以内に起こっていることによって診断される．すなわち①耐性の形成，②離脱症状の出現，③使用の長期化および使用量の増加，④減量・断薬の試みの失敗，⑤物質の入手と使用が生活の中心事になっていること，⑥社会的・職業的・娯楽的活動の減少，⑦心身の問題が出現しているにもかかわらず物質使用を継続すること，である．

ベンゾジアゼピン依存症では多剤依存となっているケースもあるため，他の薬物の乱用が疑われる場合は尿中薬物簡易検査キット（トライエージ®）によって確定診断することもある．

治療

ベンゾジアゼピン系薬物の長期使用者では薬物の用量を問わず退薬症状が出現すると考えるべきである．そこでベンゾジアゼピン依存症の治療は，依存の対象となっているベンゾジアゼピン系薬物を減量・中止へと導くことと同時に退薬症状への対処を行っていくことが中心となる．治療を進めることに対する患者の不安は当初より強いことが多いが，退薬症状が出現すると不安焦燥感が強まり，治療に対する不信感が増強されて治療意欲が低下しかねない．さらに薬物探索行動も出現するため，退薬症状を最小限にした治療を行うことが重要となる．

治療のためには，依存しているベンゾジアゼピン系薬物から治療のためのベンゾジアゼピン系薬物への置換が必要である．一般的に短時間作用型のベンゾジアゼピン系薬物は依存を形成しやすいため治療には不向きであり，長時間作用型のベンゾジアゼピン系薬物への置換で治療を行うべきである．こ

れで退薬症状自体はほぼ抑えられるものの，この時期（治療開始から1.5〜3ヵ月程度）には依存対象薬物への渇望感が強まるため，専門医療機関での入院治療を行うこともある．

このようにしてとりあえずの断薬に成功したら，これを継続するためのアフターケアを提供する．特にスリップ（再使用）してしまった場合のフォローが重要である．スリップがあれば，それは上のステップに上がるためのチャンスと捉え，薬物の入手・再使用に結びついたTPO（時間・場所・状況）の的確な分析と断薬継続のための新たな方針を決定する．また，気分障害，不安障害，人格障害などを併発していることが多いため，それらの治療も平行して行う必要がある．

治療薬

抗不安薬・睡眠薬

A　ベンゾジアゼピン系薬物

【臨床薬理】詳細は睡眠障害の項（p.246）に譲るが，ベンゾジアゼピン系薬物の抗葛藤作用，催眠鎮静作用・馴化作用は依存を誘発もすれば治療に用いることもできる．一方で筋弛緩作用のためにふらつき，脱力感，倦怠感などが，健忘誘発作用のために一過性の前向性健忘が，それぞれ副作用として起こる可能性がある．

【薬学管理】通常は依存の起こりにくいジアゼパムやロフラゼプ酸エチルのような長時間作用型の薬剤を用い，依存例の多いトリアゾラム，フルニトラゼパム，エチゾラム，アルプラゾラムなどは極力使用しない．頓用で使用する場合はあまりに自己治療的な使用とならないよう使用回数を制限するなどの管理が必要になる．

抗精神病薬

B　リスペリドン

【臨床薬理】適応外使用ではあるが，抗精神病薬の鎮静・静穏化作用を利用

して薬物に対する渇望感に伴う苛立ちや不安焦燥感に対処することもできる．通常は抗精神病薬の副作用である錐体外路症状の懸念が比較的少ないリスペリドンのような第二世代の抗精神病薬を用いる．

【薬学管理】イライラ時や不安焦燥時に頓用として用いる．その点ではリスペリドンは携帯しやすく速やかに内服できる液剤の分包品があるため使用しやすい．しかし頓用であっても使用頻度が高いとアカシジアなどの錐体外路症状や高プロラクチン血症を呈することが多いため，使用状況の管理把握は必須である．

薬物治療

急性中毒

胃洗浄や活性炭投与は大量服薬直後であれば有効であるが，補液と全身状態の管理をしながら薬物の体外への排泄を待つことになるケースがほとんどである．ベンゾジアゼピン受容体拮抗薬であるフルマゼニルは呼吸抑制がある場合はその改善が期待できるが，半減期が短いためその作用は一過性であり，ベンゾジアゼピン系薬物の長期大量使用者では離脱症状としてのけいれん発作を誘発することがあるため臨床的にはほとんど使われない．

離脱症状

体内からの薬物の急激な消失が原因であるため，ベンゾジアゼピン系薬物を投与することで治療，予防できる．けいれん発作をきたすような重症の場合はジアゼパムの静注を行うが，通常は経口投与にてジアゼパムのような長時間作用型ベンゾジアゼピン系薬物へ置換することで治療できる．用量設定は基本的には等価換算表を用いて，これまで使用してきた力価相当量とする（表2-35）．置換した薬物の減量は週に1/8から1/4ずつあるいはそれより遅いペースで行い，ベンゾジアゼピン受容体の感受性回復を待ちながら緩徐に中止まで導く．なお，タンドスピロンは同じ抗不安薬という分類でもベンゾジアゼピン受容体に作用しないのでこれをベンゾジアゼピン系薬物から直接置換することはできない．

表2-35 ベンゾジアゼピン系薬物，その他の睡眠薬の等価換算表

ジアゼパム	5	ニメタゼパム	5	ロルメタゼパム	1
アルプラゾラム	0.8	ハロキサゾラム	5	クアゼパム	15
エスタゾラム	2	プラゼパム	12.5	ゾピクロン	7.5
エチゾラム	1.5	フルジアゼパム	0.5	ゾルピデム	10
オキサゼパム	15	フルタゾラム	15	リルマザホン	2
オキサゾラム	20	フルトプラゼパム	1.67	アモバルビタール	50
クロキサゾラム	1.5	フルニトラゼパム	1	セコバルビタール	50
クロチアゼパム	10	フルラゼパム	15	バルビタール	75
クロナゼパム	0.25	ブロチゾラム	0.25	フェノバルビタール	15
クロラゼプ酸二カリウム	7.5	ブロマゼパム	2.5	ペントバルビタール	50
クロルジアゼポキシド	10	メキサゾラム	1.67	ブロムワレリル尿素	500
トフィソパム	125	メダゼパム	10	抱水クロラール	250
トリアゾラム	0.25	ロフラゼプ酸エチル	1.67		
ニトラゼパム	5	ロラゼパム	1.2		

（文献2）より引用改変）

典型的な処方とその解析

Rp.1

ジアゼパム錠5mg	1回1錠（1日4錠） 1日4回　毎食後・就寝前
クロルプロマジン塩酸塩錠25mg	1回1錠（1日1錠）
プロメタジン錠25mg	1回1錠（1日1錠） 1日1回　就寝前

　依存していたベンゾジアゼピン系薬物をジアゼパムに置換し，精神状態が落ち着いたところで1日量を2〜3mgずつ漸減していく．強い不眠を訴える場合はベンゾジアゼピン系睡眠薬を追加せず，クロルプロマジンのような

低力価抗精神病薬や鎮静作用が強い抗ヒスタミン薬であるプロメタジンで対応できる．これらはベンゾジアゼピン受容体を介さない作用で催眠鎮静作用をもたらすため，ベンゾジアゼピン系薬物に耐性が形成されている場合でも効果的である．

服薬指導の留意点

　一般的にベンゾジアゼピン系薬物は安全性が高く合法的に入手できるため，依存者はなかなか問題点を自分で認識しようとしないことがある．一方で，自己流で何とか依存を止めようと試みながら失敗を繰り返し，自信を喪失して治療意欲を失っていることも多い．薬剤師としてはこのような患者の心理があることも念頭に置き，どんなにベンゾジアゼピン系薬物依存の害悪を説明し適切な使い方を指導しても，それだけでは依存症からの回復には繋がらないということを知っておくべきである．

　まず治療導入の時期，またはベンゾジアゼピン系薬物依存が疑われた時から行わなければならないのは，ベンゾジアゼピン系薬物の使用による利得と損失を，患者への聴取を通して一緒に明らかにしていくことである．もちろんその際には依存対象薬物の乱用によってもたらされる身体的・精神的・社会的不利益についての一般的な説明も必要である．損失のほうが大きいと思われた場合は，このままの生活を続けているとどのようなことが予想されるか，そのことを周囲の人（家族や友人など）はどう思うだろうか，といった問いを通して本人に問題意識をもたせることができれば治療への導入が容易になる．自己流の治療で何度か反跳現象を経験しているケースでは治療に対する不安も強いため，別のベンゾジアゼピン系薬物に置換して長期間かけて漸減すれば反跳現象はほぼ確実に防げることを説明する．精神科病院以外で対応しているケースであれば，治療開始からおよそ3ヵ月以内は最も薬物への渇望感が強いため，その時期を専門の医療機関で治療するよう勧めてもよい．

　一方で，これまで薬物に依存した生活が成立してきた背景には，家族や恋人など親しい人間による「イネイブリング行動」が存在することが多い．これは依存者によるケア引き出し行動に乗せられて，周囲の人が依存者の尻拭いをしたり転ばぬ先の杖を差し出したりしてしまうことで，結果的に本人が

表2-36 薬物依存症患者の家族への対応

適切な対応	不適切な対応
家族の訴えを傾聴する	「育て方が悪かった」と家族を責める
「大変ですね，つらかったでしょう」とねぎらう	「あなたたちがしっかりしてください」と励ます
これからできることを一緒に考える	今までの何が悪かったのか原因を追及する
「手や口を出したくなると思いますが，見守っていきましょう」と距離をとるよう勧める	「しっかりと見張っておいてください」と監視を求める
家族の趣味や楽しみの時間を大事にするよう勧める	「こんな大事な時に遊んでなんかいられませんよ」と遊ぶことを否定する
話し合いとルールを守ることを強調する	体罰を肯定する
家族の考えと対応を聞き，「そういう風に考えられるのですね」と理解を示す	家族の対応を聞き，「そんなやり方ではダメです」と否定する
次回の相談の約束をする	「あとは頑張ってください」で終わりにする
精神保健福祉センター，専門医療機関などを紹介する	「私が何とかします」と1人で抱え込む

（文献1）より引用改変）

薬物に依存した生活を送ることを可能にしてしまう行動である．したがって，家族に対するケアや教育的情報提供も必要となる．家族との接し方の例を**表2-36**に示す．

このように，薬物依存症患者と関わるには本人や周囲の背景や感情，ストレス，本人なりに頑張っている部分にもしっかり配慮しながら全人的に関わっていくこと，すぐに問題解決を図ろうとしないこと，失敗しても見放さないこと，「今日1日断薬」を毎日積み重ねさせることが基本的姿勢として重要である．

参考文献
1) 日本精神科救急学会：精神科救急医療ガイドライン（規制薬物関連精神障害），2007.
2) 稲垣 中ほか：第18回：2006年版向精神薬等価換算．臨床精神薬理，9：1443-1447，2006.

3) 和田　清：依存性薬物と乱用・依存・中毒, 星和書店, 2000.
4) 白倉克之ほか：アルコール・薬物関連障害の診断・治療ガイドライン, じほう, 2006.
5) 尾崎　茂ほか：平成20年度厚生労働科学研究費補助金（医薬品・医療機器等レギュラトリーサイエンス総合研究事業）分担研究報告書「全国の精神科医療施設における薬物関連精神疾患の実態調査」, 2008.

D　化学物質（覚せい剤・麻薬）依存症

精神医学の基本

定義

　化学物質のいくつかは非常に強い精神依存と精神毒性を有し, その乱用の結果として依存症候群と精神病性障害を高頻度に惹起する. わが国では覚せい剤がその代表であり, 全国の精神科医療施設における薬物関連精神疾患の実態調査（2008年）では全体の52.1％が主たる使用薬物は覚せい剤という結果であった. その他の依存性物質にはシンナーなどの有機溶剤, モルヒネ, ヘロイン, コカイン, 大麻, MDMAなどの合成麻薬などがあるが, ここでは覚せい剤を中心にそれら法規制の対象となっている薬物依存症について述べる.

疫学

　薬物依存症の疫学は正確には明らかになっていないが, 覚せい剤検挙者数は1954年の55,664人をピークに減少し, 近年はおよそ年間12,000人前後で推移し, 徐々に減少する傾向がある. しかしそれにもかかわらず再犯率は年々高くなる傾向にあり（図2-24）, 再犯を防ぐための依存症治療は緊急かつ重要な課題である.

　一方その他の薬物では全国の精神科医療施設における薬物関連精神疾患の実態調査（2008年）によると覚せい剤に次いで有機溶剤が13.8％を占めるが, その他の麻薬類は合計しても1割に満たず比較的少数である.

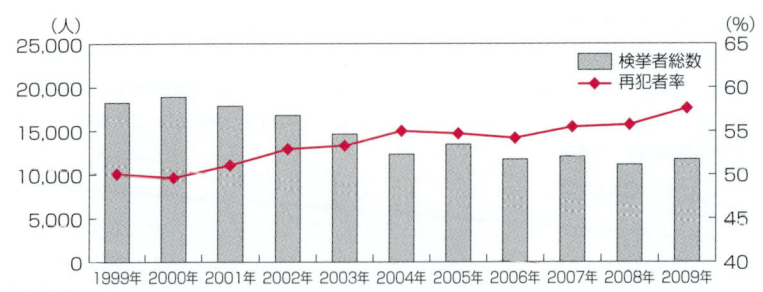

図2-24 覚せい剤事犯検挙者における年次別再犯者数
（厚生労働省・警察庁・海上保安庁の統計資料より引用）

成因

　覚せい剤はドパミン作動性神経とノルアドレナリン作動性神経の終末に作用し，シナプス間隙でのドパミンとノルアドレナリンの遊離を増大させる．そのため脳内報酬系と呼ばれる腹側被蓋野のA10領域に起始して側坐核などに至るドパミン作動性神経を覚せい剤が直接刺激することによって強い快体験が得られるとされている．これが覚せい剤の強い依存性をもたらす生物学的機序であり，コカインなどその他の中枢興奮性物質も脳内報酬系を直接刺激することにより同様に依存を形成する．一方，モルヒネなどの中枢抑制性物質は脳内報酬系に隣接するGABA神経系を介して間接的にドパミン作動性神経を活性化させることによって依存を形成すると考えられている．このようにして形成された精神依存のメカニズムは断薬後も変化することはないため，精神依存からの脱却は容易ではなく，薬物依存症が慢性疾患とされるゆえんの1つである．
　一方，いくらその化学物質に依存性があるとはいえ，例えば定年退職後に「シンナー遊び」を始めるような人は現実にはみられないし，メチルフェニデート依存症がその処方に規制がかけられた途端に激減したという事実もある．つまりベンゾジアゼピン依存症の項で述べたように，文化・社会的な要因としての「薬物・環境・人間」が合致することが依存症の成立には必須なのである．

● 病態

薬物依存症の病態とは，ある薬物を反復使用するうちに生じる「使用コントロールの喪失」を特徴とする身体的／精神的状態であり，しばしば「薬物摂取中心の生活（薬物を入手し使用することだけが生活の中心事となる生活）」となり，自らの健康の保持のみならず家庭や社会での生活までもが放置されてしまう．ここでいう薬物依存症はあくまで依存性薬物関連精神障害の1つであり，急性中毒，精神病性障害，残遺症候群とは病態を分けて考えなければならない．

急性中毒とは薬物の薬理作用下で現れる意識障害，精神神経症状や自律神経症状と，その薬物の消退に伴う離脱症状のことであり，依存症候群と相まって薬物の強迫的反復使用という状態を呈することがある．最もわかりやすい例として，覚せい剤では図2-25に示すような特徴的な周期的使用がみられる．

精神病性障害とは，薬物によって引き起こされたと考えられる幻覚・妄想を主とする精神病状態である．特に覚せい剤の場合は，再使用による精神病症状の再燃が繰り返されると次第に少量の覚せい剤の使用，疲労や非特異的ストレスでも精神病症状が再燃するようになる「逆耐性」がみられ（図2

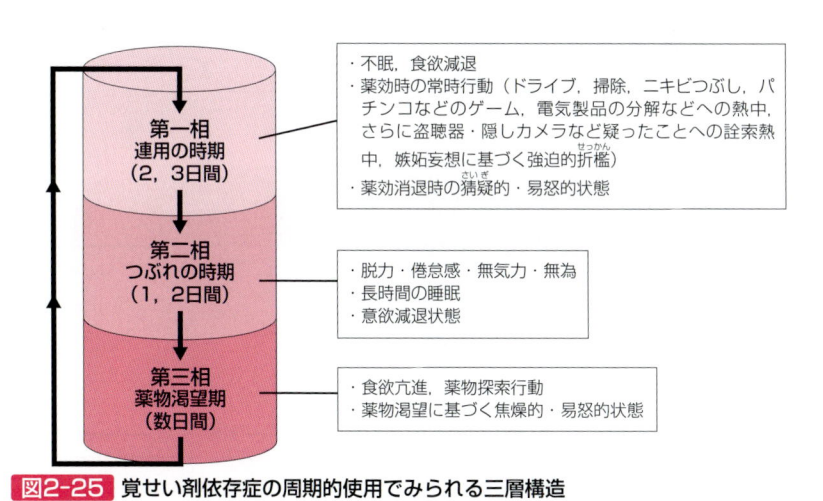

図2-25 覚せい剤依存症の周期的使用でみられる三層構造

第一相 連用の時期（2, 3日間）
・不眠，食欲減退
・薬効時の常同行動（ドライブ，掃除，ニキビつぶし，パチンコなどのゲーム，電気製品の分解などへの熱中，さらに盗聴器・隠しカメラなど疑ったことへの詮索熱中，嫉妬妄想に基づく強迫的折檻）
・薬効消退時の猜疑的・易怒的状態

第二相 つぶれの時期（1, 2日間）
・脱力・倦怠感・無気力・無為
・長時間の睡眠
・意欲減退状態

第三相 薬物渇望期（数日間）
・食欲亢進，薬物探索行動
・薬物渇望に基づく焦燥的・易怒的状態

（小沼杏坪：医療法人せのがわKONUMA記念広島薬物依存研究所）

-26)，最終的には症状が固定して遷延化することになる．このような症例になると統合失調症との鑑別は困難になることもある．

残遺症候群とは現在は依存の徴候は認められないものの，不安神経症様の症状，意欲や情動の障害，人格の変化（情緒不安定，軽佻浮薄性など）といった状態が遷延するものである．

● 症状

覚せい剤依存症とは，覚せい剤への依存徴候および関連した精神身体症状を有するが明確な幻覚妄想を伴わない状態である．覚せい剤の作用下では物事に対する詮索熱中や強迫的常同行動が認められ，離脱時には無気力，疲労，脱力，抑うつ，不眠，多夢などがみられる．また覚せい剤に対する渇望に基づく焦燥，易怒性が現れることがしばしばある．一方で意欲の減退や情動障害（不安定な情動や易怒性亢進など），心気症や恐怖症も含む不安神経症様の症状が持続的・長期的にみられることがある．

一方，モルヒネやヘロインなどオピオイド系麻薬は速やかに強力な身体依存を形成する点が特徴的である．離脱時にはきわめて強い自律神経症状やけいれん，筋肉・関節痛，興奮，意識障害などが生じるため，これを避けるた

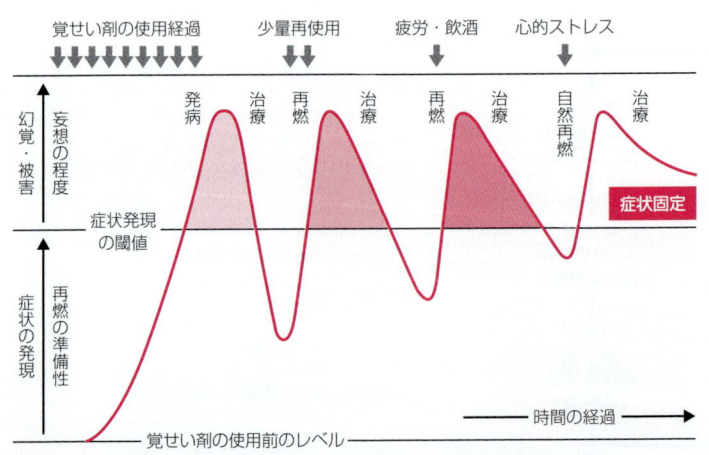

図2-26 覚せい剤の逆耐性現象と覚せい剤精神病の発病・再燃の模式図

(小沼杏坪：医療法人せのがわKONUMA記念広島薬物依存研究所)

めに強迫的使用や薬物摂取中心の生活などといった依存症候群の症状を呈する.

有機溶剤や大麻などの幻覚剤による重症の依存症は少ないとされるが，日常的乱用者では不安焦燥感，発汗，振戦などの離脱症状が現れることもあり，長期乱用者では無動機症候群とも呼ばれる注意力や集中力の低下，意欲や関心の喪失，感情の平板化などの症状を呈することが多い．

いずれの薬物依存症でも依存による乱用を繰り返した結果，気分障害や不安障害，人格障害など他の精神疾患を合併することがある．

診断

DSM-Ⅳ-TRやICD-10によれば他の精神作用物質による依存症候群と同様に操作的に診断されるが，覚せい剤の場合は上肢や足背の静脈に沿った注射痕や皮膚硬結，尿中薬物簡易検査キット（トライエージ®）を用いて診断することができる．覚せい剤など精神病性障害を伴うことが多い薬物の場合は，精神病症状が前面に出ると統合失調症との鑑別が難しいといわれることもあるが，実際には丹念に病歴を聴取し，状況反応的な（ある程度了解可能な）幻視・幻聴や被害関係妄想，包囲攻撃妄想などの特徴的な症状が確認できれば容易に鑑別できることが多い．

治療

各種依存症に対して医療機関で提供すべきサービスとして，解毒，身体・精神障害の評価と治療，精神療法，集団療法，家族療法，心理教育，治療への動機づけ，自助グループやリハビリ施設への誘導，再発予防，退院後の計画策定，アフターケアがあげられる．特に覚せい剤依存症では治療のプロセスを以下の3期4段階に分けて考える．麻薬その他の化学物質依存症においてもこれに準じたプロセスで考えることができる（**表2-37**）．

①**プレ・ホスピタル期（治療導入期）の治療**：依存症患者本人が自らの問題と治療の必要性を自覚し治療に繋がることが目標となる．このとき，家族によるイネイブリング行動（p.203参照）が存在することが多いため，家族が依存症者に対して適切に対応でき，治療に繋げられるように家族相談や家族教室へ導入する働きかけをしなければならない．

表2-37 薬物依存症の治療プロセス

治療の段階	1.プレ・ホスピタル期	2.ホスピタル期		3.ポスト・ホスピタル期
	治療導入期	急性治療期間（薬物の連続的使用の終結）		断薬継続期
		a. 前期（離脱期）	b. 後期（渇望期）	（3年以上の断薬継続）
目標	●家族内危機への早期介入 ●薬物依存症が再発を繰り返す慢性の病気であり，治療の主体は本人であることへの家族と本人による理解 ●本人による「底つき体験」 ●本人の治療への導入，断薬の意思表明 ●治療方法，回復の可能性の認識	●解毒（急性中毒症状の治療） ●断薬への取り組み開始 ●薬物関連の身体障害と精神障害の改善	●薬物に対する強い渇望への対応 ●断薬継続への動機づけ（依存過程の洞察） ●生活リズムの回復 ●薬物関連の身体障害と精神障害の改善 ●社会適応能力の向上	●トンネル現象（抑うつ・焦燥・不眠・頭痛・耳鳴など心気的愁訴）への対応 ●経済的自立 ●家族関係の再構築 ●薬物のない生活の確立
方法	●家族に対する指導・教育 ●本人による薬物関連問題への直面 ●薬物依存症の過程における身体的・精神的および社会的問題についての治療者と本人による的確な評価 ●治療者による回復に向けての具体的な治療メニューの提示 ●本人の自己選択とその結果の自己責任	●薬物の排出促進 ●薬物からの隔離・禁断 ●類似作動薬の置換漸減療法による禁断症状の緩和・抑制 ●禁断症状の経過観察 ●薬物関連の身体症状と精神症状の診断と治療	●薬物からの隔離の継続，断薬後の症状経過の説明 ●借金，住居，夫婦関係など身辺諸問題のケース・ワーク ●薬物使用による社会生活上の利得と損失のバランスシートの作成・検討 ●生活指導，薬物療法，個人・集団精神療法，運動療法，作業療法，認知行動療法など ●薬物関連の身体・障害の治療継続 ●社会生活環境の調整	●外来カウンセリング，条件契約療法，抗うつ薬などによる薬物療法 ●集団精神療法，自助グループ（NAなど）への参加，環境療法（治療共同体） ●再発時の早期受診の勧め，スリップ（失敗）の中から断薬継続への教訓を獲得 ●住居，職業の斡旋，生活扶助 ●家族の治療への参加，家族会への参加 ●社会生活環境の調整

（文献1）より引用）

　②**ホスピタル期前期（離脱期）の治療**：まず外来で治療の動機づけを進め断薬を促すが，困難な場合は入院治療をすることとなる．乱用してきた薬物やその程度によっては離脱症状が強く現れるため，全身状態をよく管理するとともに合併する精神身体症状の治療を行う．

　③**ホスピタル期後期（渇望期）の治療**：離脱症状の消退と強い薬物渇望が現れる．薬物渇望期にみられる特徴的言動を**表2-38**に示す．治療者は渇

表2-38 薬物渇望期にみられる特徴的言動

1. 焦燥感が高まり，易刺激的，易怒的で威嚇的，暴力的態度をとりやすい
2. 病棟のルールを守れず，自分勝手な行動が目立つ
3. 過食傾向がみられ，喫煙も増える
4. 異性やギャンブルなどに関心が高まる
5. 頭痛，歯痛，不眠，イライラなどの苦痛を訴え，頻回に薬を要求し我慢ができない
6. 借金や仕事上の約束などを理由に，唐突な外出・外泊の要求をしてくる
7. 入院生活に対する不満を訴え，あるいは過剰な断薬の自信を表明して唐突に退院要求をしてくる
8. 弱々しい患者や若いスタッフに対して，「弱い者いじめ」や「揚げ足取り」をし，排斥しようとしたり，攻撃を向けたりする
9. 面会者や外来患者に薬物の差し入れを依頼する
10. 生活のリズムが乱れ，昼夜逆転傾向が目立つ

(文献1)より引用)

望期の特徴を認識し，患者に対して陰性感情を募らせないように注意しなければならない．そしてこの時期の不安定な状態での退院は薬物再使用リスクがきわめて高いことに留意し，慎重かつ毅然とした対応を心がけなければならない．

④ポスト・ホスピタル期（断薬継続期）の治療：この時期は断薬の継続を主目的とし，残遺症候群の対処，薬物再使用時の対応，ストレス対処，対人関係の改善などが課題となる．薬物入手ルートや乱用仲間との関係を断ち，精神病症状や薬物渇望の再燃予防のための抗精神病薬による維持治療を行いながら，断薬継続を妨げる問題のモニタリングと早期介入を続けていく．同意を得たうえで随時尿検査による断薬の確認も必要となる．さらにナルコティック アノニマス(Narcotics Anonymous：NA)やDARC (Drug Addiction Rehabilitation Center) などの自助グループへの導入も促す．この時期にはアルコールや向精神薬へ依存の対象が移行することもあるため，それらにも留意した対応を心がけるべきである．

治療薬

覚せい剤や麻薬に対する依存症候群に特異的な治療薬は存在しないが，薬

物の脱慣に伴う諸症状を和らげて治療への導入をスムーズにするための対症療法として抗不安薬，睡眠薬，抗精神病薬がしばしば用いられる．また精神病性障害や気分障害，不安障害などを合併している場合は，統合失調症やうつ病などに準じた治療薬も用いる．したがってそれら各薬剤の特徴はそれぞれの項の説明を参照されたい．

なお，オピオイド系麻薬依存症の治療における置換漸減療法は，メサドン以外の麻薬で置換することは麻薬及び向精神薬取締法で禁止されている．メサドンによる置換漸減療法は同法の規定により指定された麻薬中毒者治療施設において同法による措置入院中にのみ許可されているものである．

薬物治療

急性期（離脱期）

覚せい剤，有機溶剤，大麻による依存症では，幻覚妄想，精神運動興奮が著しい場合がしばしばみられ，リスペリドンやオランザピンの経口投与もしくはハロペリドールの筋注や点滴静注など抗精神病薬による治療が有効である．用法・用量については統合失調症に準じるため詳細はその項（p.89）を参照されたいが，通常は統合失調症より低用量で治療でき，錐体外路症状などの副作用も出やすい点には注意が必要である．状況によってはジアゼパムなどのベンゾジアゼピン系薬物を併用して鎮静をかけることもある．主な精神作用物質による急性中毒と離脱状態に対する薬物治療を**表2-39**に示す．

亜急性期（渇望期）

薬物渇望の薬物療法について考える際，最も合理的なのは対象薬物と同様の薬理作用があり，しかも長時間作用する薬物へ置換し漸減していく方法である．例えばヘロイン依存に対するメサドン，アルコール依存に対する長時間作用型ベンゾジアゼピン系薬である．しかし覚せい剤や有機溶剤，大麻など近年日本で乱用される薬物については適切な代替作動薬がないのが現状である．特に覚せい剤は逆耐性現象によりドパミン作動薬で治療すると精神病状態を惹起または悪化させるため使用は避けるべきとされている．

そのためわが国ではそれらの薬物依存者の渇望に対してはドパミン拮抗薬

表2-39 精神作用物質による急性中毒と離脱状態に対する薬物治療

	急性中毒		離脱状態
	意識障害	焦燥・興奮	
オピオイド系麻薬	状態に応じてICU等にて生命機能管理	―	メサドン内服と漸減
大麻類	―	不安には抗不安薬，幻覚・妄想には抗精神病薬	―
覚せい剤,コカインなど（精神刺激剤）	―	ハロペリドールやリスペリドンなどの抗精神病薬 焦燥・興奮が著しい時にはジアゼパム筋注または経口投与	―
幻覚剤（LSD, MDMAなど）	―	軽度焦燥にはジアゼパム内服または筋注，強度の焦燥にはハロペリドール筋注	フラッシュバック予防のためハロペリドール1～5mgを数週間内服
フェンサイクリジン（PCP）	―	焦燥に対しベンゾジアゼピン系薬，精神病症状には高力価抗精神病薬．ただしフェノチアジン系薬は禁忌（PCPの強い抗コリン作用を増強するため）	―
有機溶剤	状態に応じてICU等にて生命機能管理	焦燥に対しハロペリドール投与	―

（文献1）より引用改変）

である抗精神病薬を使用することが推奨されている．海外ではその有用性を疑問視する報告もあるが，そもそも薬物渇望は一過性のものであるため，薬物渇望そのものを治療するというよりはそれに伴う焦燥感や易刺激性を改善するアプローチと考えるべきである．そのため薬物渇望による易怒性，不安焦燥感，さまざまな身体愁訴に対しては，対症療法的に抗精神病薬（特にレボメプロマジンのような低力価抗精神病薬）またはベンゾジアゼピン系薬物を主に用いる．

典型的な処方とその解析

Rp.1 幻覚妄想，激しい精神運動興奮を伴う状態

ハロペリドール注 5 mg
乳酸ビペリデン注 5 mg　　筋注または輸液へ混合

　ハロペリドールは急性期においては注射剤として使用できることと比較的安全性が高いためしばしば用いられる．通常はハロペリドールの副作用である錐体外路症状を回避するためビペリデンを混合するが，緩徐に点滴静注できる場合は不要なこともある．状況によってはこれを1日2〜3回施行する，あるいはジアゼパム注10mgの静注を併用することもある．

Rp.2 不安感，易怒性，不眠が強い渇望期

リスペリドン錠 1 mg	1回1錠（1日3錠）
ジアゼパム錠 5 mg	1回1錠（1日3錠）
	1日3回　毎食後
クロルプロマジン錠25mg	1回1錠（1日1錠）
プロメタジン錠25mg	1回1錠（1日1錠）
ブロチゾラム錠0.25mg	1回1錠（1日1錠）
	1日1回　就寝前
レボメプロマジンマレイン酸塩錠25mg	1回1錠
	イライラ時頓用

　薬物渇望に伴う興奮を抑え精神病症状の再燃を予防する目的で抗精神病薬が投与されることが多く，リスペリドンまたはオランザピンといった第二世代抗精神病薬がしばしば用いられる．不安焦燥感や易刺激性に対してはベンゾジアゼピン系薬物を用いるが，薬物依存症患者ではベンゾジアゼピン系薬物に依存するリスクも高いので，比較的依存を形成しにくいと考えられるジアゼパムなど長時間型の薬剤を用いる．それでもなお突発的な興奮などに対しては低力価の抗精神病薬を頓用で使用して対応する．強い不眠に対しては低力価抗精神病薬やプロメタジンなどを併用するとベンゾジアゼピン系睡眠薬の投与量を増やさずに対応することができる．

Rp.3 断薬継続期

リスペリドン錠1mg	1回1錠（1日2錠） 1日2回　朝・夕食後
リスペリドン内用液1mg/mL	1回2mL 薬物渇望時頓用

　この時期は外来で治療していることになるが，日常生活でのさまざまなストレスや誘惑から薬物への渇望感が湧き起こることがある．そのような渇望感には抗精神病薬の投与で対応する．特に薬物の乱用により精神病症状を呈したケースではその再燃予防のためにも抗精神病薬の少量維持投与が推奨される．突発的な渇望感には抗精神病薬を頓用で用いることになるが，リスペリドン内用液は分包品を用いれば携帯しやすく水なしですぐに使用できるため有用性が高い．

　なお，飲酒は薬物再使用のきっかけになることが多いため，それが懸念されるケースではシアナミドやジスルフィラムを用いて断酒させることもある．

服薬指導の留意点

　まず，覚せい剤をはじめとした規制薬物乱用者は，その薬物を使用すること自体が違法行為であり自らの心身に害がある，すなわち「やってはいけないこと」だというのは自覚しているケースがほとんどである．薬剤師だからといってどんなに詳細に薬物の害を説明し再使用しないよう指導をしても，それはまったく聞き入れられないどころか反発を招くこともある．仮にそれでその薬物への依存が止まっても，他の薬物やアルコールなどへ依存対象が移行，拡大してしまう恐れもある．そこで，依存者はこれまでその薬物に依存しなければ生きてこられなかったのだという事実にも目を向け，薬物への依存による諸問題を解決する手段の1つとしての薬物療法において将来への目標を共有し，建設的に薬物療法について話し合うことによってよりよい治療を医師・患者双方に提案できるパートナーとしての役割が薬剤師には求められる．

　薬物摂取の渇望感そのものを減弱できる薬剤は存在しないため，薬物療法

の目的はあくまで衝動性や興奮，不安，緊張状態を和らげて治療プログラムへの導入を助けるという対症療法的なものであることをよく理解し，薬剤を使用する目的を患者と共有しておく必要がある．服薬指導を行う際には，患者に対する治療者側の姿勢や精神状態が治療成績を左右することがあることを意識したほうがよい．つまり患者の話を共感的によく聞き，良好な関係を築いたうえで患者のストレスや感情にも配慮したアドバイスをすると受け入れもよい．また，依存症患者との関わりは薬物再使用やさまざまな問題行動，操作的な言動などで陰性感情を抱きがちになる（**表2-28参照**）．多職種チーム医療の一員としてチームの安定と治療方針の一貫性を維持するよう行動することと，自身のメンタルヘルスにも配慮することが勧められる．

　抗精神病薬が投与される場合，薬剤ごとに副作用プロフィールは異なるが，服薬の過程で高プロラクチン血症，起立性低血圧，眠気，口渇，便秘，体重増加などが起こることがあるため，あらかじめ患者に情報提供しておく必要がある．特に乱用薬物による精神病を発症した場合は抗精神病薬の長期投与が避けられないが，上記のような副作用が服薬の妨げになることがある．この点について薬剤師は，服薬継続の意義を患者に理解してもらうとともに副作用への対処法を提案し，よりよい処方について医師と話し合うことで長期服薬を支援しなければならない．

　ベンゾジアゼピン系薬が投与される場合，ジアゼパムなど半減期の長い薬剤が使用されることが多いため，日中の眠気，健忘，ふらつき，脱力などが起こりやすい．患者に対しては，転倒への注意を促すとともに，自動車の運転など危険を伴う作業やアルコールの摂取は避けるよう指導する．また，ベンゾジアゼピン系薬の急激な減量・服薬中断は反跳性の不眠や不穏状態を招くことがあることと，同薬への依存を防ぐために，医師の指示の範囲内での使用をすることと，自己判断で服薬を変更，中断しないことを，あらかじめ患者に指導しておかねばならない．

参考文献

1）日本精神科救急学会：精神科救急医療ガイドライン（規制薬物関連精神障害），2007.
2）小沼杏坪：第8章覚せい剤依存．Ⅱ．臨床の立場から．2．覚せい剤精神疾患の分類と定義．

薬物依存（編著：佐藤光源，福井　進），世界保健通信社，pp100-110, 1993.
3) 和田　清：依存性薬物と乱用・依存・中毒，星和書店，2000.
4) 白倉克之ほか：アルコール・薬物関連障害の診断・治療ガイドライン，じほう，2006.
5) 尾崎　茂ほか：平成20年度厚生労働科学研究費補助金（医薬品・医療機器等レギュラトリーサイエンス総合研究事業）分担研究報告書「全国の精神科医療施設における薬物関連精神疾患の実態調査」，2008.

5 摂食障害

精神医学の基本

定義

器質的疾患あるいは精神疾患に起因せず，精神的な原因により食行動の異常をきたす障害．身体イメージの異常と食物摂取へのこだわりを主症状とする．拒食による極端なやせを主徴とする神経性食思不振症（Anorexia Nervosa；AN）と，過食を主徴とする神経性過食症（Bulimia Nervosa；BN）に分けられる．

疫学

摂食障害は思春期から青年期の若い女性に多く，先進国を中心に近年増加傾向がみられている．発症年齢は10代後半〜20代前半にかけてピークがあるが，やせ願望や肥満蔑視の社会的風潮の浸透から，年齢層は拡大する傾向にある．思春期〜青年期の女性の1〜3％が神経性大食症に罹患しているといわれるが，病院を受診する患者はその中の一部である．また，自傷行為や自殺企図などの衝動行為を呈したり，パーソナリティ障害や化学物質常用障害を合併していることが多い．予後は全体の60％が治療により改善するが，約20％は症状が遷延し，約5％は低栄養による衰弱や自殺が原因で死の転帰をとる．欧米の研究では，生涯有病率は神経性食思不振症は女性で0.9〜2.2％，男性で0.2〜0.3％，神経性大食症は女性で1.5〜2％，男性で0.5％とされている[1]．圧倒的に女性が多い障害である．

成因・病態

　摂食障害の発症要因については，文化社会的要因，心理的要因，生物学的要因が複雑に相互に関連しあって生ずるものと考えられている．文化社会的要因として，やせ願望と肥満蔑視，女性の社会的参加，飽食の時代などがあげられる．心理的要因として性格，自立葛藤，身体像の障害，不適切な学習，認知の歪み，家族関係，偏った養育態度が考えられる．生物学的要因として遺伝要因，視床下部-下垂体系の神経内分泌学的異常，これを調節する神経伝達物質やニューロペプチドの異常，脳の形態的および機能的変化があり，これらは摂食障害の素因，発症および慢性化に関係していると考えられる．すなわちやせ願望，思春期の自立葛藤，ストレスなどにより摂食量が低下するとともに，中枢神経系，内分泌系の機能異常を引き起こし，これにより空腹感や満腹感を生じなくなり，その結果不食や過食などの摂食行動異常を呈すると推定されている．

症状

　神経性食思不振症は身体像の障害，強いやせ願望や肥満恐怖などのため不食や摂食制限，あるいは過食しては嘔吐をするため著しいやせと種々の身体・精神症状を生じる．一方，神経性過食症は，体重が正常範囲内で神経性食思不振症ほどやせをきたさず，強迫的に多量の食物を摂取し続け自制困難な過食のエピソードを繰り返しては嘔吐や下剤の乱用ならびに極端な摂食制限により体重増加を防ぐ．表2-40に摂食障害患者の身体症状を示す[3]．また，摂食障害では体液，代謝，栄養，内分泌，呼吸循環，肝機能，腎機能骨代謝など多彩な身体合併症がみられる．やせや低栄養による合併症を表2-41，過食や嘔吐，下剤乱用による身体合併症を表2-42に示す．精神障害の併存症としてうつ病，強迫性障害，社会恐怖などの不安障害，さらにアルコールや薬物依存などの併存も高い．境界性，演技性，強迫性，回避性，依存性などの人格障害などの併存も高率である．近年，発達障害を合併する摂食障害も注目されている[4]．

表2-40 摂食障害患者にみられる症状

		神経性食思不振症	神経性過食症
精神症状	共通	肥満恐怖・身体像の障害，抑うつ，不安，強迫症状，失感情症など	
	相違	やせ願望が強い 病識が欠如または乏しい	やせ願望は必ずしも強くない 病感や病識を有する
行動異常	共通	排出行動（嘔吐，下剤・利尿薬の乱用） 問題行動（自傷行為，自殺企図，万引き，薬物乱用など）	
	相違	過度の活動 拒食・不食・摂食制限	活動性の低下 過食・だらだら食い・絶食・隠れ食い・盗み食い（・摂食制限）
身体症状		低体重 無月経 徐脈，低体温，低血圧，浮腫，うぶ毛の密生など	標準体重〜肥満 一部は無月経 浮腫，過食後の微熱など

（文献2）より引用改変）

表2-41 やせ・低栄養状態による身体合併症

	症状・徴候	検査データなど
尿	急激なやせ	ケトン体
皮膚	うぶ毛の密生，脱毛，しわの増加	
血液	疲労，低体重	貧血，血清鉄，葉酸，ビタミンB_{12}低下，白血球減少，汎血球減少症
電解質	動悸，不整脈，けいれん	心電図異常，K↓，P↓，Na↓
消化器	味覚障害，食後の不快感，腹部膨満感，便秘，嘔吐，腹痛	血漿亜鉛の減少，胃内容排泄時間の延長，イレウス，上腸間膜動脈症候群
肝臓	疲労	AST・ALT軽度上昇
腎臓	脚の腫脹・浮腫	BUN上昇，腎濃縮能の低下
脂質代謝		コレステロール値の上昇
循環器系	徐脈，不整脈，動悸，失神	ST-T変化，T波異常，QT時間の延長，左室径，右室径，大動脈径の減少
骨・筋肉系	骨折，筋力低下	骨粗鬆症，筋萎縮
内分泌系	無月経，性欲低下，皮膚乾燥，浮腫，睡眠障害	視床下部-下垂体-性腺系（エストロゲン↓，LH↓，FSH↓），副腎系，甲状腺系の異常（γT_3↑，T_3↓，TSH→）
中枢神経系	睡眠障害，認知，集中力の低下，けいれん	異常脳波，脳萎縮像

↑：高値　↓：低値

（文献8）より引用改変）

表2-42　過食や嘔吐，下剤乱用による身体合併症

	症状・徴候	検査データなど
歯	歯痛	う歯
皮膚系	吐きダコ，皮膚線条	
電解質	動悸，不整脈，けいれん	K↓，Cl↓，Na↓
膵臓	腹痛	血清アミラーゼ高値（P型優位）
消化器	唾液腺の腫脹，腹痛，血性下痢	血清アミラーゼ高値（S型優位），腹部圧痛，便潜血反応陽性
肝臓	疲労	AST・ALT上昇
呼吸器	息切れ	気胸，気縦隔，皮下気腫
循環器系	動悸，不整脈，失神	QT時間の延長，K↓
中枢神経系	意識障害，けいれん	Na↓，脳波異常

↓：低値　　　　　　　　　　　　　　　　　　　　（文献8）より引用改変）

診断

摂食障害の診断基準には，米国精神医学会（APA）が作成したDSM-Ⅳ-TR（表2-43，表2-44）や世界保健機関（WHO）が作成した診断基準であるICD-10（国際疾病分類第10改訂版）がある．やせをきたす身体疾患や精神疾患との鑑別が必要となる．身体疾患の鑑別には，一般的臨床検査として，末梢血，血清タンパク，電解質，肝・腎機能，脂質，消化器系，循環器系の検査，頭部スキャンなどがある．統合失調症の拒食状態によるやせとの鑑別も必要となる．

治療

摂食障害に特効的な治療法はない．栄養状態の改善を目標とした食事指導や身体管理などの内科的治療，心理社会的治療，薬物療法を併用して治療が行われている．

①**栄養状態の改善**：神経性食思不振症の場合，女性は月経と排卵の再来，男性は正常な性機能と血清ホルモン値の正常化，小児・思春期の患者は身体・性機能の健康な発育がみられる体重を目標とする．神経性過食症の場合，過食と嘔吐や下剤乱用などの排泄行動を減少させ体重を安定化させる．体重は徐々に増加させ，1日3回決まった時間に食事をする習慣を確立させる．

表2-43 DSM-IV-TRにおける神経性食思不振症の診断基準

A	年齢と身長による正常体重の最低限を維持することへの拒否（例えば，標準体重の85%以下になるような体重減少，成長期の場合，期待される体重の増加が得られず標準体重の85%以下となる）
B	標準体重以下であっても，体重増加や太ることへの強い恐怖
C	体重や体型についての認識の障害，自己評価が体重や体型に過度に影響を受けている
D	初経後の女性では，無月経．少なくとも3ヵ月以上の無月経（エストロゲンなどホルモン投与のみ月経が認められる場合も無月経とする）
分類	制限型：規則的な過食や浄化行動（自己誘発性嘔吐，下剤，浣腸剤や利尿薬の誤用）を認めない 過食／浄化型：規則的な過食や浄化行動（自己誘発性嘔吐，下剤，浣腸剤や利尿薬の誤用）を認める

（文献8）より引用改変）

表2-44 DSM-IV-TRにおける神経性過食症の診断基準

A	過食のエピソードを繰り返す．過食のエピソードは以下の2項目で特徴づけられる ①一定の時間内（例えば2時間以内）に，大部分の人が食べるより明らかに大量の食べ物を摂取する ②その間，摂食を自制できないという感じを伴う（例えば，食べるのを途中でやめられない感じや，何をどれだけ食べるかをコントロールできない感じ）
B	体重増加を防ぐために自己誘発性嘔吐，下剤，浣腸剤や利尿薬の誤用，あるいは激しい運動などを繰り返し行う
C	過食と体重増加を防ぐ行為が最低週2回以上，3ヵ月間続くこと
D	自己評価は，体重や体型に過度に影響を受けている
E	神経性食思不振症のエピソード中に生じていない
分類	浄化型：規則的に自己誘発性嘔吐，下剤，浣腸剤や利尿薬を誤用している 非浄化型：自己誘発性嘔吐，下剤，浣腸剤や利尿薬の誤用によらず，絶食や過度の運動により体重増加を防いでいる

（高橋三郎ほか監訳：DSM-IV-TR 精神疾患の診断・統計マニュアル 新訂版，医学書院，2003より引用改変）

　入院初期では，再摂食症候群（re-feeding syndrome）に注意が必要である．患者や家族が入院前日まで食事を摂取していたといっても目の前で測った体重，血液検査の結果などを総合的に評価し，惑わされないことが重要である．極度の低体重時における過剰で急速な栄養摂取は，過剰な液体の貯留，不整脈，心不全，せん妄，けいれんなどを引き起こしたり，低リン血症により生命的に危険な状態に陥ることがある．絶食期間が1週間以上の場合

には再摂食症候群の予防が必要であり，静脈栄養より経口投与のほうが再摂食症候群を起こしにくい．

再摂食症候群とは，長期の低栄養状態が続いた後に栄養投与を再開することによって生じる電解質異常，体液異常，代謝異常，その他の全身症状で特徴づけられる状態像である．再摂食症候群を生じると①末梢血分画：貧血，白血球減少，血小板減少，②電解質：P低値（必発），K低値，Mg低値，Na低値，Ca低値，③血清生化学：低タンパク血漿，特に低アルブミン血症，AST↑，ALT高値，しばしばCPK高値がみられる[5]．

②心理社会的治療：精神療法（個人，対人，家族，集団），行動療法や認知行動療法がある．病気についてわかりやすく説明し，病気により得ているもの，失っているものの利害損失を吟味させ，失っているものが多いことを認めるような精神状態に変化させ，治療への導入を図る．その後，行動療法や認知行動療法により摂食行動と体重の正常化，身体像の障害と不合理な認識を修正していく．精神療法的努力により根底にある実存的問題に目を向けさせ，自己同一性の確立，すなわち自己の確立と個性化の達成を促す．

③薬物治療：摂食障害の治療に対して適応をもつ薬物は存在しない．しかし，実際は摂食障害の病型を問わず，大部分の症例に対して薬物が投与されていることが多い．

神経性食思不振症の身体症状やうつなどの精神症状の大部分は体重増加によって改善することが多いので，体重が回復するまで待ったほうがよいとされているが，併存する精神症状が重篤な場合には対症療法的に薬物が投与されることがある．多くの神経性食思不振症患者では心血管系の機能が弱まっていることがあるので，薬物の副作用（特に心臓に関する）について考慮するべきである．

神経性過食症の過食や嘔吐に対して抗うつ薬の有効性を実証したRCTが存在する[6]．選択的セロトニン再取り込み阻害薬（SSRI）が使用されることが多い．摂食障害の治療では，神経性過食症や，むちゃ食い障害に対するセルフヘルプ・プログラムの有用性や認知行動療法と対人関係療法の長期的な効果が実証されているため，このような心理的アプローチを治療の中心にすえ，薬物療法は補助的に用いる程度に考えておいたほうがよい．

治療薬

わが国で摂食障害に適応を有している薬物はない．併存するうつ病や不安障害，摂食障害により二次的に生じる精神症状に使用される薬物を示す．

抗うつ薬（選択的セロトニン再取り込み阻害薬；SSRI）

A フルオキセチン（わが国では未発売），フルボキサミン，セルトラリン，パロキセチン，エスシタロプラム

【臨床薬理】選択的で強力なセロトニン再取り込み阻害作用を示す．従来の抗うつ薬に比べ，抗コリン性副作用が少ない．大量服薬しても致死的ではない．海外では，フルオキセチンが神経性食思不振症の治療に適応されている．

【薬学的管理】MAO阻害薬との併用は禁忌である．投与初期に食欲不振や悪心などの消化器症状を生じることが多い．SSRI間の大きな違いは血中半減期の長さの違いである．フルオキセチン（わが国では未発売）の半減期は最も長く4〜6日であり，活性代謝物の半減期は7〜9日である．セルトラリンの半減期は26時間，活性代謝物の半減期は3〜5日である．著明な活性代謝物をもたないパロキセチン，フルボキサミンの半減期は21時間，15時間である．セルトラリン，フルオキセチン，パロキセチンは血漿タンパク結合が強く，セルトラリンではワルファリンとの相互作用に注意が必要である．すべてのSSRIは肝臓において肝シトクロムP450（CYP）酵素により代謝される．フルボキサミンはCYP1A2，CYP3A4，CYP2D6，CYP2C19を阻害するため，薬物相互作用のリスクが最も高い．パロキセチンはCYP2D6の強い阻害作用をもち，フルオキセチンやセルトラリンより強い相互作用のリスクを持っている（詳細はp.110「気分障害」を参照）．

第二世代抗精神病薬

B リスペリドン，オランザピン

【臨床薬理】衝動行動や不穏興奮状態を示し，治療に導入するのが困難な場

合や体重が回復しても強い強迫性，不安，妄想的な考え方を認める場合，精神状態が不安定で行動化が強く治療関係を結ぶのが困難な場合，精神状態を安定させ，精神療法への導入を容易にするために用いられる．
【薬学的管理】低栄養状態の患者では，副作用発現のリスクが高い．少量の投与から開始し，効果が認められれば投与量を継続し，効果がない場合は漫然と投与しない（詳細はP.78「総合失調症」を参照）．

睡眠導入薬・抗不安薬

【臨床薬理】不眠や不安・焦燥に対して用いられる．
【薬学的管理】ベンゾジアゼピン系抗不安薬を使用する場合は，薬剤投与の必要性を評価，検討し，乱用を避けるため長期漫然投与を避ける．薬物乱用のある人へは投与しない．投与量は必要最小量とし，患者の要求による処方，増量を避ける[7]．

薬物治療

薬物療法の主な目的

①神経性食思不振症に対しては摂食量を増加させ，体重を正常範囲内に回復する．神経性過食症に対しては過食のエピソードをなくす．②不眠，不安，抑うつ気分，胃重感，消化・吸収機能の低下などの随伴症状に対する対症療法．③治療関係を促進して精神療法への導入を図る[7]．

①**摂食行動に影響を与える薬物**：神経性食思不振症に対して摂食量を増加させ，体重を正常範囲内に回復する薬物は実証されていないことから，低体重の患者に対して向精神薬だけの治療を行わない．神経性過食症の過食や嘔吐に対して抗うつ薬の有効性を実証したRCTは多くあり，わが国では未発売のSSRIのフルオキセチンが抑うつ症状の有無に関わらず過食と嘔吐の減少をもたらし，摂食行動異常が改善する．過食しても排出行動を認めないbinge eating disorder（気晴らし食い症候群）やnight eating disorder（夜食症候群）に対してフルボキサミンやセルトラリンの有効性が報告されているが，これらのRCTの多くは3ヵ月以内の短期の臨床試験で，長期投与の有効性については不明である[3]．これらの薬物は神経性過食症での適応

は有していないが，神経性過食症患者はうつ状態を呈しやすく，うつ病や強迫障害，パニック障害，社会不安障害などの不安障害のcomorbidity（共依存）が高率なので，これらの治療で投薬し過食に対する有効性も期待できる．神経性過食症は慢性疾患で，一時的に過食と嘔吐が改善してもストレスなどにより容易に再発し，抗うつ薬により完全によくなるものではなく効果は限定的である．

②不眠・不安焦燥に対する対症療法：神経性食思不振症の身体症状やうつなどの精神症状の大部分は体重増加によって改善するので，これらに対する薬物療法は体重が回復するまで待ったほうがよい．

不眠に対してはエスタゾラム，フルニトラゼパムなどの睡眠導入薬，不安・焦燥に対してはブロマゼパム，クロルジアゼポキシドなどの抗不安薬が用いられる．

③衝動行為や不穏興奮状態を示し，治療に導入するのが困難な場合：低体重で強迫症状が強く治療への導入が困難な場合など，SSRIやリスペリドンやオランザピンなどの第二世代抗精神病薬を用いる．投与は慎重に少用量から開始し，効果が認められればその投与量を継続し，効果が認められない場合は漫然と投与しない．体重が回復しても強い強迫性，不安，妄想的な考え方を認める場合に少量の第二世代抗精神病薬，食前に強い不安や緊張が認められる場合は抗不安薬が使用されることがある．精神状態が不安定で行動化が強く知立関係を結ぶのが困難な場合，患者の精神状態を安定させ，精神療法への導入を容易にするため，リスペリドンやオランザピンなどの第二世代抗精神病薬が用いられることがある．

典型的な処方とその解説

Rp.1 神経性食思不振症：うつ病・うつ状態，強迫性障害，社会不安障害などを併存している場合

フルボキサミンマレイン酸塩錠25mg　1回1錠（1日2錠）
　　　　　　　　　　　　　　　1日2回　朝夕食後

Rp.2 神経性食思不振症：うつ病・うつ状態，パニック障害などを併存している場合

セルトラリン塩酸塩錠25mg	1回1錠（1日2錠） 1日2回　朝夕食後

Rp.3 神経性食思不振症：うつ病・うつ状態，強迫障害，パニック障害などを併存している場合

パロキセチン塩酸塩錠 20mg	1回1錠（1日1錠） 1日1回　就寝前

うつ病・うつ状態，強迫性障害，パニック障害，社交不安障害などの併存を認めた場合のSSRIによる薬物療法の用量はそれぞれの適応症による用量が使用される．

Rp.4 不眠を伴う場合

エスタゾラム錠 2mg	1回1錠（1日1錠） 1日1回　就寝前

Rp.5 不眠を伴う場合

フルニトラゼパム錠 2mg	1回1錠（1日1錠） 1日1回　就寝前

不眠に対してはベンゾジアゼピン系睡眠導入薬が使用される．この他にレボメプロマジンやプロメタジンが使用されることもある．

Rp.6 不安・焦燥を伴う場合

ブロマゼパム錠 2mg	1回1錠（1日3錠） 1日3回　朝昼夕食後

不安・焦燥に対してベンゾジアゼピン系抗不安薬が使用される．クロルジアゼポキシドなどが使用されることもある．

Rp.7 衝動行為や不穏興奮状態を示し，治療に導入するのが困難な場合

リスペリドン錠 2mg	1回1錠（1日1錠） 1日1回　夕食後

Rp.8 衝動行為や不穏興奮状態を示し，治療に導入するのが困難な場合

オランザピンザイディス錠 5mg	1回1錠（1日1錠） 1日1回　就寝前

　衝動行為や不穏興奮状態を示す場合に第二世代抗精神病薬が使用される．神経性食思不振症に対して使用される場合，心血管系合併症のリスクを考慮する必要がある．

薬物治療のポイント

- 神経性食思不振症に対して摂食量を増加させる薬物はない．併存する障害に対しては，薬物が用いられるが多くの神経性食思不振症の患者が身体的リスクを有していることを考え，慎重に用いられるべきである．
- 神経性食思不振症の患者に薬物療法を行う際には，多くの神経性食思不振症患者の心血管系の機能が弱まっていることを考え，薬物の副作用を十分に考慮する．
- 神経性食思不振症の身体症状や，うつなどの精神症状の大部分は体重増加により改善するので，薬物療法は体重が回復するまで待ったほうがよい．
- 神経性過食症はSSRIにより過食と排出行為の頻度を減少させることができるが，長期的な効果は不明である．
- 摂食障害の治療では薬物療法の長期的エビデンスはない．
- 摂食障害での抗うつ薬は，過食や嘔吐を減少させ，過食と嘔吐→抑うつ状態→過食と嘔吐といった悪循環を一時的に中断することにより，他の治療法を容易にしたり，その効果を高めることにより回復の有効な手段となりうる補助療法として位置づけられる．

服薬指導の留意点

- 患者との信頼関係を築くことが重要である．病気について知っており，患者に対して温かい関心をもち，親と共謀しているという印象を与えない配慮が必要である．
- 嘔吐や下剤の乱用については，患者はある種の後ろめたさをもっているので追及しない．
- 摂食障害の治療は大きく分けて栄養状態の改善，心理社会的治療，薬物療法からなる．治療の段階による接し方が必要であり，患者が治療のどの段階にあるか，患者の状態を常に把握しておく必要がある．
- 下剤の乱用については下剤の害について教育し，まず下剤を中断させる．すぐに中断ができない場合は徐々に使用量ならびに回数を減らしていくことを指導する．下剤中止時にはむくみを生じるが，一時的で1〜2週間すればよくなることを説明する．
- 利尿薬については生命的に危険に陥る危険があることを十分に教育する．

文献

1) Keski-Rahkonen A et al：Epidemiology of eting disorders, An update. Annual Review of Eating Disorders, Part 2 -2008, pp58-68, (Wonderlich S, et al, eds) Oxford, Radcliffe Publishing, 2008.
2) 切池信夫：摂食障害の治療．Ⅲ 薬物治療各論，臨床精神神経薬理学会テキスト，(日本臨床精神神経薬理学会専門医制度委員会 編,) pp389-396, 星和書店, 2008.
3) 切池信夫：摂食障害 食べない，食べられない，食べたら止まらない，p52-59, 医学書院, 2000.
4) 黒崎充勇：発達障害と摂食障害―病理と治療．摂食障害の治療 専門医のための精神科臨床リュミエール28, 初版, (西園マーハ文編,) pp95-105, 中山書店, 2010.
5) 高畑圭輔：リフィーディング症候群．精神科身体合併症マニュアル，第1版, (野村総一郎監修,) pp354-358, 医学書院, 2008.
6) 友竹正人：摂食障害に対する薬物療法のスタンダードと応用．摂食障害の治療 専門医のための精神科臨床リュミエール28, 初版, (西園マーハ文編,) pp52-61, 中山書店, 2010.
7) 上島国利：抗不安薬の知識と使い方，改定3版，ライフ・サイエンス, 2000.
8) 切池信夫：摂食障害 食べない，食べられない，食べたら止まらない，第2版，医学書院, 2009.

6 睡眠障害

精神医学の基本

定義

　睡眠障害および覚醒障害（睡眠覚醒リズム障害を含む）は，睡眠に関連して起こり，その症状・原因は多彩で，病態生理が明らかになっていないものも多い．睡眠障害でみられる症状は，睡眠量の異常（不眠，日中の過眠），睡眠が出現する時間帯の異常（昼夜逆転など），睡眠中に起こる呼吸異常，睡眠に関連して起こる不随意運動・異常感覚，睡眠に伴う異常行動などであり，症状の特徴や組み合わせから診断される．本項では米国精神医学会（APA）のDSM-Ⅳ-TR（精神疾患の診断・統計マニュアル）の診断にあげられているものを表2-45に示した．DSM-Ⅳの分類を中心に解説していく．
　DSM-Ⅳでは睡眠障害を原発性睡眠障害（睡眠障害，睡眠時随伴症），他の精神疾患に関連した睡眠障害，その他の睡眠障害（一般身体疾患による睡眠障害，物質誘発性の睡眠障害）に大別している．

疫学

　①原発性不眠症：原発性不眠症の有病率では，一般成人人口では約1～10％であるのに対して高齢者では25％に上るとされている[1]．また，女性の有症率のほうが高くなっている．
　②ナルコレプシー：ナルコレプシー有病率は日本人で0.16～0.18％であり，欧米に比べやや高いとされている．性差はない．発症年齢は10～20代前半が多く，40歳以降の発症は比較的まれ，50歳以降の発症はきわめてまれである．

表2-45　DSM-IV-TRにおける診断分類

原発性睡眠障害：睡眠障害	原発性不眠症
	原発性過眠症
	ナルコレプシー
	呼吸関連睡眠障害
	概日リズム睡眠障害
	特定不能の睡眠障害
原発性睡眠障害：睡眠時随伴症	悪夢障害
	夜驚症
	睡眠時遊行症
	特定不能の睡眠時随伴症
その他の睡眠障害	一般身体疾患による睡眠障害
	物質誘発性睡眠障害

（文献1）より引用引変）

③**呼吸関連睡眠障害**：閉塞性および中枢性の睡眠時無呼吸症候群の有病率は，加齢に伴って，健康で無症状であった人にも頻度は増加する．老年者では頻度が高く，20～30％に上るとされている．

④**レストレスレッグス症候群**：レストレスレッグス症候群の有病率は，一般人口の2～5％と推測されている．欧州の研究では成人の5～10％と報告されている．女性のほうが男性より1.5～2倍高く，加齢により有病率が上昇する．

⑤**睡眠時随伴症**：睡眠時随伴症の有病率は約2％で約1/4の0.5％がレム（rapid eye movement：REM）睡眠行動障害と推定されている．高齢者の0.5～0.8％とされており，患者の90％は男性である．加齢により有病率が上昇する．夜驚症，睡眠時遊行症は，小児に多く，成長に伴って早期の青年期，多くは15歳までに消失することが多い．

● 成因[2]

①**疾患による睡眠障害**：多くの精神疾患や，不随意運動，痒み，疼痛，夜間頻尿，呼吸困難，身体疾患などによって睡眠が障害される．また，不安や心配なことがあると交感神経系が活発になり，頭がさえた状態となる．覚醒から睡眠への移行が悪くなり，入眠しにくくなる．慢性の不眠では，不安の

ために頭がさえてしまい，さらに寝付きが悪くなる．眠れないことに対する恐怖が不眠をさらに悪化させる要因になる．精神生理性不眠の患者は，寝室に入ることで，不眠への不安や恐怖が増大するという条件付けが成立しているため，旅行先など自宅以外では比較的よく眠れることが多い．

　入眠障害，中途覚醒，早朝覚醒がない場合でも，起床時や日中の眠気や倦怠感から睡眠が不十分と感じてしまう熟眠障害がある．精神疾患，身体疾患，眠気や倦怠感をきたす薬剤の服用によるものなど，副作用としてあらわれるものがあるので注意する必要がある．**表2-46**に睡眠障害をきたす薬物を示した．

　②薬物・生活習慣による睡眠障害：カフェイン，ニコチン，エタノールを摂取すると睡眠が浅くなり，睡眠の質が低下する．不眠を避けるために，とくに夕方以降にはコーヒー，緑茶，栄養ドリンクなどカフェイン含有飲料の摂取，喫煙，大量飲酒をしないなどの注意が必要である．**表2-47**に睡眠障害をきたす嗜好品・大衆薬・サプリメントを示した．エタノールは入眠を促すものの，催眠作用が約1～3時間で消失する．睡眠後半で離脱症状により覚醒作用があらわれるため，睡眠が浅く分断してしまう．常用により耐性が

表2-46　睡眠障害をきたす薬物

	薬物	主な睡眠障害の種類
抗パーキンソン病薬	ドパミン製剤	不眠，過眠，悪夢
	MAO-B阻害薬，ドパミン放出促進薬	不眠など
	ドパミンアゴニスト	不眠，突発的睡眠
	抗コリン薬	幻覚，妄想，躁状態，不安など
片頭痛治療薬	キサンチン誘導体，エルゴタミン製剤	不眠
抗てんかん薬	バルビツール酸	過鎮静，過眠，連用で不眠
	バルプロ酸ナトリウム，カルバマゼピンなど	鎮静，眠気
抗認知症薬，脳代謝改善薬		不眠，眠気
抗うつ薬	三環系抗うつ薬，四環系抗うつ薬	過鎮静，過眠
	MAO阻害薬	不眠，過鎮静
	選択的セロトニン再取り込み阻害薬（SSRI），セロトニン・ノルアドレナリン再取り込み阻害薬（SNRI）	不眠，過鎮静
抗精神病薬	第一世代（定型）抗精神病薬	過鎮静，過眠，せん妄，アカシジアによる不眠など

薬物		主な睡眠障害の種類
抗不安薬，睡眠薬	ベンゾジアゼピン系薬剤，非ベンゾジアゼピン系薬剤	過鎮静，眠気，睡眠時無呼吸
精神刺激薬	メチルフェニデート，ペモリン	不眠
抗菌薬	ニューキノロン系抗菌薬	不眠
抗ウイルス薬		不眠，傾眠，幻覚，興奮，抑うつ，せん妄など
抗腫瘍薬		不眠，傾眠，抑うつ，せん妄，妄想など
ステロイド	プレドニゾロンなど	不眠，幻覚，抑うつ，せん妄，妄想など
抗アレルギー薬	第一世代H_1拮抗薬	過鎮静
	第二世代H_1拮抗薬	眠気
	その他の抗アレルギー	眠気，不眠
降圧薬	β拮抗薬	不眠，悪夢
	α_2刺激薬	不眠，悪夢，過鎮静
	カルシウム拮抗薬	焦燥感，過覚醒など
	アンジオテンシンⅡ受容体拮抗薬	不眠
	レセルピン	過鎮静，不眠，悪夢，抑うつ
利尿薬		多尿による不眠，過眠
脂質異常症治療薬	アトルバスタチン，コレスチラミン	不眠
	クロフィブラートなど	倦怠感，過眠
強心配糖体	ジギタリス，ジゴキシン	せん妄，不眠
気管支拡張薬	β刺激薬，キサンチン誘導体	不眠
鎮咳薬	麻薬性鎮咳薬，コデイン類	過眠，過鎮静
制吐薬	ドパミン拮抗薬，オピアト作動薬	過眠，過鎮静
腸運動抑制薬		眠気
下剤		下痢による不眠，過眠
消化性潰瘍治療薬	H_2拮抗薬（特にシメチジン）	不眠，過鎮静，意識障害，幻覚，錯乱
	プロトンポンプ阻害薬，抗コリン薬	眠気，過鎮静
インターフェロン製剤		不眠，せん妄，抑うつなど
中枢性筋弛緩薬		眠気，不眠，幻覚
鎮痛薬	麻薬性鎮痛薬，非麻薬性鎮痛薬	眠気，過鎮静，せん妄，睡眠時無呼吸
消炎鎮痛薬	非ステロイド性抗炎症薬	不眠
禁煙補助薬	ニコチンパッチ	不眠

MAO：モノアミン酸化酵素

（文献2）より引用改変）

形成され，入眠に対する効果が消失してしまう．同等の入眠作用を得ようとしてさらに飲酒量が増加してしまう．そして，耐性が形成された後に飲酒を中断すると，離脱症状により不眠が悪化してしまう．夕方以降に熱い湯の風呂に浸かることや激しい運動をすることは交感神経系が活発になり入眠しにくくなる．また，胃腸が活発に活動していると睡眠が障害されるため，入眠3時間以上前に夕食を摂るべきである．

　③**生体リズムの乱れによる睡眠障害**：1日の中でどの時間帯に眠れるかは，体内時計によって決まる．人間の体内時計は視床下部の視交叉上核にあり，そこで生体リズムがつくられている．体内時計は起床後の朝の強い光により時刻がリセットされ，14～16時間後に眠気があらわれる．眠気があらわれる2～4時間前は最も入眠しにくい時間帯であり，いつもより早く寝ようとしてもなかなか寝付けない．また，入眠前の強い光は生体リズムを遅らせ寝付きを悪くするため，夜間には照明を暗くすることも重要である．概日リズム睡眠障害では，生体リズムの同調に問題があり，望ましい生活スケジュールに体内時計が同調できない．生体リズムにさからって眠ろうとしている場合は，入眠障害と覚醒困難，早い時間から眠くなり早朝覚醒，といった状態がみられる．

　④**眠れているのに自覚していない場合**：睡眠時間は同じ人でも年齢，季節などにより変化する．日本成人の睡眠時間は平均7～8時間ともいわれているが，必要な睡眠時間は個人差が大きい．また，加齢に伴って睡眠時間は減少していくため，若い時と同じだけ眠ろうとすると不眠であると感じてしまう．睡眠習慣について確認し，寝室で過ごす時間を確認することが必要である．必要以上に長い時間，床についていると睡眠は浅くなり分断してしまう．暗い床で覚醒していると，短時間でも苦痛であり，長時間覚醒していたように感じてしまう．慢性不眠症患者では，入眠潜時，消灯後の覚醒時間を過大評価していることが多い．睡眠時間について誤認がある場合は，睡眠薬を服用して，睡眠時間が長くなっても，睡眠障害の改善を自覚できない場合が多い．

● 病態

　不眠は，神経質，完璧主義傾向がある患者が，一過性の不眠を契機に，不

表2-47 睡眠障害をきたす嗜好品・大衆薬・サプリメント

区分・効能など		成　分	主な睡眠障害の種類
嗜好品	アルコール連用	エタノール	不眠
	紙巻きタバコ，葉巻，刻みタバコなど	ニコチン	不眠
	コーヒー，紅茶，緑茶，中国茶，ココア，チョコレートなど	カフェイン	不眠
大衆薬	眠気・倦怠感除去薬	カフェイン	不眠
	鎮咳薬	エフェドリン誘導体，キサンチン類	不眠
	総合感冒薬，鼻炎薬，解熱鎮痛薬	カフェイン	不眠
		抗ヒスタミン薬など	眠気，過眠
	乗り物酔い薬，かゆみ止め	抗ヒスタミン薬など	眠気，過眠
	睡眠改善薬	ジフェンヒドラミン，ブロムワレリル尿素など	眠気，長期使用で依存・不眠
サプリメント	記憶力増強	ホスファチジルセリン	不眠
	中性脂肪，コレステロール，血糖値正常化	クロム	不眠
	健康維持	ビタミンC	不眠
	ストレス緩和，不眠の改善	セイヨウカノコソウ（バレリアン）	不眠
	うつ状態の改善	セイヨウオトギリソウ（セントジョンズワート）	不眠
	疲労回復，強心作用	朝鮮人参（高麗人参）	不眠
	心臓病	サンシチニンジン（三七人参）	不眠
	疲労回復・滋養強壮	健康ドリンク（カフェイン含有），薬用酒など（高濃度エタノール含有）	不眠

（文献2）より引用）

眠へのとらわれ，恐怖感が増し，不眠が長期化していると考えられる．また，患者は，「眠ろう，眠ろう」と意識しすぎ，それが過度の身体的緊張（筋緊張の増大，血管の収縮増加）を呼び，さらに睡眠が妨げられるという悪循環に陥っている．病態は，前脳の睡眠系を阻害する諸要因，脳幹網様体賦活系の覚醒レベルを刺激する諸要因が複合的に関与して，入眠困難や睡眠

持続の障害をもたらすと考えられている.

　ナルコレプシーでは,患者の髄液中の神経ペプチドオレキシンの値が低値や測定限界以下であるとの報告[3]がある.オレキシン作動性神経は視床下部外側部に散在し,広範囲に神経線維を投射している.特に,視床下部後部に存在する結節乳頭核のヒスタミン作動性神経や,脳幹のセロトニン,ノルアドレナリン作動性神経,アセチルコリン作動性神経に密に投射されている.オレキシン神経は,これらのモノアミン作動性神経,アセチルコリン作動性神経の活動性を維持することにより,覚醒維持に働いている.したがって,オレキシンの欠損は覚醒系神経の活動低下を引き起こし,覚醒維持の困難や極度の眠気が起こると考えられる.また,ナルコレプシー患者でHLA-DR2が陽性であるとの報告[4]や患者のほとんどがHLADRB1＊1501/DQB1＊0602をもっていることから自己免疫によりオレキシン神経が脱落してしまうのではないかという考えもある.

　睡眠時無呼吸症候群は,上気道の機能的異常や形態学的な狭窄や心不全や脳血管障害などに伴う呼吸中枢の障害により,睡眠中の無呼吸や低呼吸が出現する.80～90％の睡眠時無呼吸症候群は閉塞性のものである.閉塞性の病態は,入眠に伴う上気道開大筋の筋緊張低下,仰臥位による軟口蓋や舌根沈下などの機能的因子に,鼻疾患（慢性副鼻腔炎,鼻茸,鼻中隔彎曲症）や肥満,扁桃肥大,小顎症,巨舌症などの形態学的因子が重なり,上気道閉塞が起こり睡眠中に呼吸停止を繰り返すと考えられている.

　概日リズム障害は,概日リズム機構や睡眠制御機構に何らかの異常があると推察されているが,病態は十分に解明されていない.

　レストレスレッグス症候群は,中枢性ドパミン作動性神経の機能低下,鉄欠乏性,遺伝的素因の3つが有力視されている.レストレスレッグス症候群,周期性四肢運動障害はともに脊髄でのA11ドパミン神経からの抑制低下による脊椎の興奮性の増強が示唆されている[5].

　REM睡眠行動障害は,橋被蓋部青斑核や延髄網様態障害など主に脳幹部での運動制御系の障害が主体と考えられている.REM睡眠期に通常認められる骨格筋緊張の抑制が障害されて,筋活動の抑制を伴わないREM睡眠が出現し,これによりREM睡眠中に見た夢の内容の行動化が起こる.

━ 症状

Ⓐ 原発性睡眠障害：睡眠障害

過度の眠気や睡眠の開始と維持に関する原発性の異常であり，睡眠の量，質，時間の異常によって特徴づけられる．

①**原発性不眠症**：睡眠の開始または維持の困難，または非回復性の睡眠（睡眠時間の長短に関わらず翌朝の覚醒時に睡眠に対する不足感が強い）の訴えが少なくとも1ヵ月間続くことが特徴である．また，患者自身が身体的，精神的，社会生活上の支障があると判断している状態である．入眠困難と中途覚醒を合わせて訴えることが多く，加齢によって増加し，男性より女性のほうが多い．若年成人では入眠困難の訴えが多く，中年および老年者では中途覚醒や早朝覚醒を訴えることが多い．

②**原発性過眠症**：睡眠時間の長短に関わらず社会生活上不都合な時間帯に耐え難い眠気が生じたり，居眠りしてしまう状態である．少なくとも1ヵ月間続く過剰な眠気や中断されることの少ない長い睡眠，重症の覚醒困難，長く続く日中の眠気が特徴である．睡眠は持続性であるが疲労回復性ではない傾向がある．

③**ナルコレプシー**：抵抗できない回復性の睡眠発作を繰り返すことであり，情動脱力発作，REM睡眠の要素（入眠時または出眠時幻覚，睡眠麻痺）が睡眠と覚醒との移行期に繰り返されることが特徴である．DSM-Ⅳの診断基準を**表2-48**に示す．

④**呼吸関連睡眠障害**：睡眠中の換気の異常によるとされる睡眠の中断によって，過剰な眠気または不眠を生ずるものである．睡眠中の大きないびきとあえぎ，無呼吸と浅い呼吸の存在が特徴である．上気道の閉塞により換気が停

表2-48 DSM-Ⅳでのナルコレプシーの診断基準

1) 耐え難い回復性の睡眠発作が，少なくとも3ヵ月にわたって，毎日起こること
2) 以下の1つまたは両者の存在
   - 情動脱力発作（すなわち，突然，両側性の筋緊張を消失する短いエピソードで，強い情緒と関連していることが最も多い）
   - REM睡眠の要素が睡眠と覚醒との移行期に侵入することが繰り返され，それは出眠時または入眠時幻覚，または睡眠エピソードの開始または終了時に起こる睡眠麻痺として現れる
3) その障害は，物質（例：乱用薬物，投薬）または他の一般身体疾患の直接的な生理学的作用によるものではない

止する閉塞性睡眠時無呼吸症候群，呼吸運動が停止する中枢性睡眠時無呼吸症候群，または中枢性肺胞低換気症候群などがある．

⑤**概日リズム睡眠障害**：持続性または反復性の睡眠の分断様式であり，その結果，過剰な眠気または不眠を生じる．患者の内因性の概日睡眠・覚醒リズムと環境から要求される睡眠・覚醒スケジュールとが一致しないことによる．睡眠相後退型（内因性の睡眠・覚醒周期が社会の要求に対して後退している），時差型（現地時間に対して不適切な時間に起こる眠気と覚醒），交代勤務型（正常な内因性の睡眠・覚醒スケジュールと一致しないことによる過剰な眠気または不眠），特定不能型（睡眠相前進型，非24時間性睡眠・覚醒型，不規則な睡眠・覚醒型）などがある．

⑥**特定不能の睡眠異常**：特定の睡眠障害の基準を満たさない，不眠，過眠，概日リズム障害のためのカテゴリーである．環境要因に起因する，臨床的に著しい不眠または過眠を訴えるものも含む．特発性レストレスレッグス症候群や特発性周期性四肢運動障害はこれに含まれる．特発性レストレスレッグス症候群は，入眠前に始まる脚を動かしたいという強い衝動を感じさせる不快な感覚のために入眠が遅延し，睡眠が障害される病態である．特発性周期性四肢運動障害は下肢を周期的に反復するミオクローヌス（通常20〜60秒ごとに拇の背屈と足関節の屈曲）のために反復性の短時間覚醒を起こす病態である．患者は不眠を訴えるがミオクローヌスを自覚していないことが多い．多くの症例で特発性レストレスレッグス症候群と特発性周期性四肢運動障害を合併していることが多い．

❸ 原発性睡眠障害：睡眠時随伴症

睡眠時随伴症は睡眠，特定の睡眠段階，または睡眠・覚醒の移行状態に関連して出現する行動異常や生理学的異常によって特徴づけられる．

①**悪夢障害**：恐ろしい夢を見て睡眠から目覚めることを繰り返す．目覚めてすぐに意識ははっきりする．覚醒時に，長い一連の夢の内容を詳細に想起できる．睡眠の後半に多く起こる．

②**夜驚症**：恐怖の叫び声や泣き声で始まる睡眠中の突然の覚醒が繰り返し起こる．睡眠のはじめの1/3の間に起こることが多い．強い恐怖と自律神経系緊張の兆候がみられる．落ち着かせ，覚醒させるのが困難である．夢の詳

しい想起が困難で健忘がある．

　③**睡眠時遊行症**：睡眠中に起き上がり，歩き回り，覚醒させるのが困難である．

　④**特定不能の睡眠時随伴症**：睡眠中または睡眠から覚醒への移行期に起こる異常行動または生理学的現象が特徴的で，特定の睡眠時随伴症の基準を満たさないもののカテゴリーである．REM睡眠行動障害はこれに含まれる．REM睡眠行動障害はREM睡眠時に激しい寝言，着衣や寝具をまさぐるような奇異な行動，眠ったままで歩き回ったり，殴る・蹴るなどの激しい異常行動がみられる．夜遅く起こる傾向があり，夢を想起する．認知症や脳器質疾患を伴わない老年者にもみられる症状である[6]．

診断

　世界保健機関（WHO）が作成した診断基準である国際疾病分類（ICD）では，1992年に発表されたICD-10で睡眠障害が初めて採用された．睡眠障害はF51：非器質性睡眠障害（non-organic sleep disorders）とG47：器質性睡眠障害（organic sleep disorders）に2分されている．一方，米国精神医学会（APA）が作成したDSM-IV-TRでは睡眠障害を原発性睡眠障害，他の精神疾患に関連した睡眠障害，その他の睡眠障害に3分している．原発性睡眠障害は，睡眠異常と睡眠時随伴症に2大別され，睡眠異常は原発性不眠症，原発性過眠症，ナルコレプシー，呼吸関連睡眠障害，概日リズム睡眠障害などに分類されている．また，米国睡眠障害連合（ASDA）はヨーロッパ睡眠学会と協力して，1990年には共同で睡眠障害国際分類（ICSD）を出版した．睡眠障害および覚醒障害に関連した研究の進歩により病因や病態の解明が進んで，2005年にICSD-2が発表された．ICSD-2には8つの群，85種類の睡眠障害が分類されている．**表2-49**に示す．

　実際，診察時には，睡眠や生活習慣に対する質問，睡眠の状況，睡眠のタイプに関する問診，睡眠障害の原因を探る問診，腫瘍，心疾患，消化器疾患，発熱などの身体的要因，時差ぼけ，交代勤務，昼夜逆転などの生理的要因，精神的ショック，ストレス，生活上の不安などの心理学的要因，統合失調症，認知症，アルコール依存症，抑うつなどの精神医学的要因，薬，飲酒，喫煙，カフェインを含む薬理学的要因がないかの問診をする．また，睡

表2-49 睡眠障害国際分類第2版（ICSD-2）における診断大分類

1. 不眠症
2. 睡眠関連呼吸障害群
3. 中枢性過眠症群
4. 概日リズム睡眠障害群
5. 睡眠時随伴症群
6. 睡眠関連運動障害群
7. 孤発性の諸症状，正常範囲と思われる異型症状，未解決の諸問題
8. その他の睡眠障害

（文献7）より引用）

眠に異常があると考えられる場合には「ポリグラフ検査」を行うことがある．装置をつけて一晩眠り，睡眠時の脳波，心電図，眼球運動，顎や下肢などの筋電図，呼吸運動，喚気の様子，いびきなどを記録する．睡眠時無呼吸症候群や周期性四肢運動障害などの診断にも使用される．

治療

A 不眠症

不眠は薬物治療と非薬物療法を組み合わせた治療が行われている．治療には睡眠についての教育指導，精神療法，認知行動療法などの非薬物療法や薬物療法がある．

①**薬物療法**：日本で睡眠薬として保険適用をもつ薬物は，バルビツール酸系，非バルビツール酸系，ベンゾジアゼピン系（BZ），非ベンゾジアゼピン系（non-BZ）であり，非バルビツール酸系睡眠薬以外のすべてがGABA$_A$受容体に作用して，中枢神経抑制作用を引き起こす．また，メラトニンMT1受容体作動薬であるラメルテオンが日本でも保険適用になった．適応外ではあるが，催眠作用を期待して抗うつ薬，抗精神病薬，抗ヒスタミン薬などが使用されることがある．

②**非薬物療法**：不眠症では，睡眠薬を服用することが良くない選択であることがある．医療従事者は不眠で苦しむ患者の訴えをよく聞き，その苦しみに対し受容し，共感することが重要である．短い時間であっても，患者の訴えをよく聞くことで，医療従事者と患者との信頼関係をつくることにつながる．不眠の要因を患者に十分説明することにより，患者が治療を理解するこ

とで良好な治療効果が期待できる．
1．睡眠衛生指導
　不眠の患者には，不規則な就寝や不規則な起床時刻，長時間の昼寝などの睡眠習慣の改善を指導しなければならない．夕方以降のカフェイン含有飲料摂取，過剰飲酒，喫煙，過度の運動・ストレスのかかる行動もしないように指導する．また，寝室の温度，騒音や寝具などの環境に関する指導も必要に応じて行う．
2．リラクゼーション訓練
　不眠の患者は，就寝前でも交感神経系の緊張が亢進しており筋緊張の高い状態にある．筋緊張を和らげるリラクゼーションが睡眠の質の改善につながる．筋弛緩療法，自律訓練法，バイオフィードバック法などの方法がある．
・筋弛緩療法：特定の部位の筋緊張の解除から，全身の筋肉を体系的に弛緩させる方法まである．患者に筋緊張が高まった状態と弛緩した状態の違いを認識させるため，特定の筋肉を収縮させ，筋緊張が高まった感覚を覚えさせる．次に，緊張した筋肉を弛緩させ，筋緊張がとけていく感覚と，弛緩した状態の感覚を覚えさせる．
・自律訓練法：注意の集中や自己暗示の練習を段階的に行うことで全身の緊張をとり，心身の状態をうまく調整できるように工夫された段階的訓練法である．心身症や神経症の治療にも用いられている．
・バイオフィードバック法：自分では感じることができないごく小さな身体の変化を特定の機械を用いて光や音などに変換して，変化をわかりやすくして，その変化をコントロールできるようにする訓練である．不眠症の場合，身体の筋肉が緊張していることが多いので，筋電図を使用する場合が多い．
3．行動療法
　不眠では，床に就いて眠れなかったというこれまでの経験から，床に就くとかえって目がさえてしまうと訴えることがある．また，就寝時間が近くなるといらいらするというのも条件不眠に陥っている証拠であり，不眠を悪循環させていると考えられている．また，患者は，少しでも長く眠ろうと長時間床で過ごすことが多い．これが，浅い眠り，中途覚醒の原因となっている場合がある．これらの改善を図るのが刺激制御療法，睡眠制限療法である．

・刺激制御療法：患者は，寝具や寝室は夜間睡眠と性行為以外には床を利用しないように指導される．眠くなったときだけ床に就くこと，床でのテレビ，食事，仕事，読書などは禁止される．もし，床に入って20分眠れなければ，床をでて，寝室以外へ行くこと．眠気を感じるようになったら，再び床に戻るように指導される．こうした一連の行動により，寝室で眠れずに苦しむという望ましくない条件付けの形成を防ぐ．寝室，床と不眠との心理的関連づけが解消されることが期待される．

患者には睡眠時間にかかわらず，常に同じ時間に離床すること，すみやかに太陽光にあたることを指導する．これにより，睡眠覚醒のリズムができること，床で過ごす時間のうち実際に睡眠に費やされる割合が増えることが期待できる．また，昼寝は最小限にし，必要により，夜間の睡眠に影響しない午後3時前の30分以内の昼寝にとどめるように指導する．

・睡眠制限療法：患者に2週間の睡眠日誌を記録させ，それを参考に平均睡眠時間を計算し，就寝から起床までの床に入っている時間をこの平均睡眠時間まで制限し，起床時間は一定とする．日中の過剰な眠気を避けるため，下限は5時間とする．5日ごとに睡眠効率を計算し，85％以上眠れていれば，15分間増やし，実際の睡眠が80％以下なら過去5日間の平均睡眠時間まで減らす．この方法により，床の中にいるときには眠ることができるという条件付けがされ，睡眠効率は高まり，熟眠感が得られやすくなる．寝室，床と不眠との心理的関係づけも解消されることが期待できる．

Ⓑ 過眠症（ナルコレプシーを中心に）

睡眠衛生指導を中心とした非薬物療法と薬物療法を組み合わせて行う．眠気による社会生活への不利益を最小限にとどめる水準を目標とする．

①薬物療法：モダフィニル，ペモリン，メチルフェニデート塩酸塩の3種の覚醒維持薬が薬物療法の中心になっている．半減期や副作用の発現を考慮して，薬剤の種類や投与量，服用時間を決める．メチルフェニデート塩酸塩は半減期が4～6時間で，通常朝1回または朝昼2回投与する．ペモリンは半減期が12時間，モダフィニルは11～14時間と長いため，基本的には朝1回投与される．少量から開始し，副作用による制限がなければ十分な覚醒効果が得られるまで増量する．覚醒維持薬の共通の特徴としてドパミン神経の

賦活作用があるため，投与初期に頭痛，動悸，口渇，悪心，食欲低下などの副作用が出現することがある．また，ペモリンは重度の肝機能障害が生じることがあるため肝機能検査が必要である．3剤の中でモダフィニルは依存形成の可能性が少なく，その他の副作用も比較的少ないことから第1選択薬になっている[8]．あくまでも対症療法なので，中断すると元の眠気水準に戻ってしまうことをあらかじめ患者に伝えておかなければならない．

また，情動脱力発作，入眠時幻覚，睡眠麻痺といったREM睡眠関連症状に対しては，REM睡眠抑制作用のあるイミプラミン，クロミプラミンといった三環系抗うつ薬が使用されることがある．また，禁忌，副作用のことを考慮に入れ，効果は弱いがセロトニン再取り込み阻害薬（SSRI），セロトニン・ノルアドレナリン再取り込み阻害薬（SNRI）が使用されることもある．中途覚醒や熟眠感の欠如など，夜間の睡眠障害を伴う場合には短時間作用型の睡眠導入剤を用いる．

②**非薬物療法**：過眠症では，睡眠不足により日中の眠気のさらなる悪化などがみられるため，健常者以上に睡眠時間の確保など規則的な生活習慣の維持が重要である．通勤・通学時間，休み時間に短時間の仮眠をとることも日中の眠気軽減，覚醒維持薬の減量に役立つ．

呼吸関連睡眠障害

今のところ有効な薬物療法はない．第1選択は経鼻持続陽圧呼吸（nCPAP），歯科装具（OA），耳鼻科・口腔外科手術，体重減量などである．

概日リズム睡眠障害

体内時計同調因子のメラトニン，高照度光，強制的な時間療法などを用いる．

①**薬物療法**：メラトニン作動薬であるラメルテオンは睡眠薬としては保険適用がある．超短時間型睡眠薬は，時差症候群ではある程度有効であるが，概日リズム睡眠障害では無効で，かえって昼夜逆転を固定することが多い．時差症候群や交代勤務ではモダフィニルも有効であり，米国では交代勤務睡眠障害で認可されている．

②**非薬物療法**：メラトニンは体内時計を進める場合は少量（0.25〜3

mg) を前日寝付けた時刻の4〜8時間前に，遅らせる場合には覚醒後に服用する．多量に服用すると催眠作用があり，翌日の倦怠感，過眠が出現することがある．視覚障害がある場合には唯一の選択肢である．米国ではサプリメントであり，ドラッグストアなどで購入できる．

　高照度光（2,500〜3,000ルクス以上の光）を用いる場合は，体内時計を進める場合は覚醒後に，遅らせる場合には，前日寝付けた時刻の数時間前に照射する．照度の目安としては，室内：家庭で500ルクス，明るいオフィスで，1,000ルクス，屋外：薄曇りの日で5,000〜10,000ルクス，快晴の正午頃で数万ルクス程度である．また，生活習慣の乱れなどから来る概日リズム障害には強制的に覚醒・就床させる時間療法が用いられることがある．

E レストレスレッグス症候群

　治療には，非薬物療法と薬物療法があり，軽症では非薬物療法のみで寛解することもありうるが，重症度が高く，症状の頻度が多い場合には薬物投与が必要となる．Waltersらはその重症度を簡便に調査する重症度判定表[10]を作成しており，軽度から重症まで4段階，40点満点で点数化できる．このスケールで15点以上を目安に薬物治療を開始することが多い．

　①薬物療法：ドパミン作動薬，ベンゾジアゼピン系薬物，オピオイド系薬物が用いられることがある．突発性の場合，第1選択薬は非麦角系ドパミン作動薬のプラミペキソールであり，保険適用になっている．また，ロピニロールを極少量（パーキンソン病の1/10〜1/5）使用することがある．多量に使用するとかえって悪化することがある．腎障害がある場合には，肝排泄性のロピニロール，タリペキソールなどが使用される．クロナゼパムやニトラゼパムは，軽症の場合には主観的症状の軽減効果があるが，異常感覚や不随意運動には効果はみられない．高齢の患者は，ふらつき，転倒，過鎮静を引き起こしやすいため，特に注意が必要である．重症の場合は，ガバペンチンを使用する．欧米の状況に日本の事情も考慮したアルゴリズムが作成されているので図2-27に示す．しかし，ガバペンチンには経口投与時の吸収のばらつき（個人差）があり，また，薬物吸収トランスポーターの飽和による臨床用量付近での吸収の飽和が認められる．このことから，薬物動態を改善する目的でプロドラッグ化したガバペンチン エナカルビルが開発され，

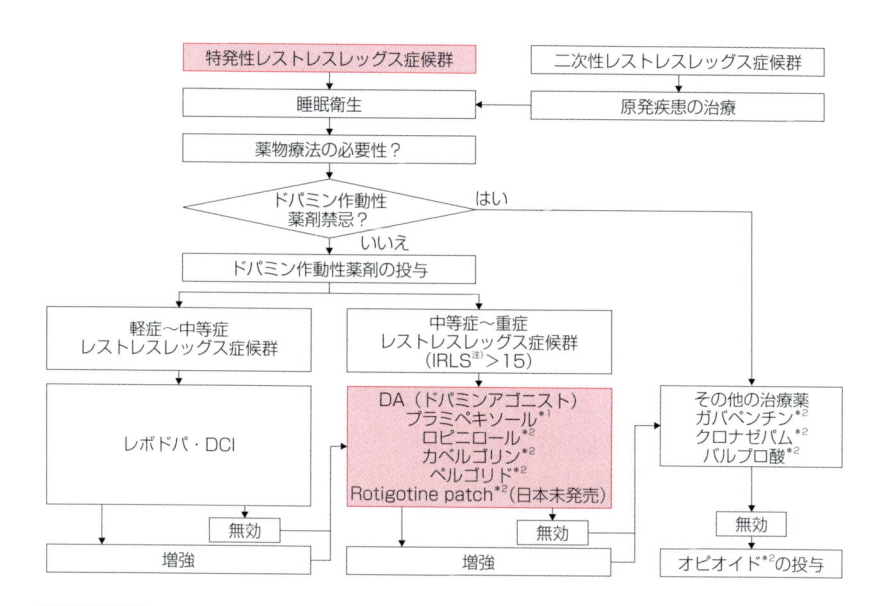

図2-27 わが国のレストレスレッグス症候群治療アルゴリズム

注）IRLS：レストレスレッグス症候群の重症度スケール
　　0〜10：軽症　11〜20：中等症　21〜30：重症　31〜40：最重症
＊1：中等度から高度の特発性レストレスレッグス症候群に承認
＊2：日本ではレストレスレッグス症候群に効能未承認
DCI：脱炭酸酵素阻害薬（decarboxylase inhibitor）

（文献10）より引用改変）

2012年に日本において保険適用された．

　②**非薬物療法**：軽症のものでは，睡眠衛生の改善を行うことと，禁酒，禁煙，カフェイン摂取制限，温かい入浴，ウォーキングやストレッチでよくなることがある．鉄欠乏性貧血で鉄欠乏を明らかに有する場合などは鉄補給を行うなど原疾患の治療が必要である．

⑥ REM睡眠行動障害

　薬物療法は，クロナゼパムが有効である．また，メラトニン，アセチルコリンエステラーゼ阻害薬のドネペジル，ドパミン作動薬であるプラミペキソールが使用されることもある．

治療薬

不眠症

A　バルビツール酸系睡眠薬

　GABA$_A$受容体のバルビツール酸結合部位に作用して，GABAによる中枢神経抑制作用を強める．GABA作動薬としての作用は強力であり，常用量と致死量の幅が狭く，2週間分の用量をまとめて服用すれば重篤な昏睡状態に陥る．エタノールなどの中枢神経抑制薬を併用すれば，致死量はさらに低くなる．また，薬理学的耐性が早くて2～3日，遅くとも1ヵ月くらいの間に急速に形成され，用量を増加しないと睡眠作用が得られなくなる．常用量では身体依存は起こらないが，精神依存を生じる．大量に連用すると身体依存が生じ，離脱時に不穏，不安，不眠，振戦，脱力，腹痛，悪心，嘔吐，起立性低血圧，深部反射亢進，せん妄，けいれん発作などの離脱症状が出現する．肝薬物代謝酵素を誘導し，多くの薬物の効果を低下させるなどの問題点がある．

　入眠潜時を短縮，中途覚醒時間を減少，徐波睡眠を減少させる．REM潜時を延長させ，REM睡眠を大幅に減少させる．慢性に服用したあとに急に中断すると，REM睡眠が反跳的に増加し，悪夢を伴う不眠を生じる．

B　ベンゾジアゼピン系睡眠薬，非ベンゾジアゼピン系睡眠薬

　ベンゾジアゼピン系薬物は多くのαサブユニットを含むGABA$_A$受容体のベンゾジアゼピン結合部位に作用する．GABA$_A$受容体はα，β，γなど，いくつかのポリペプチドのファミリーからなる5つのサブユニットで構成されている．ベンゾジアゼピン系薬物はGABA$_A$受容体のサブタイプであるω$_1$受容体（α$_1$サブユニットを含む）あるいはω$_2$受容体（α$_1$サブユニットを含まない）に結合し，GABA$_A$によるCl$^-$チャネルの開口頻度を増加させて，Cl$^-$の細胞内流入による神経細胞の過分極を引き起こし，中枢神経抑制作用を発現する（P.137 図2-16，P.138 図2-17 参照）．ω$_1$受容体に選択的に作用するゾルピデムなどは，深睡眠を導く反面，抗不安作用，筋弛緩作

用，抗けいれん作用など主にω_2受容体刺激によると考えられている作用をきたしにくい．不眠症のタイプに合わせてベンゾジアゼピン系睡眠薬は作用時間により使い分けられている．わが国で使用されているベンゾジアゼピン系睡眠薬の一覧を**表2-50**に示す．

　ベンゾジアゼピン系薬物や非ベンゾジアゼピン系薬物はGABA_A受容体のベンゾジアゼピン結合部位に作用してGABAによる中枢神経抑制作用を増強するが，その作用はバルビツール酸やエタノールよりも弱い．安全域が広く，大量服薬の危険性も低いため，広く用いられている．

　入眠潜時を短縮し，中途覚醒時間を減少し，睡眠段階2を増加させる．REM睡眠には影響しないか，やや減少させ，離脱時のREM反跳は起こらないか，軽度である．徐波睡眠に対しては，ベンゾジアゼピン系薬物では影響しないか，減少させるのに対して，非ベンゾジアゼピン系薬物では増加させる．

　2012年に日本で保険適用された非ベンゾジアゼピン系薬物エスゾピクロンは，ゾピクロンを光学分割して得られた薬理活性の大部分を有するS体で

表2-50 わが国で使用されているベンゾジアゼピン受容体作動薬

作用時間	一般名	商品名	臨用応用 (mg)	消失半減期 (時間)
超短時間作用型	ゾルピデム トリアゾラム ゾピクロン エスゾピクロン	マイスリー＊ ハルシオン アモバン＊ ルネスタ＊	5〜10 0.125〜0.5 7.5〜10 1〜3	2 2〜4 4 5
短時間作用型	エチゾラム ブロチゾラム リルマザホン ロルメタゼパム	デパス レンドルミン リスミー エバミール・ロラメット	1〜3 0.25〜0.5 1〜2 1〜2	6 7 10 10
中間作用型	ニメタゼパム フルニトラゼパム エスタゾラム ニトラゼパム	エリミン ロヒプノール・サイレース ユーロジン ベンザリン・ネルボン	3〜5 0.5〜2 1〜4 5〜10	21 24 24 28
長時間作用型	クアゼパム フルラゼパム ハロキサゾラム	ドラール ダルメート・ベノジール ソメリン	15〜30 10〜30 5〜10	36 65 85

＊非ベンゾジアゼピン系睡眠薬

（文献11）より引用改変）

ある.原発性と併発性のいずれの不眠症に対しても,入眠障害および中途覚醒にも有効である.また,投与期間に関わらず,耐性の形成,投与離脱時の退薬症候や反跳性不眠がみられない.そのため,米国では初めて投与期間に関する制限のない不眠症治療薬として承認されている.

C 抗うつ薬

抗うつ薬の多くがセロトニンとノルエピネフリンの再取り込みを阻害し,これらの作用を増強する.抗うつ薬の催眠作用は,ヒスタミンH_1受容体,セロトニン$5-HT_2$受容体,アドレナリンα_1受容体の阻害によると考えられている.

三環系抗うつ薬のうちアミトリプチリン,トリミプラミンなどの三級アミンが鎮静作用をもつ.三環系抗うつ薬は睡眠潜時,覚醒時間を短縮し,睡眠効率を向上させる.REM密度を増加させREM潜時を延長し,最初のノンレム(non-REMNREM)睡眠でデルタ波を増加させる.周期性四肢運動を増加させ,NREM睡眠中の眼球運動を増加させる.また,睡眠時無呼吸を悪化させないといわれている.中止による反跳性不眠が報告されている.

副作用としては,抗コリン作用による口渇,便秘,尿閉,狭隅角緑内障発作誘発,せん妄,抗α_1作用による起立性低血圧,これに伴う転倒,心伝導障害などがある.

フェニルピペラジン系抗うつ薬であるトラゾドンは,セロトニン再取り込みを阻害し,セロトニン$5-HT_{1A}$,$5-HT_{1C}$,$5-HT_2$受容体を阻害する.トラゾドンは高齢者において睡眠潜時短縮,睡眠効率向上,総睡眠時間増加がみられ,若年者では弱い.REM睡眠にはほとんど影響せず,徐波睡眠を増加させる.数週間の使用で反跳性不眠がみられる.副作用としては起立性低血圧,めまい,倦怠感,勃起持続症がある.

D 抗ヒスタミン薬

第一世代ヒスタミンH_1受容体拮抗薬のジフェンヒドラミンが一般用医薬品として発売されている.

ヒスタミンは中枢神経系では,視床の結節乳頭核で神経伝達物質として働いている.ヒスタミン神経は脳幹,大脳皮質に広く投射し,覚醒を促進す

る．覚醒中に活性が高く，視索前野の腹外側からの投射されるGABA神経によって抑制される．

副作用としては，抗コリン作用，セロトニン作用増強，抗α_1作用をもつ．中枢性の副作用としては，過鎮静，めまい，耳鳴り，末梢性副作用としては，食欲低下，嘔気，下痢，便秘などがある．

E メラトニン作動薬

メラトニンは松果体，網膜，消化管でセロトニンから合成されているホルモンで，昼行性，夜行性を問わず夜間に分泌される．メラトニンの分泌は網膜に対する光刺激により急激に抑制される．上交感神経核を介した交感神経刺激により，松果体における夜間のメラトニン合成が促進される．睡眠覚醒リズムに関与するメラトニン受容体1型（MT_1受容体）およびメラトニン受容体2型（MT_2受容体）に作用し，睡眠中枢を優位に導くことで睡眠を誘発，副交感神経を優位に保つことにより，自律神経を抑制する．メラトニンによる催眠作用は覚醒中枢の抑制によるものではなく，視交叉上核を介して間接的に睡眠中枢を賦活させる．睡眠潜時を短縮する．

日本ではラメルテオンがメラトニン作動薬として「不眠症における入眠困難の改善」に保険適用がある．ラメルテオンはMT_1およびMT_2に選択的に結合する．MT1に対して，メラトニンの15倍の親和性をもつ選択的作動薬であり睡眠誘発作用を示す．食事と同時または食直後に服用すると，空腹時に投与した場合に比べ血中濃度が低くなることがあるため注意が必要である．また，肝臓のCYP1A2が主な代謝酵素であり，CYP2CサブファミリーやCYP3A4も関与しているため，フルボキサミンとの併用は禁忌となっているため処方薬の確認が重要である．

服薬指導の留意点

睡眠障害の患者に睡眠薬いずれかが処方されていて服薬指導する際には，服薬のタイミングについて具体的に指導する．必ず医師の指示通り服薬すること，アルコールを併用しないこと，薬物相互作用や副作用について説明する．以下に睡眠薬の副作用をいくつかあげる．

筋弛緩作用：薬の服用後覚醒して歩行した時に脱力によるふらつきがみられる．高齢者では関連した転倒が出現しやすいため特に注意が必要である．主に，ω_2受容体を介した作用であり，ω_1受容体選択性の高い薬剤では出現しにくい．

持ち越し効果：薬の効果が翌朝以後まで持続し，眠気，ふらつきがみられる．特に高齢者には転倒の原因になる．作用時間が長い睡眠薬の使用や用量が多い場合にみられる．医師に相談し，睡眠薬の用量を減量する．もしくは作用時間の短いものに変更するなどの対応を行う．

健忘：服薬後から寝つくまでの出来事，睡眠中に起こされた際の出来事，翌朝覚醒してからの出来事を思い出せないという症状が出現する．アルコールを併用した場合や，入眠した後に覚醒して作業をした場合などにみられる．睡眠薬服薬後30分以内には就床するよう指導する．

反跳現象・退薬症候：睡眠薬を連日服用していて突然中止すると著しい不眠が出現することがある．大量に連用していた場合には不安，焦燥，振戦，発汗，せん妄などが出現することがある．特に作用時間の短い睡眠薬で出現しやすい．離脱する場合には漸減法を用いるが，うまくいかない時にはより作用時間の長い睡眠薬に置き換えてから減量する．

睡眠障害の治療は，厚生労働省の研究班より出された以下の12ヵ条[12]をもとに行動療法を行い，睡眠障害の原因を正しく判断することが重要である．

1. 睡眠時間は人それぞれ，日中の眠気で困らなければ十分
   - 睡眠時間の長い人，短い人，季節でも変化，8時間にこだわらない
   - 歳をとると必要な睡眠時間は短くなる
2. 刺激物を避け，眠る前には自分なりのリラックス法
   - 就床4時間前のカフェイン摂取，就床1時間前の喫煙は避ける
   - 軽い読書，音楽，ぬるめの入浴，香り，筋弛緩トレーニング
3. 眠たくなってから床に就く，就床時刻にこだわりすぎない
   - 眠ろうとする意気込みが頭をさえさせ寝つきを悪くする

4. 同じ時刻に毎日起床
   - 早寝早起きでなく，早起きが早寝に通じる
   - 日曜に遅くまで床で過ごすと，月曜の朝がつらくなる
5. 光の利用でよい睡眠
   - 目が覚めたら日光を取り入れ，体内時計をスイッチオン
   - 夜は明るすぎない照明を
6. 規則正しい3度の食事，規則的な運動習慣
   - 朝食は心と体の目覚めに重要，夜食はごく軽く
   - 運動習慣は熟睡を促進
7. 昼寝をするなら，15時前の20～30分
   - 長い昼寝はかえってぼんやりのもと
   - 夕方以降の昼寝は夜の睡眠に悪影響
8. 眠りが浅いときは，むしろ積極的に遅寝・早起きに
   - 寝床で長く過ごしすぎると熟睡感が減る
9. 睡眠中の激しいイビキ・呼吸停止や足のぴくつき・むずむず感は要注意
   - 背景に睡眠の病気，専門治療が必要
10. 十分眠っても日中の眠気が強いときは専門医に
    - 長時間眠っても日中の眠気で仕事・学業に支障がある場合は専門医に相談
    - 車の運転に注意
11. 睡眠薬代わりの寝酒は不眠のもと
    - 睡眠薬代わりの寝酒は，深い睡眠を減らし，夜中に目覚める原因となる
12. 睡眠薬は医師の指示で正しく使えば安全
    - 一定時刻に服用し就床
    - アルコールとの併用を避ける

文献

1) 高橋三郎ほか：DSM-Ⅳ-TR精神疾患の診断・統計マニュアル，医学書院，2004.
2) 田ヶ谷浩邦：薬剤性睡眠障害．Geriatric Medicine, 45：715-722, 2007.
3) Nishino S et al：Hypocretin (orexin) definiciency in human narcolepsy. Lancet, 355 (9197), 39-40, 2000.
4) Juji T et al：HLA antigens in Japanese patients with narcolepsy. All the patients were DR2 positive. Tissue Antigens, 24：316-319, 1984.
5) 宮本雅之ほか：レストレスレッグズ症候群の神経生理学的背景．睡眠医療，4：25-28, 2010.
6) American Psychiatric Association：Diagnostic and Statistical Manual of Mental Disorders. 4th ed., American Psychiatric Association, 1994. (高橋三郎ほか訳：DSM-Ⅳ 精神障害の診断・統計マニュアル．医学書院，1996)
7) American Academy of Sleep Medicine：The international classification of sleep disorders：diagnostic & coding manual(2nd ed.). American Academy of Sleep Medicine, 2005.
8) US Modafinil in Narcolepsy Multicenter Study Group：Randomized trial of modafinil as a treatment for the excessive daytime somnolence of narcolepsy：US Modafinil in Narcolepsy Multicenter Study Group. Neurology, 54：1166-1175, 2000.
9) Walters AS et al：International Restless Legs Syndrome Study Group：Validation of the International Restless Legs Syndrome Study Group rating scale for restless legs syndrome. Sleep Med, 4：121-132, 2003.
10) 井上雄一：Augmentationの診断・病態と対応．睡眠医療，4：45-50, 2010.
11) 梶村尚史：ベンゾジアゼピン受容体作動薬．睡眠障害の対応と治療ガイドライン，睡眠障害の診断・治療ガイドライン研究会／内山 真編，第2版，じほう，p.107, 2012.
12) 内山 真：「睡眠障害の対応と治療ガイドライン」12の指針を踏まえて（厚生労働省 精神・神経疾患研究委託費．睡眠障害の診断・治療ガイドライン作成とその実証的研究班，平成13年度研究報告書より），睡眠障害の反応と治療ガイドライン，じほう，2012.

7 小児の精神障害

A 精神遅滞（知的障害）

精神医学の基本

疾患概念と定義[4, 10]

「精神遅滞（知的障害）」とは，全般的な知能（知的能力）の発達が遅れた状態にとどまるものをいう．かつて日本では「精神薄弱」と呼ばれていたが，精神全般の欠陥や人格を否定するような印象を与え，差別的な意味があると批判された．1999年には「精神薄弱の用語整理のための関係法律の一部を改正する法律」が施行され，「知的障害」の用語を用いることとなった．医学領域では，1970年代から「mental retardation」の訳として「精神遅滞」という用語が診断名として主に使用されるようになり，「知的障害」の表現が提唱された後も精神遅滞が使われてきた．厚生労働省による「疾病，傷害及び死因分類」では，「知的障害〈精神遅滞〉〈F70－F79〉」と両者を併記する形がとられている．

アメリカ精神遅滞協会（American Association on Mental Retardation；AAMR，2002年当時）では精神遅滞を「知的機能および適応行動双方の明らかな制約により特徴づけられる能力障害とし，この能力障害は18歳までに生じる」と定義している．つまり知能障害があるだけでは知的障害とはされない．2007年より「アメリカ知的・発達障害協会（仮訳）the American Association of Intellectual and Developmental Disabilities；AAIDD」に名称変更した．変更の理由を，「mental retardation」は，誤解されやす

く侮蔑的な印象を与えるからとし,「developmental disability」併記の背景として,知的障害が他のさまざまな発達障害と併存することが少なからずあることによる,と説明している.

疫学

有病率は,人口の2％前後の報告が多かったが,現在は約1％と推定されている.背景には,一般集団の平均的な知能指数の上昇,重篤な脳障害をもたらす疾患の減少,軽度脳障害の危険因子減少などがある[1].一般に男性の発生率は,女性の約1.5倍,知能指数のばらつきも男性のほうが大きく,障害の程度と男性の割合には正の相関がある[2].

成因

染色体異常や脳炎の後遺症など,脳障害が明らか,あるいは明らかに推定できるものを「病理群」,それ以外を「生理群」と呼ぶ.遺伝割合は50～70％,同胞出現率は3～5％と推定され,生理群や原因不明例では遺伝要因の関与が大きいとされる.脳障害を生じる可能性のある疾患はすべて原因疾患となる可能性があり,先天性疾患,乳児期,特に周産期から新生児期に生じる疾患が多い.染色体異常が最も多く,原因疾患の約20％を占め[3],その中ではダウン症候群の頻度が最も多い(0.1％).危険因子としては,血族結婚,妊娠中や周産期の異常,劣悪な社会経済状況などが中心となる.心理・社会的要因が主となり,虐待などの不適切な養育状況,保護者の育児能力,社会生活からの長期間の隔離,気づかれていない視聴覚障害などが増悪因子となる.

症状

精神遅滞の症状は,まず基本症状と併存症・合併症に,さらに基本症状は知能障害と適応行動の障害に分けられる.精神遅滞の病態(臨床像)を**表2-51**にまとめた[4].

A 基本症状（知能障害・適応行動の障害）

知能検査によって重症度の評価を行い,知能指数が70以下の場合に知能

表2-51 知能水準による精神遅滞の分類

知能水準／割合	診断の時期	臨床像（病態）
軽度（mild） 知能指数 50〜70／ 割合 85%	就学前に診断されることはない	・年齢を重ねるにつれ抽象化能力の乏しさや自己中心的思考などの認知面の問題が目立ってくる ・学業的機能：小学校高学年程度 ・職業的機能：自己管理できることであれば可能 ・疎通性，自尊心欠如，依存的→社会に溶け込むことは困難
中等度（moderate） 知能指数 35〜49／ 割合 10%	軽度よりも早期に診断される	・意志伝達技能がゆっくり発達→小学校入学頃には社会的に孤立 ・学業的機能：小学校中学年程度 ・職業的機能：全面的な監督必要→環境により可能なこともある ・自分の障害を自覚→仲間との違いを感じ，欲求不満状態
重度（severe） 知能指数 20〜34／ 割合 3〜4%	就学前に明らかになることが多い	・発語は最小限で運動発達も乏しい ・青年期まで言葉が乏しければ非言語的な疎通が中心となる ・自分の要求を十分に言語化できない→身体的手段の強化 ・きめ細かい監督が必要となることが多い
最重度（profound） 知能指数 〜19／ 割合 1〜2%	乳・幼児期に明らかになることが多い	・伝達機能や運動技能の制限が大きい ・成人期までに何らかの発語の発達はみられる ・単純な自助技能を獲得することがある ・一貫した監督が必要→成人になっても看護が必要

（文献4）より引用）

障害があると判断する．障害の程度により軽度から最重度までの4段階に分類される（表2-51）．軽度知的障害が圧倒的に多い．軽度の知的障害では生理群が，重度・最重度では病理群が，その多くを占める．他の問題として，運動発達の遅れ，集団行動がとれない，他児と同じことができない，指示理解の悪さ，学業不振などが表現型となる．適応行動とは，「日常生活において機能するために人々が学習した，概念，社会および実用的スキルの集合」と定義される[5]．身の回りの事柄から学習，社会的行動，労働などに対して，自分だけで適切に対応することが難しく限界がある状態と表現できる．

B 併存症・合併症

身体面，検査所見上の問題として，最も多いものにけいれん性疾患（合併率10%前後）があり，遅滞の重症度に比例して増加する．MRI（核磁気共

鳴画像）などの脳画像から，大脳皮質の萎縮を認めることもあるがそれほど多くはない．原因疾患がある場合には，その疾患に特徴的な身体所見を認める．その他，頭の大きさ・形状・頭囲，感覚器障害（聴覚障害合併率約10％，他に視覚障害），原因疾患に伴う身体異常（染色体異常に伴う内臓奇形など）などがある．

発達面の問題として，知能障害の程度に比例して粗大・微細運動，生活習慣行動，言語の遅れが認められる．

行動面の問題には，多動，寡動，衝動性，注意力障害，固執などの脳障害によると思われるものと，常同行動，攻撃性，食行動異常，排泄行動異常などの周囲の人との関係性の中で生じていると思われるものがある．

精神面の問題として，明らかな精神障害は思春期以降に出現するのが一般的であるが，年少時期や知能障害が重い患者では言語化能力が低く心身未分化状態となる．そのため単一症候的な身体症状として，消化器症状（腹痛，嘔吐，下痢，便秘，過敏性腸症候群）を生じやすい．また，てんかんを合併している患児が長期間放置された状態にあると，時に偽発作（pseudo-seizure）を認めることがある．

比較的多くみられる臨床像として，多動，低い欲求不満耐性，攻撃性，不安定な感情，反復的で常同的な運動行動，多様な自傷行動などがみられる．

①気分障害（大うつ病）：子どものうつ病は児童期では約0.5～2％であるが，思春期では大人とほぼ同じ有病率となり約4～8％にみられる．男女比は児童期にはほぼ1：1であるが，思春期以降は女性のほうが多くなり，次第に成人と同じ性差（男女比1：2）になっていく．子どもは気分を客観的に伝えられず抑うつ気分を訴えることが少ない．睡眠も早朝覚醒や中途覚醒よりも過眠をきたすことがある．そのため普段との違いを慎重に評価することが早期発見につながる．環境因の比重が大きい場合には，環境調整を行うことで軽快することも多い．

②気分障害（双極性障害）：児童思春期の双極性障害は比較的まれとされてきたが，成人患者の多くは小児期より気分障害の症状が認められることが多く，最近の研究では小児期の有病率は1％に上る可能性が示されている．一般に児童青年期の双極性障害は治療抵抗性で，躁転の危険性が高い．

③不安障害：小児期の不安障害には，分離不安障害，全般性不安障害，恐

怖症，選択性緘黙，社会恐怖，強迫性障害（OCD），パニック障害，PTSDなどがある．生涯有病率は6〜20％と報告により差がある．多くの場合，漠然とした心配や恐怖，腹痛や頭痛などの身体症状の訴え，頻繁に泣く，かんしゃくを起こすなど，多彩な症状を呈する[6]．

④**強迫症状（OCD）**[6,7]：成人期とは異なる病態である可能性が，症状，併存障害，家族集積性や性差を含めた疫学所見，脳血流などの生物学的所見から示唆されている．低年齢ほど強迫行為が多く，他者を巻き込むことも多い．反復する常同行動としばしば区別が困難である．精神遅滞の重症度が高いほど常同行動や自傷が多い．認知行動療法と薬物療法の組み合わせが有効である．

⑤**常同行動**：精神遅滞患者の常同行動は，強迫症状と区別が困難であることが多い．反復的・常同的行動を，感覚・運動レベルの低次の行動と認知の柔軟性の乏しさに基づく高次の行動に分け，疾患による特徴をみたところ，精神遅滞患者では，感覚・運動レベルと認知の柔軟性の乏しさによる行動の両方がみられたという[8]．

⑥**自傷行動**[9]：精神遅滞における自傷の合併頻度は8〜14％とされ，重度になるほど自傷行動は頻発し，より激しい傾向を示す．

経過と予後

基礎にある知的障害の改善はほとんどの患者では期待できないが，支持的な環境では適応水準改善の可能性はある．一般的に軽度および中等度の患者では，さまざまな環境条件に適応する柔軟性をもつ．特に軽度の患者では，適切な教育的対応により自立した生活が十分可能である．中等度以上では，生涯何らかの支持が必要とされる．

診断

表2-52に精神遅滞の診断基準を示す．精神遅滞は，知的機能および適応行動双方の障害を，18歳以前に発現したものと定義されている．遅滞の重症度は**表2-51**に示すように4段階に分けられる．まず，生育歴の聴取と精神医学的面接を行い，発達や機能を時間軸に沿って把握する．診断は，知的障害の判定と，原因疾患同定の2段階からなる．原因疾患の検討におい

表2-52 精神遅滞（知的障害）の診断基準

A. 全体的な知的機能の著明な低下

　　個別に行われた知能検査で70以下の知能指数（乳幼児では，臨床的な判断を行う）

B. 同時に存在する適応能力（その文化圏においてその年齢で期待される平均的能力）の欠如あるいは障害

　　それは，以下の領域のうち少なくとも2領域で認められる：コミュニケーション，自立性，日常生活の行動，社会的活動，社会資源の活用，自己充足性，学業，仕事，余暇活動，健康維持，自己の安全性確保

C. 18歳未満の発症

知能障害があるだけでは知的障害と診断しない．

（文献5）より引用）

て治療可能な疾患と困難な疾患の有無を判定することが重要であるが，原因疾患が判明しても，治療不能かすでに不可逆的な障害が生じていて医学的対応の効果が望めない場合がほとんどである．現実的には，治療可能な疾患が除外されたのであれば，知的障害の状態を詳細に評価するほうが患児と家族にとってはより意味があることが多い．

治療（治療方針）

「子どもへの教育」のために適応技能・社会技能・職業的技能に関するプログラムがあり，行動療法，認知療法，精神力動的療法などの心理社会的介入による治療を行う．これらの治療法を薬物療法と併用することにより，使用薬剤量を減らすことができるという報告がある．「家族教育」は，子どもへの教育と同等に重要である．家族は家庭外での拒絶や失敗を恐れて，自立を促すべきか養育的で支持的な環境を提供すべきかの釣り合いの難しさにしばしば直面する．必要に応じて原因，治療，関連領域に関する基本的かつ最新の医学情報を提供する[4]．

多くの専門家が予防的概念[4]の重要性を強調している．

①**一次予防**：精神遅滞を伴う疾患の発生をもたらす状態を取り除くか，または減少させること

②**二次予防**：特定された精神遅滞を伴う患者の経過を縮めること

③**三次予防**：後遺症や結果として起こる障害を最小限にとどめるための治

療を行うこと

　治療の実際は統合治療[10]であり，行動療法，認知療法，薬物療法などを必要に応じて組み合わせる．子どもとの診断面接・治療面接を行い，個々の治療方法を考える前に症状・障害の背景病理を十分に検討し，問題となる症状への解決法を探る．治療可能な原因疾患がある場合を除いて，薬物療法は根治療法にはなり得ず対症療法であるため，薬物療法は2次的・副次的症状，併存障害に対して行われる[11]．子どもの精神疾患に対して薬物療法を適用する際に心がけるべき原則を**表2-53**に示す．

薬物治療

薬物治療総論

　知的発達の障害を根本的に改善する薬物は見出されていないが，精神遅滞患者に合併する精神疾患には薬物治療が有効であることも多い．薬物治療は，精神遅滞でない患者の場合と同様である．不安神経症領域，衝動的行動，習癖異常などが治療標的となる．治療薬として抗精神病薬，気分安定薬が中心となり，必要に応じて抗うつ薬，抗不安薬，β遮断薬，α作動薬，メチルフェニデートなどが用いられるが，ほとんど適応外使用である．児童青年期の精神疾患に関する薬物療法の研究は倫理的に困難である場合が多いため，厚生労働省によって認可されている向精神薬は少ない．

　成人期と同程度の用量が用いられることが多い．その理由として児童・青年期では，成人に比べて薬剤のクリアランスが良好であることがあげられて

表2-53 薬物療法7つの原則

1. その子どもは薬物療法に対して反応することがわかっている標的症状があるか
2. その症状はどれだけ重度であるのか，またその子の治療目標は何なのか
3. どの症状が薬物によって改善されそうなのか，またどの症状が改善されそうにないか
4. 治療への反応の見込みはどうか（これまでの治療実績とその症状についての判断から）
5. 薬物療法の利益と危険性（副作用）のバランスはどうか．短期使用と長期使用でどうか
6. 治療への反応と治療成績はどのように評価されているのか
7. 薬物の危険性（副作用）のモニター（血液検査など）は必要か

子どもに投薬を試みる場合，この7点を検討すべきである．

（文献12）より引用）

きた[13]．しかし，その後の研究[14, 15]は，体重当たりの用量設定の重要性を述べている．投与に際してはできるだけ少量からはじめ，臨床症状の変化や自殺関連事象をはじめとする副作用の発現に十分注意を払いながら，慎重に増量していく．

　生来もしくは発達期に受けた中枢神経系へのダメージは不可逆的であると考えられているが，薬物療法により中枢神経細胞を新たに生み出す方法としてさまざまな研究が行われている．動物実験では中枢神経系の細胞の突起を増やしたり，ネットワークの構築を助ける薬物や神経間の伝達を促進する薬物の検討が行われている．

併存する精神疾患および併存症状に対する薬物治療各論

　以下に精神遅滞に併存する主な精神疾患に対する薬物治療について概説する．ただし，精神遅滞患者を対象とした臨床試験が行われているのはごく僅かであるため，ここでは児童青年期における精神疾患それぞれに対する薬物治療を中心にまとめる．

A 気分障害（大うつ病）[16〜19]

　三環系抗うつ薬は，小児に対してプラセボ以上の効果は示されていないうえに，過量投与による心筋伝導性低下とそれに伴う致死的影響が心配される．SSRI，SNRIについては，フルオキセチン（わが国では未発売）のみが無作為割付試験で有効性が示されており，臨床試験における投与量は，10mg/日から開始して必要に応じて40mg/日まで増量している．セルトラリン，シタロプラム（わが国では未発売）にはリスクを上回るベネフィットは認められなかった．セルトラリンの臨床試験における投与量は50mg/日から開始して必要に応じて200mg/日まで増量している．その他のSSRI，SNRIの有効性は証明されていない．国内ではフルボキサミンが最初に認可されたこともあり，いくつかのオープン試験で有効性が報告されている．ミルタザピンは，オープン試験では有効性が示されている．

　Texas Children's Medication Algorithm Project[17]はエビデンスをもとにしたうつ病のガイドラインを作成している．再発防止のために症状軽快後も6〜12ヵ月間の維持療法が推奨されている．若年層における自殺関連

事象のリスクは拭えないものの，第１選択薬はSSRIである．２種類のSSRIをそれぞれ単独で用いても有効でない場合，３つ目の選択肢として三環系抗うつ薬もしくはSNRI単独療法を，それでも有効でない場合に抗うつ薬２種類の併用を行うとしている．

増量しても有効性を示さない場合，併用療法を推奨するガイドラインもある．NICE（英国国立臨床有効性評価機構）[18]では，新規抗うつ薬無効例には第二世代（非定型）抗精神病薬の追加投与を推奨している．Texas Children's Medication Algorithm Project[17]では，SSRIを２種類別々に用いても有効性を示さない場合にはリチウムの併用を推奨している．

児童青年期のうつ病性障害に対する薬物治療のエビデンスは確立されているとはいえず，わが国のすべての抗うつ薬の添付文書には「24歳以下の患者で，自殺念慮，自殺企図のリスクが増加するとの報告があるため，本剤の投与にあたっては，リスクとベネフィットを考慮すること」とある．セロトニン神経系は新生児期から幼児期にかけて特徴的な発達を示し，衝動的・攻撃的行動のコントロールや社会性に必要とされる．正常な発達には適切な時期に脳内に適切な変化が生じる必要があるが，発達早期のラットにおいてSSRIが前頭葉のセロトニントランスポーター密度に影響するとの報告がある．SSRIを小児に使用する際には，発達に対する問題を考慮して漫然と長期投与せず，増量についても慎重に行う[19]．

B 気分障害（双極性障害）[20]

抗うつ薬の単独療法は勧められないが，実際には多くの患者が初期治療で抗うつ薬を単独で服用している．気分安定薬と抗精神病薬が中心となるが，児童青年期では血中濃度モニターの負担が大きいため，気分安定薬よりも抗精神病薬が使いやすい．米国では成人の双極性障害に対して，抗精神病薬ではリスペリドン，オランザピン，クエチアピン，アリピプラゾールの４剤がFDA（Food and Drug Administration）から認可されている．ただし，児童青年期の双極性障害に対してはリスペリドンとアリピプラゾールの２剤のみである．投与量に関するいくつかの報告によれば，児童青年期の双極性障害に対しては，第二世代（非定型）抗精神病薬の１日平均投与量はリスペリドン1.25±1.5mg/日，オランザピン9.6±4.3mg/日，クエチアピン

397.4±221.4mg/日，アリピプラゾール9.4±4.2mg/日とある．なお，日本では児童思春期に適応のある第二世代（非定型）抗精神病薬は現時点では存在しない．

炭酸リチウムは双極性障害に対するオープン試験で，6歳以上の症例の躁病エピソードの急性期および維持療法に対する有効性が示されている．バルプロ酸ナトリウムとカルバマゼピンはともに小児の双極性障害や攻撃性に対して用いられるが，少数例対象のオープン試験で有効である可能性が示されている程度であり，有効性や安全性に関するデータはまだ少ない．バルプロ酸ナトリウムはてんかんの有効血中濃度と同程度か，より多い用量が必要となることが多く，カルバマゼピンはてんかん患者よりも少ない用量で有効な可能性がある．

【双極性躁病/混合性エピソード】

「児童青年期双極性障害に対する治療ガイドライン」[21]では，精神病症状を伴わない場合の第1選択薬として，気分安定薬（炭酸リチウム，バルプロ酸ナトリウム）の単剤使用とともに抗精神病薬（リスペリドン，オランザピン，クエチアピン）の単剤使用があげられている．一方，小児・青年期に多い精神病症状を伴うエピソードの場合では，気分安定薬単剤ではなく，抗精神病薬（上記3剤）との併用が第1選択薬として推奨されている．また，上記抗精神病薬や気分安定薬のいずれに対する反応性も不十分な場合，クロザピンが有効であったとする報告[22]もある．

【双極性うつ病エピソード ―維持期―】

児童青年期の双極性うつ病エピソードおよび維持期に対してFDAから認可されている第二世代（非定型）抗精神病薬はないが，クエチアピンの有効性を示す報告がある．また，抗うつ薬は三環系抗うつ薬，SSRIともに児童青年期の双極性うつ病に対して有効であるとするRCTはない．十分なエビデンスはないが，うつ病エピソードに対しては，炭酸リチウムを血中濃度が0.8mEq/Lを超えかつ安全域内に維持し，効果不十分の場合はラモトリジンを追加する．それでも効果不十分な場合にはSSRIの使用を検討するとある[21]．一部の報告で気分安定薬とSSRIの併用についての有効性が示されている．維持期に対しては気分安定薬（炭酸リチウム，バルプロ酸ナトリウム）を第1選択薬としており，第二世代（非定型）抗精神病薬は推奨されていない．

● その他の併存症状

①強迫症状（OCD）[6,7]：クロミプラミン，SSRI，第二世代（非定型）抗精神病薬の有効性を示す報告がある．クロミプラミンは小児OCDに対する高い有効性が確認されており，3mg/kgまで増量して少なくとも3ヵ月間継続する．安全性の面では心血管系の副作用のためSSRIに劣る．SSRIでは，fluoxetine（わが国では未発売），フルボキサミン，セルトラリンの有効性が示されている．小児に対する各SSRIの推奨用量は定まっていないが，成人に近いもしくは同等の用量を必要としたとする報告が多い．低用量から開始して慎重な増量を心がけ，有効性の判断には10〜12週かける．第二世代（非定型）抗精神病薬ではリスペリドンに関する報告が多く，投与量は1.5〜2.5mg/日であったというが，子どもでは体重増加に気をつけなければならない．

②常同行動：反復する常同行動に対しては，SSRIと抗精神病薬が有効性を示すとされるが，報告により有効性の差が大きい．抗精神病薬は反復する自己刺激行動は軽減するが，適応行動の改善にはつながらないとする報告が主体である．

③衝動性・こだわり：ハロペリドール，レボメプロマジン，リスペリドン，アリピプラゾールなどの抗精神病薬が用いられるが，用量的には少量で効果がみられる例もあれば大量に投与してようやく効果がみられる例もある．一般的な副作用に加えて抗精神病薬投与後にかえって不機嫌になる例もある．抗不安薬や抗うつ薬が有効な場合があるが，かえって高調子になったり甘えが強くなったりする場合もみられる．

④注意欠陥・多動性障害（ADHD）・破壊的行動障害（disruptive behavior disorder：DBD）：中枢神経刺激剤は，中・軽度の精神遅滞患者の不注意や多動に有効である．重度の患者には効果が乏しく，時に自閉症や常同行動を伴う患者では自己刺激行動が悪化することがある．ADHDをもつ中等度精神遅滞患者に対するメチルフェニデート療法の研究では，注意力持続，課題遂行能力の有意な改善は示されているが，社会技能や学習面での長期にわたる改善は示されていない．最近，第二世代（非定型）抗精神病薬もADHDに対してよく用いられており，リスペリドンに関する報告が多い．リスペリドンはまた25ヵ国以上でDBDに対して承認されており，情緒不安には優位な

効果を示さないものの，行動障害や社会適応において優位な効果を認めている[23]．

メチルフェニデートの副作用は，不眠と食欲低下が中心である．リスペリドンの副作用は，メチルフェニデートとは逆に眠気と体重増加が中心である．

⑤攻撃性/自傷行動[9]：従来，抗精神病薬，気分安定薬などを用いることが多かったが，最近抗うつ薬，特にSSRIの有効性を示す報告も増加している．しかし，有効性を疑問視する報告もある．抗精神病薬では，リスペリドンやオランザピンに関する報告が多い．投与量は精神病性障害に用いるよりも低用量で有効である場合が多いが，投与後に不機嫌になる例もある．気分安定薬では炭酸リチウムに関する報告が多いが，カルバマゼピンとバルプロ酸ナトリウムについても有効性が示されており，精神遅滞の有無にかかわらず，子どもや青年の攻撃性や自傷行動に有効であると位置づけられる．SSRIについては，海外ではフルオキセチン（わが国では未発売）に関する報告が多いが，わが国ではフルボキサミンが多い．ただし，有効性に関する報告にはばらつきが大きく否定的な報告もある．ナルトレキソンのような睡眠拮抗薬は，攻撃性や自傷行動を系統的な減少が報告されている．

⑥怒りを爆発させる行動：プロプラノロールのようなβ遮断薬は，精神遅滞および自閉性障害をもつ患者にみられる爆発性の怒りを軽減させるとの報告がある．

⑦精神病(様)状態：精神遅滞の精神病様状態は統合失調症様にみえることもあるが，心因反応類似の見方をしたほうがよいことも多い．適応能力が低く些細なことで混乱し，容易にパニックになりやすい．そういった状態に対して不安や恐怖の軽減を図ることが重要である．不安や苦痛の契機となったことを探り，原因と思われるものがあれば取り除き，必要に応じて抗精神病薬を投与する．

治療薬[4, 13, 15, 19, 24, 25]

総論

- 子どもは成人期に比べ薬物への反応性が非定型的であり，成人期に有効である薬剤が児童，青年に対しても有効であるとは限らない．反応性は限定

的で十分量使用しても症状の緩解には至らないことも多い．
- 有効性，副作用出現パターンの個人差が大きいことから，投与量の設定が難しく用量の調整には細心の注意を払う．長期的な影響を考慮してリスク・ベネフィットの見極めを慎重に行う．肥満や代謝障害については家族歴を聴取する．
- 子どもは体重に比べ肝比重が大きく酵素誘導が大きい．また，糸球体ろ過量が多く腎クリアランスが高い．そのため成人と同じ治療血中濃度を保つためには，体重当たりの投与よりも多い用量が必要となることが多い．薬物代謝能は年齢とともに徐々に低下し，思春期を境に急激に低下するので注意を要する．
- 頓服は，子どもの判断力やライフスタイルからみて基本的には使用せず，薬剤以外の対処方法を考慮する．

抗精神病薬

- 抗精神病薬では，第一世代（定型）抗精神病薬は急性ジストニアや遅発性ジスキネジアなどの錐体外路症状が生じやすいことから第二世代（非定型）抗精神病薬が好まれる傾向にある．しかし，第二世代（非定型）抗精神病薬においても体重増加や糖尿病，脂質異常症，高プロラクチン血症などの代謝系副作用の問題があるため，成長期にある児童青年期の患者への投与には慎重を要す．
- 精神遅滞患者は，抗精神病薬の持続的使用によって遅発性ジスキネジアを合併しやすい．特に抗精神病薬を多剤併用した場合にその危険性がより高くなる．無効の場合には離脱性ジスキネジア予防のため，時間をかけ漸減する．
- 成長期にある小児にとってほとんどの抗精神病薬は体重増加と鎮静のリスクがあるため，本人や家族に対して最大限情報提供しておく．また，リスペリドンでは錐体外路症状や高プロラクチン血症が，オランザピンやクエチアピンでは糖尿病のリスクが加わる．アリピプラゾールは体重増加や鎮静作用，高プロラクチン血症がほとんど生じない．
- 抗精神病薬のピモジドは，その添付文書上の記載に，適応症「小児の自閉性障害，精神遅滞に伴う以下の症状：動き，情動，意欲，対人関係等にみ

られる異常行動，睡眠，食事，排泄，言語等にみられる病的症状，常同症等がみられる精神症状」に対して，用量「1日量1〜3mg（上限6mg）」とある．けいれん発作を誘発する恐れがあるため，てんかんなどのけいれん性疾患またはこれらの既往のある患者へ投与する場合は抗けいれん薬を併用するのがよいとされる．

抗うつ薬

- 三環系抗うつ薬は，多動性や攻撃性を主に減少させるが，鎮静作用が大きい．副作用は心毒性が最も重要である．小児では三環系抗うつ薬の代謝が早い．メチルフェニデートと併用すると相互に血中濃度が上昇する．
- SSRIは，心毒性やけいれん閾値低下，口渇など三環系・四環系抗うつ薬で問題となる副作用が少ない一方で，嘔気など消化器症状が問題となることから，体重や身長を測定して成長障害のモニターを行ったほうがよい．投与初期には焦燥感や不安感が副作用として出現する可能性があり，自殺行動を高める恐れがある．高用量では焦燥感や不眠をきたすことがあり，問題行動が悪化してみえる場合がある．
- スルピリドは精神疾患に対して幅広く有効な薬剤であるが，子どもに対しては高プロラクチン血症のリスクがあるため，慎重な投与が必要である．

気分安定薬

- 炭酸リチウムは，治療域が狭く至適血中濃度は0.6〜1.2mEq/Lである．2.5 mEq/Lを超えると多臓器不全から死に至る．嘔気，下痢，集中力低下，筋力低下などの徴候に特に注意する．家族の服薬管理能力も適切に評価する．腎機能を定期的に把握しておく．子どもは腎クリアランスが高いことから，1日3〜4回の投与が推奨されており，また成人より短期間で定常状態に達しやすい．
- カルバマゼピンによるスティーブンス・ジョンソン症候群発症の危険性は，アジア系人種において特に高い．また，CYP1A2誘導作用により，ハロペリドールの半減期短縮やリスペリドンの血中濃度低下，オランザピンのクリアランス増加などの影響を及ぼす．
- バルプロ酸ナトリウムは治療効果や副作用の発現と血中濃度が相関してい

ると考えられ，有効血中濃度は45～125μg/Lである．治療域が比較的広く使用しやすいが，低年齢の症例で肝不全の副作用を認める．20歳以下の症例に対しては多囊胞性卵巣のリスクを高める．過量服薬などによる急激な血中濃度の上昇は致死的である．FDAは，肝毒性，催奇形性，膵炎に関する警告を発している．
- 児童思春期では，血中濃度モニターの負担が大きいため気分安定薬が使いにくいため，抗精神病薬が使いやすいこともある．

服薬指導の留意点[25]

- 子ども自身が語る主観的な訴え（服薬感，効果の実感など）を大切にする．
- 子どもは案外，薬の治療効果や自分の身体に起きる不快な副作用を説明することができるので，治療中に適切であれば本人に十分に状態を聞く．
- 一方で，子どもは身体的，精神的な不調を言語的に表現することが不得手であり，さまざまな身体症状や行動上の問題として表現されやすい．副作用による不安や焦燥，自殺念慮などを原疾患の症状増悪と見誤り薬剤を増量すると，より困難な状況に陥ることになる．
- 理解力に応じて，子どもと治療者が共通の目標を設定し，その目標達成のために薬剤を使用する，ということに対して合意する．
- 子どもにとっての服薬の意義・目的について，親とも認識の共有を図る．
- 子どもが急に服薬に抵抗したりする時には，服薬の必要性を説得するのではなく，その理由を十分に聞いてみる．
- 子どもがアイデンティティを確立していく過程で，服薬している自分をどのように位置づけるか危機に直面する．こういった課題を治療者との間で丁寧に扱っていくことは治療上有益である．
- プラセボ効果が大人よりも大きい．投薬という行為がより心理療法的に重要な意味をもつ．つまり，薬物療法そのものに心理療法的な意味があること，また薬物療法に心理療法的介入，ないしは心理社会的介入を常に併用することが重要である．
- 病気をかかえた子どもに対し，薬に頼るのではなく，薬を使いながら努力

している子どもに寄り添う姿勢が必要である．

文献

1) 有馬正高：精神遅滞の疫学．小児内科，19：451-454，1987．
2) 坪井孝幸：病因的分類．家系・双生児の研究，現代精神医学大系16A 精神遅滞 I，（上出弘之，高橋　良編，）pp21-58．中山書店，1979．
3) Einfeld SL：Clinical assessment of 4,500 developmentally delayed individuals. J Ment Defic Res, 28：129-142, 1984.
4) Benjamin J S el al：38 精神遅滞．カプラン臨床精神医学テキスト 第2版DSM-Ⅳ-TR，（井上令一，四宮滋子監訳，）pp1249-1267，メディカル・サイエンス・インターナショナル，2004．
5) American Psychiatric Association：Diagnostic and Statistical Manual of Mental Disorders, 4 th ed. Text revision. pp41-49, American Psychiatric Association, 2000.
6) 細金奈奈：第8章 児童思春期における精神科薬物療法，精神疾患の薬物療法ガイド，（稲田俊也編，）pp113-135，星和書店，2008．
7) 岡田　俊：小児期精神疾患における強迫性・衝動性と薬物療法－広汎性発達障害との関連を中心に－．臨床精神薬理，14：599-605，2011．
8) Carcani-Rathwell I et al：Repetitive and stereotyped behaviours in pervasive developmental disorders. J Child Psychol Psychiatry, 47：573-581, 2006.
9) 片山規央ほか：難治性の自傷行為に対してフルボキサミンが有効であった重度精神遅滞の一例．精神科治療学，22：583-587，2007．
10) 宮本信也：Ⅱ．発達障害各論 知的障害（精神遅滞），子どもの心の診療シリーズ2 発達障害とその周辺の問題，（斉藤万比古総編集，）pp46-58，中山書店，2008．
11) 長尾圭造，苅田公平：Ⅴ．対応．発達障害の薬物療法，子どもの心の診療シリーズ2 発達障害とその周辺の問題，（斉藤万比古総編集，）pp207-221，中山書店，2008．
12) Heyman I et al：Child and Adolescents psychiatry, 4th ed., pp998-1018, Blackwell Publishing, 2002／星野仁彦，工藤朝子（訳）：59章　薬物療法とそのほかの身体的治療，児童青年精神医学 pp1167-1189，明石書店，2007．
13) Heyman I et al：Pharmacological and other physical treatments. Child and Adolescent Psychiatry, 4 th ed., pp 998-1018, Blackwell Publishing, 2002.
14) Wilens T E et al：Fluoxetine pharmacokinetics in pediatric patients J Clin Psychopharmacol, 22：568-575, 2002.
15) Biederman J et al：Psychopharmacology. Textbook of Child and Adolescent Psychiatry, 3 rd ed. (Wiener J M et al, ed.), pp931-973, American Psychiatric Publishing, 2004.
16) 岡田　俊：児童青年期の大うつ病性障害に対する抗うつ薬の使用・併用療法の是非．臨床精神薬理，12：263-272，2009．
17) Hughes C W et al：Texas Children's Medication Algorithm Project：update from Texas

Consensus Conference Panel on Medication Treatment of Childhood Major Depressive Disorder. J Am Acad Child Adolesc Psychiatry, 46：667-686, 2007.
18) National Institute for Health and Clinical Excellence：NICE Clinical Practice Guideline 38, Bipolar Disorder, 2006.
19) 神山　潤：選択的セロトニン再取り込み阻害剤の小児科領域への臨床応用の問題点. 小児科, 44：1943-1950, 2003.
20) 須磨一剛ほか：児童青年期双極性障害に対する抗精神病薬の使用. 臨床精神薬理, 13：913-919, 2010.
21) Kwatch RA et al：Treatment guidelines for children and adolescents with bipolar disorder. J Am Acad Child Adolesc Psychiatry, 44：213-235, 2005.
22) Masi G et al：Clozapine in adolescent inpatients with acute mania. J Child Adolescent Psychopharmacol, 12：93-99, 2002.
23) 岡田　俊：子どものこころのひずみを克服する薬物治療の最先端　発達障害と併存する破壊的行動障害に対する新規抗精神病薬のエビデンス. 脳21, 10：273-279, 2007.
24) 市川宏伸：児童・思春期の精神科薬物治療の現状と課題. 臨床精神薬理, 7：1259-1268, 2004.
25) 岡田　俊：Ⅴ.子どもの心の障害の治療. 1.薬物療法, 子どもの心の診療シリーズ1.子どもの心の診療入門,（斉藤万比古総編集,）pp218-224, 中山書店, 2009.

B 注意欠陥・多動性障害（ADHD）

精神医学の基本

定義

　注意欠陥・多動性障害（attention-deficit / hyperactivity disorder；ADHD）とは，落ち着きがない，授業に集中できない，順番を守れないなどの年齢に不相応な著しい多動，衝動性，不注意を中核症状とし，7歳以前の小児期に発症する慢性的な発達障害の一群である．そして，ADHDは多動性-衝動性が顕著な多動性-衝動性優勢型，不注意が顕著な不注意優勢型，両者が顕著な混合型に分類される．

疫学

　ADHDの有病率は小児においては3〜7％，青年，成人期においては1

～6％といわれており，その寛解率は期待されているほど高くない．性差は学童期においては，およそ6：1から9：1の比率で男児に多いとされているが，その差は年齢とともに小さくなり，成人期において男女差はほとんどないとされている．また，ADHD患者では反抗挑戦性障害，行為障害，気分障害など他の精神疾患を合併することが知られている（表2-54）．

● 成因・病態

ADHDの発症には，遺伝的要因と環境要因が関与しており，70％以上が遺伝的要因で決まり，妊娠中の母親の喫煙などの環境要因がそのリスクをより高めるとされている．なお遺伝要因としては，ドパミンD_4受容体遺伝子（DRD4）やドパミントランスポーター遺伝子（DAT1）における遺伝子多型との強い関与が示唆されている．

近年の認知神経心理学的な研究から，ADHDの病因は実行機能と報酬機能の異常であるという仮説が最も有力であり，これらの機能の調節にドパミンとノルアドレナリンが関与しているといわれている．神経科学的にはドパ

表2-54 ADHDと診断された小児が併存障害を合併する割合

併存障害の名称	代表的疾患名	併存割合
行動障害群	反抗挑戦性障害	54%
	行為（素行）障害	10%
情緒障害群	気分障害	2%
	不安障害	4%
	適応障害	5%
神経性習癖群	排泄障害	20%
	チック障害	9%
	睡眠障害	6%
発達障害群	学習障害	26%
	運動能力障害	10%
	広汎性発達障害	4%

（文献1）より引用改変）

ミン系およびノルアドレナリン系の機能低下，前頭前野・線条体・小脳などを含めたネットワークの機能低下が想定されている．実際，ADHD患者の脳内，特に皮質下領域におけるドパミン量の低下とADHDの不注意症状の強さとの間には相関が認められている．また，ADHD患者では前頭前皮質-線条体，および前頭前皮質-頭頂野の神経回路活性が有意に低下していることも確認されている（図2-18）．

症状

A 乳幼児期

乳児期では，健常児との間に相違点をみつけることは難しい．親に対する回顧的調査によると，よくぐずり泣く，睡眠が不安定，抱かれるといやがる，なだめにくいなど養育困難であったという報告がある一方，よく眠って手がかからなかったという報告もある．

幼児期は，歩行も確立し，自由に動き回り，周囲の環境を探索し始める好奇心旺盛な時期である．したがって正常な発達過程にある活動的な幼児と見

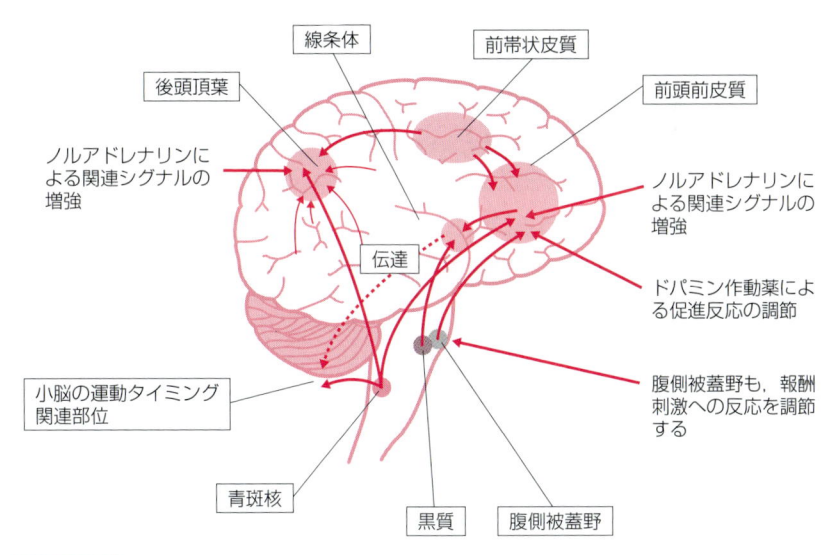

図2-18 ADHDにおける脳機能のメカニズム
（Posner MI et al：Images of Mind, 1st ed, Scientific American Library, 1997より引用）

分けることは難しい．しかし，一般的にADHDの症状が目立ってくるのは2～4歳頃であるともいわれている．ADHDの幼児は，興味の対象が次々と移るため，買い物では目を離したすきに見失ってしまい，レストランではじっと座っていることができず動き回わることがある．また，集団の場面では，人のおもちゃを取ったり，加減なく相手をたたいたりなどの行動がみられ，親の指示に従わず，かんしゃくを起こしたりする．そのため，親の子どもに対する叱責や体罰が増えてしまい，それが限度を超すと児童虐待につながってしまうこともある．

Ⓑ 幼稚園・保育園時期

保育園や幼稚園に入る頃になるとADHDの主症状が顕著に現れてくる．ADHD児は物を壊す，他の子どもに危害を加えるなどの衝動性や，順番を守れないことから集団生活ができず孤立してしまうことも多い．一方で3～4歳で集中力に欠けているといわれた子供が，7歳になった時に不注意である割合は10％に過ぎないという報告もある．

Ⓒ 学童期

学校生活を行ううえで，ADHDの症状は大きな障壁となる．学校生活の基本である，一定の時間席に座り，先生の話を聞き，与えられた課題をやり遂げ，仲間と協力して活動するといったことは，ADHDの子供にとっては困難なことである．そのため，対人関係がうまく築けず孤立してしまい，いじめの対象となったり，あるいは授業についていけず意欲の低下をきたし学業に支障が出てしまうといった新たな問題が生じてくるのもこの時期である．

Ⓓ 青年期・成人期

青年期・成人期になると，ADHDの中核症状のうち多動性，衝動性は目立たなくなる．しかし，なかでもADHDの症状をもち続け，社会生活機能に障害を残したままの人が多い．自己コントロールの問題が残っていることが多く，青年期においては学業不振，10代での妊娠や性感染症などがADHDの人に高頻度で認められる．成人期においては仕事が続かない，アルコールや薬物乱用に陥りやすい，交通事故を起こしやすいなどの二次的問題が前景

に出てくる．また，この時期のADHD患者の特徴として，うつ病，双極性障害，不安障害，物質使用障害，パーソナリティ障害，強迫性障害などの精神障害の併存が認められる．

診断

ADHDの診断分類には，DSM-Ⅳ-TRとICD-10が存在する．欧州ではICD-10が使用されることも多いが，わが国においては，DSM-Ⅳ-TRによる診断が一般的である．

「注意欠如・多動性障害－ADHD－の診断・治療ガイドライン　第3版」では，「ADHDは不注意，多動性，衝動性の3種の主症状によって定義され，基本的には生来的な脳機能障害が発現の主要因である精神障害」とし，その診断，評価は「DSM-Ⅳ-TR（**表2-55**）に準拠した診断アルゴリズム（**図2-19**）を遵守することで到達できるとされている[2]．なお，アルゴリズム中の「ADHDの症状基準」とは，DSM-Ⅳ-TRの診断基準のAにある，不注意症状9項目，多動性・衝動性症状9項目のどちらか，あるいは両方で6項目以上が存在することと規定している．ただし，ADHDの主症状である不注意，多動性，衝動性は，ADHDのみに認められる症状ではないことから，他の精神障害との鑑別に注意を払う必要がある．

治療・支援

わが国のガイドラインでは，ADHDの治療目標について，中核症状を完全になくすことに置くのではなく，症状の改善により学校や家庭におけるさまざまな障害を取り除き，自分らしさと折り合えることが重要であると記されている．そのためADHDの治療は，薬物療法とともに，子供との面接，親ガイダンス，学校との連携を組み合わせることが有効であるとされている．薬物療法については，成長過程であること，また根治治療でないことから，常にリスク・ベネフィットを考慮し慎重に行われるできである．

表2-55 ADHDの診断基準（DSM-Ⅳ-TR）
注意欠陥・多動性障害　Attention-Deficit/Hyperactivity Disorder

A．（1）か（2）のどちらか：

(1) 以下の不注意の症状のうち6つ（またはそれ以上）が少なくとも6ヵ月以上続いたことがあり，その程度は不適応的で，発達の水準に相応しないもの：

● 不注意
  (a) 学業，仕事，またはその他の活動において，しばしば綿密に注意することができない，または不注意な過ちをおかす
  (b) 課題または遊びの活動で注意を持続することがしばしば困難である
  (c) 直接話しかけられた時にしばしば聞いていないように見える
  (d) しばしば指示に従わず，学業，用事，または職場での義務をやり遂げることができない（反抗的な行動または指示を理解できないためではなく）
  (e) 課題や活動を順序立てることがしばしば困難である
  (f) （学業や宿題のような）精神的努力の持続を要する課題に従事することをしばしば避ける，嫌う，またはいやいや行う
  (g) （例えばおもちゃ，学校の宿題，鉛筆，本，道具など）課題や活動に必要なものをしばしばなくす
  (h) しばしば外からの刺激によって容易に注意をそらされる
  (i) しばしば毎日の活動を忘れてしまう

(2) 以下の多動性-衝動性の症状のうち6つ（またはそれ以上）が少なくとも6ヵ月以上持続したことがあり，その程度は不適応的で，発達水準に相応しない：

● 多動性
  (a) しばしば手足をそわそわと動かし，またはいすの上でもじもじする
  (b) しばしば教室や，その他，座っていることを要求される状況で席を離れる
  (c) しばしば，不適切な状況で，余計に走り回ったり高い所へ上がったりする（青年または成人では落ち着かない感じの自覚のみに限られるかもしれない）
  (d) しばしば静かに遊んだり余暇活動につくことができない
  (e) しばしば"じっとしていない"またはまるで"エンジンで動かされるように"行動する
  (f) しばしばしゃべりすぎる

● 衝動性
  (g) しばしば質問が終わる前に出し抜けに答えてしまう
  (h) しばしば順番を待つことが困難である
  (i) しばしば他人を妨害し，邪魔する（例えば会話やゲームに干渉する）

B．多動性-衝動性または不注意の症状のいくつかが7歳未満に存在し，障害を引き起こしている

C．これらの症状による障害が2つ以上の状況において（例えば学校［または仕事］と家庭）存在する

D．社会的，学業的または職業的機能において，臨床的に著しい障害が存在するという明確な証拠が存在しなければならない

E．その症状は広汎性発達障害，統合失調症，または，その他の精神病性障害の経過中にのみ起こるものではなく，他の精神疾患（例えば気分障害，不安障害，解離性障害，またはパーソナリティ障害）ではうまく説明されない

(DSM-Ⅳ-TR　精神疾患の診断・統計マニュアル，医学書院，2004より引用)

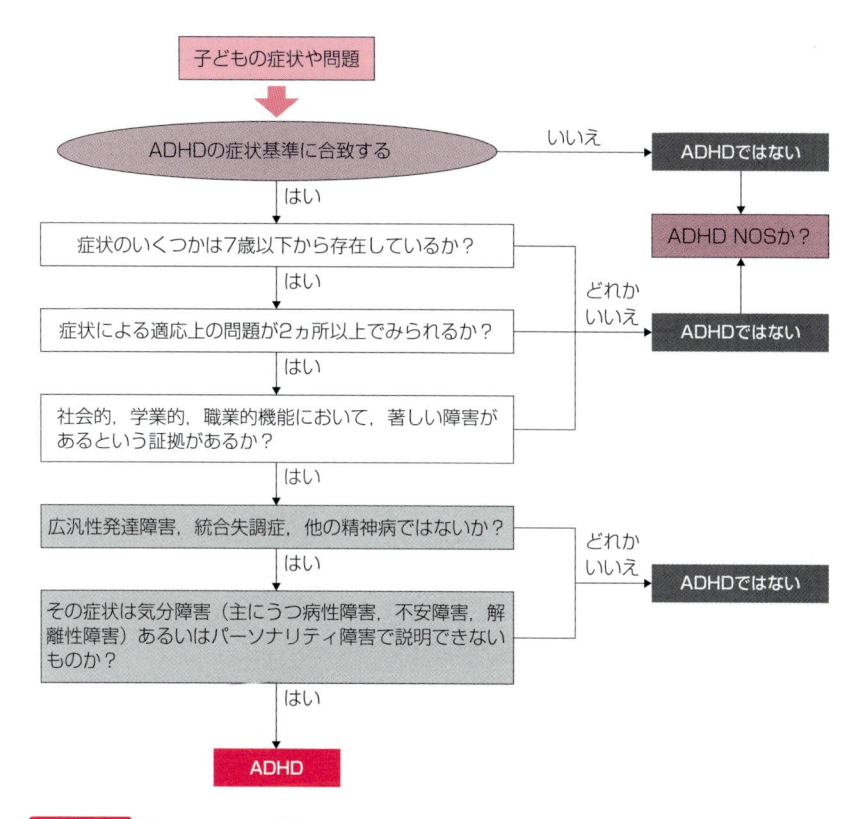

図2-19 DSM-Ⅳ-TRに準拠したADHDの診断アルゴリズム

```
子どもの症状や問題
       ↓
ADHDの症状基準に合致する ──いいえ→ ADHDではない
       ↓はい
症状のいくつかは7歳以下から存在しているか？ ─┐
       ↓はい                                  │
症状による適応上の問題が2ヵ所以上でみられるか？─┼─どれか→ ADHD NOSか？
       ↓はい                                  │ いいえ  ↕
社会的，学業的，職業的機能において，著しい障害が─┘        ADHDではない
あるという証拠があるか？
       ↓はい
広汎性発達障害，統合失調症，他の精神病ではないか？─┐
       ↓はい                                    ├─どれか→ ADHDではない
その症状は気分障害（主にうつ病性障害，不安障害，解─┘ いいえ
離性障害）あるいはパーソナリティ障害で説明できない
ものか？
       ↓はい
      ADHD
```

NOS：not otherwise specified

治療薬

A 中枢神経刺激薬（メチルフェニデート）

【臨床薬理】神経終末のドパミントランスポーターに選択的に作用し，ドパミンの再取り込みを阻害することでシナプス間隙におけるドパミン量を増加させ，前頭部の脳機能を活性化することにより，注意・集中が改善されると推定される．服薬1～2時間後から効果が発現し，12時間効果が持続する．

【薬学管理】緑内障の患者，甲状腺機能亢進症の患者，不整頻拍や狭心症の患者，運動性チックやトゥレット症候群の患者，モノアミン酸化酵素（MAO）阻害薬を投与中または投与中止後14日以内の患者には禁忌である．現在，わが国で治療薬として認められている剤形は，１日１回投与の長時間作用型メチルフェニデート徐放剤（コンサータ®）のみである．主な副作用としては，投与初期に食欲不振，不眠，頭痛，腹痛，チック症状の増悪，けいれん閾値の低下などが認められる．そのうち最も発現頻度の高い副作用は食欲不振である．食欲低下が夕食にまで影響が及ぶ時は朝食前に投与するなど，服薬時間を早めるなどの工夫が必要である．また，不眠を予防するためには，10～12時間効果が持続することから，遅くとも午前中に投与すべきである．

B　ノルアドレナリン再取り込み阻害薬（アトモキセチン）

【臨床薬理】主に前頭前野においてノルアドレナリントランスポーターを阻害することによりノルアドレナリンの再取り込みを阻害し，シナプス間隙におけるノルアドレナリン濃度を上昇させる．前頭前野ではノルアドレナリントランスポーターに比べて，ドパミントランスポーターが少ないためドパミンも非特異的にノルアドレナリントランスポーターから再取り込みされている．そのためアトモキセチンは前頭前野において，ノルアドレナリンだけでなくドパミン濃度も上昇させる．一方，線条体および依存形成に関与していると考えられる側坐核においてはドパミン濃度を上昇させないため乱用，依存のリスクがきわめて低い薬剤である（図2-20）．また，アドレナリン受容体に対する親和性もほとんどないため，三環系抗うつ薬のような重篤な心血管系の副作用もほとんどない．

【薬学管理】メチルフェニデートに比べて作用発現までに時間がかかり速効性が期待できないが，作用時間は長く，また睡眠への影響が少ないため午後の遅い時間にも服用できる．主な副作用として，食欲不振や嘔気，めまい，傾眠，鎮静，心拍数増加，拡張期血圧の上昇，肝障害などがある．また，希死念慮の誘発リスクがあるという報告もあることから注意が必要である．

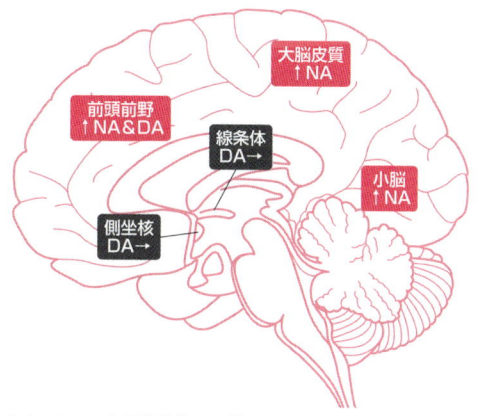

図2-20 アトモキセチン：各脳領域への効果
アトモキセチンがノルアドレナリントランスポーターに及ぼす作用によって影響を受ける可能性がある領域を示した概念図.
DA：ドパミン　NA：ノルアドレナリン　↑：上昇　→：上昇せず
(Bymaster Fp et al：Neuropsychopharmacology, 27：699-711, 2002より引用)

C　抗精神病薬

【臨床薬理】ADHDの不穏，興奮，攻撃性に対して，リスペリドン，ハロペリドール，ピモジドなどの抗精神病薬が使用される．メチルフェニデートとの併用でメチルフェニデート単独よりも効果があがることが報告されている．

【薬学管理】適応外使用であること，また錐体外路症状や過鎮静などが現われることがあるため，効果，副作用をチェックしながら使用する必要がある．

D　三環系抗うつ薬

【臨床薬理】ノルアドレナリン再取り込み阻害作用を有するイミプラミン，デシプラミンなどが使用される．メチルフェニデートで改善が認められない患者やチックを併存する患者に対して使用される．

【薬学管理】適応外使用であること，また，副作用として抗コリン作用やQTc延長などの心電図異常などが認められており，忍容性が悪いことが問題である．

E 選択的セロトニン再取り込み阻害薬（SSRI），セロトニン・ノルアドレナリン再取り込み阻害薬（SNRI）

【臨床薬理】神経終末から放出されたセロトニン，ノルアドレナリンが再取り込みされるのをSSRIやSNRIが阻害し，シナプス間隙のモノアミン濃度を高め，バランスのくずれたモノアミン神経の機能を調整すると考えられる．

【薬学管理】自殺念慮，自殺企図のリスクが増加するという報告があるため，小児に使用するにあたっては，リスクとベネフィットを考慮する必要がある（詳細はp.110「気分障害」の項参照）．

F 気分安定薬（バルプロ酸ナトリウム，カルバマゼピン）

【臨床薬理】双極性障害やてんかんの治療薬として使用される気分安定薬が，ADHDの多動，易刺激性，攻撃性，感覚過敏，気分変動に対して一定の効果が認められている．しかし，二重盲検試験では有効性が確認されていないなど十分なエビデンスは提出されていない．

【薬学管理】メチルフェニデートはけいれん閾値を低下させる．そのため，脳波異常のある患者に対してやむを得ずメチルフェニデートを使用する場合に気分安定薬が併用される．バルプロ酸ナトリウムの副作用として食欲亢進，皮疹，鎮静，めまい，血球減少の報告がある．またカルバマゼピンの副作用として眠気，悪心，嘔吐，めまい，霧視，複視，血球減少，スティーブンス・ジョンソン症候群の報告がある．そして肝酵素誘導作用があり，他の薬剤の血中濃度を低下させることが多いので注意が必要である．

薬物治療

ADHDの治療は，本人へのアドバイスや行動療法的アプローチ，ペアレントトレーニングなどの家族に対するアドバイスと並行して薬物療法が実施されることがある．薬物療法は，学校や家庭での生活指導や環境調整だけでは，問題が解決されず，子供に不利益が生じると判断された時に，症状を緩和させることを目的で開始される（図2-21）．

7 小児の精神障害

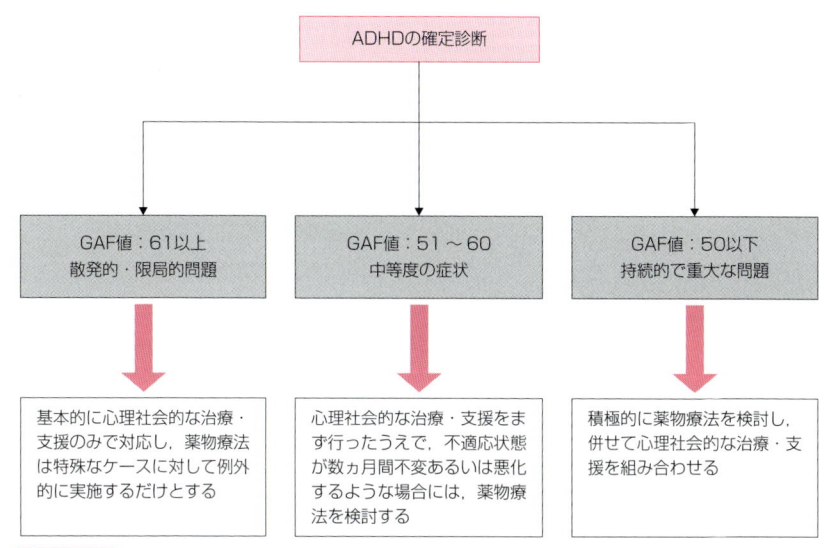

```
          ┌─────────────────┐
          │ ADHDの確定診断  │
          └─────────────────┘
    ┌──────────────┼──────────────┐
    ▼              ▼              ▼
┌─────────┐  ┌─────────┐  ┌─────────┐
│GAF値：61以上│ │GAF値：51～60│ │GAF値：50以下│
│散発的・限局的問題│ │中等度の症状 │ │持続的で重大な問題│
└─────────┘  └─────────┘  └─────────┘
    ▼              ▼              ▼
┌─────────┐  ┌─────────┐  ┌─────────┐
│基本的に心理社会的な治療・│ │心理社会的な治療・支援をま│ │積極的に薬物療法を検討し，│
│支援のみで対応し，薬物療法│ │ず行ったうえで，不適応状態│ │併せて心理社会的な治療・支│
│は特殊なケースに対して例外│ │が数ヵ月間不変あるいは悪化│ │援を組み合わせる│
│的に実施するだけとする│ │するような場合には，薬物療│ │         │
│         │ │法を検討する│ │         │
└─────────┘  └─────────┘  └─────────┘
```

図2-21 ADHD治療における薬物療法の選択基準

治療薬の選択

　以前，わが国ではADHDに対して保険適用の薬剤がなく，メチルフェニデート錠（リタリン®）を適応外で使用してきた．しかし，2007年にメチルフェニデート徐放剤，2009年にはアトモキセチンが許可され薬物療法の選択肢が増えた．薬物療法のアルゴリズムによるとメチルフェニデートとアトモキセチンが第1選択薬に位置づけられている（**図2-22**）．それぞれの薬剤の特徴から，症状の速やかな改善を求める時はメチルフェニデートが選択される．一方，チック障害，うつ病，不安障害を併存している場合，24時間時間効果を期待したい場合，メチルフェニデートの乱用の恐れがある場合，親がメチルフェニデートの治療を望まない場合などはアトモキセチンが選択される．

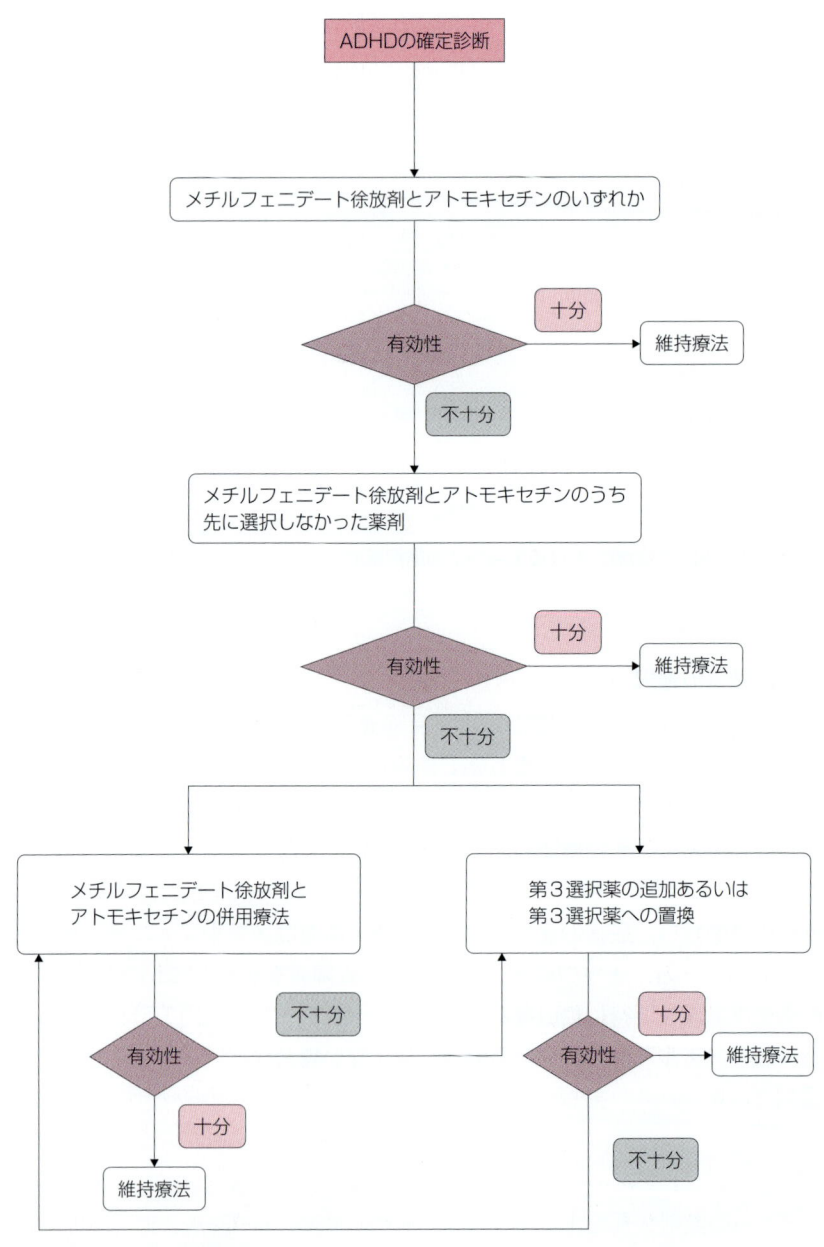

図2-22 ADHD薬物療法アルゴリズム

典型的な処方とその解析

Rp.1 ADHD／投与開始時

メチルフェニデート塩酸塩徐放錠18mg	1回1錠（1日1錠） 1日1回　朝食後

　メチルフェニデートは服用後1～2時間後から効果が発現し，約12時間効果が持続する．朝食後1日1回18mgから開始し，食欲不振，不眠，頭痛，チック，心電図異常，けいれん誘発などをチェックしながら，2週間ごとに54mgまで増量する．

　メチルフェニデートは2011年に小児からの継続投与を条件に18歳以上の投与が認められた．しかし，思春期以降の投与については依存性の発現の可能性も考慮し，慎重に行われるべきである．

Rp.2 不安障害が併存するADHD

アトモキセチン塩酸塩錠5mg	1回1cap（1日2cap） 1日2回　朝夕食後

　アトモキセチンは1日2回投与で投与2週間目から症状改善が認められ，6～8週間後に最大効果が現れ，効果が現れれば終日安定した効果が得られる．0.5mg/kg/日から開始し，忍容性を確認しつつ，1週間以上の間隔をあけながら速やかに維持量の1.2～1.8mg/kg/日まで漸増する．

薬物治療のポイント

- わが国では，小児期におけるADHDに対する薬物療法としてメチルフェニデート徐放剤とアトモキセチンが承認されている．
- 18歳以上のADHD患者に対しては，小児からの継続投与を条件にメチルフェニデート徐放剤とアトモキセチンの投与が認められている．
- どちらの薬剤を選択するかは，それぞれの薬剤の効果発現までの時間や安全性プロファイルを考慮し選択される．

服薬指導の留意点

- 薬物療法中に課題が達成できた時は,薬の効果として捉えるのではなく,本人が努力した結果であることを強調し,一緒に喜ぶという態度が必要である.
- 患者本人に対しての服薬指導は当然であるが,薬物療法の対象者が小児であることから,服薬指導の対象が親になることも多い.そのため,親の理解や協力を得られるような説明が必要である.
- 中枢神経系に作用する薬を発達途上の子供に使用することに抵抗のある親も多いことから,服薬の目的や意義について説明し理解を得られるよう努める.
- 副作用による服薬中断を予防するために,主な副作用とその初期症状について説明し,副作用の早期発見に努める.

参考文献

1) 後藤太郎ほか:併存障害を有する注意欠陥多動性障害患者に対するatomoxetineの有効性および安全性.臨床精神薬理,12:2183-2193,2009.
2) ADHDの診断・治療指針に関する研究会(齊藤万比古,渡部京太)編:注意欠如・多動性障害－ADHD－の診断・治療ガイドライン第3版.じほう,2008.
3) 後藤太郎ほか:atomoxetineとmethylphenidateに関するグローバルエビデンスのレビュー:特に両薬剤の比較・切り替え・併用について.臨床精神薬理,12:2195-2205,2009.
4) 市川宏伸,大澤真木子監修:ADHDの新しい治療戦略 — アトモキセチンを中心として —,メディカルレビュー社,2011.
5) 岡田 俊:日本病院薬剤師会監修:精神科薬物療法の管理,274-281,南山堂,2011.

C 広汎性発達障害：自閉性障害・アスペルガー障害

精神医学の基本

定義

　広汎性発達障害（Pervasive Developmental Disorder；PDD）は発達過程において「対人的相互反応における質的な障害」，「コミュニケーションの質的な障害」，および「行動，興味，および活動の限定された反復的で常同的な様式」（三主徴）によって特徴づけられる．これらの障害により患者には，年齢に相応しくない言動や精神的な発達において明らかな偏りや遅れが現れる．「自閉」という言葉から「外出せずに部屋の中に引きこもる」ことを想像するかもしれないが，すべての患者が「引きこもる」のではなく，むしろ外に出て過剰な活動がみられることもある．つまり，「自閉」とは「他者との交流が重く障害されたもの，自分の中に引きこもるもの」である．

　PDDには，表2-56に示すように自閉性障害をはじめ，他の疾患群を含む「自閉症スペクトラム障害」として1つの症候群と捉えられている．ここでは自閉性障害とアスペルガー障害について述べる．

　自閉性障害の特徴は上記の三主徴である．一方，アスペルガー障害の特徴は，自閉性障害の特徴から「コミュニケーションの質的な障害」（言語習得の遅れなど）がないことである．しかし，対人的相互性の障害は自閉性障害でみられる対人に無関心というよりもむしろ，一方的で相手を無視して話し続けることが特徴的である．また限定された反復的で常同的な様式は強迫

表2-56 DSM-ⅣにおけるPDDの疾患

299.0	自閉性障害
299.80	レット障害
299.10	小児期崩壊性障害
299.80	アスペルガー障害
299.80	特定不能の広汎性発達障害（非定型自閉症を含む）

的，儀式的，苦痛を伴う自閉性障害とは明らかに異なり，本人が興味を抱いたことには異常なほど執着心が強く苦痛を感じないことが特徴である．

概念

1943年にKannerは精神遅滞を伴う自閉症の原因として「子どもへの親の愛情が不足している」と報告したため"心因論"が世界中に広まった．一方，Aspergerは1944年に精神遅滞を伴わない自閉症を報告した．自閉症研究者はAspergerの症例もKannerの報告した例も自閉症スペクトラムの一部であるとし，現在のPDDには双方の患者が含まれている．1960年代にRutterらの調査により心因論は否定された．さらに1960年代後半から「自閉性障害と精神分裂病は異なる疾患である」と考えられるようになっている．

世界的には1980年代以降，日本では1990年代以降になり操作的診断基準が使用されるようになり，PDDという概念が広まるようになった．PDDには「広汎に症状が出現する」という意味が含まれており，この概念が取り入れられてから自閉症概念はより幅広いものと考えられるようになった．特に，知的障害を伴わない自閉症も着目されるようになってきた．

児童青年精神科の臨床現場において，PDDの診断を受ける者が最も多くなっており，PDD概念は，注意欠陥・多動性概念に優先することになっているが，実際には両方の特徴を兼ね備えている子どもも増加している．

疫学と成因・病態

自閉性障害などのPDD有病率は，0.5～0.75％である．しかし明確な診断を受けないまま成長する人もいる．これらを合わせると，それ以上の数の患者が存在すると推測される．自閉性障害単独の有病率は，0.05～0.1％くらいであり，男女比は5：1で圧倒的に男性に多い．自閉性障害は生来的障害であるため症状は0歳から存在するが，家族が子どもの発達異常に気づき始めるのはせいぜい1歳前後であり，診断は3歳以降と大幅に遅れているのが現状である．

PDDの原因は，生来的な脳の機能障害または中枢神経系の成熟に関係する問題であるといわれている．現在，医学研究では，心因説（「親の育て方が悪い」とする説）は否定されており，純粋に生物学的原因によって乳幼児

期や児童期に発症すると考えられている．ただし，周囲の人の患者への接し方により，PDDの二次障害（後述）として生じる症状と重症度には影響する可能性がある．

　PDDの中核症状の背景には，脳の非定型発達が基盤となっていると考えられている．しかしこれまでの脳の画像研究では，健常人と脳の体積を比較したものが報告されているが，一致した見解は得られていない．現在のところPDDの三主徴すべてを説明できる遺伝的要因はないことが報告されている．しかし，何らかの遺伝的要因は否定できない．このことは，それぞれの主徴が別々の遺伝子により規定されている可能性が高いことを示唆している．特に複数の報告がみられるのは，自閉性障害とセロトニントランスポーターの遺伝子多型，また血清セロトニン濃度やその前駆物質であるトリプトファンの血清中濃度が高いことが繰り返し報告されている．しかし，現在PDDの診断や症状の重症度を決定する明確な生物学的指標は存在しない．PDDの症状は複数の要因からなる症候群であるため対象が均一になりにくく，また対象年齢や知的能力，併存症などが複雑に絡み合うため，生物学的指標は必ずしも一致したものではないと考えられている．

症状

　①**中核症状**：生後6ヵ月までは通常の発達と鑑別できる特異的な行動はみられないが，何らかの前駆症状があるといわれている．PDDの三主徴は同時に出現するものではなく，成長とともに現れてくる．

　生後6ヵ月頃より，対人関係と非言語的コミュニケーションの領域における症状が現れる．具体的には，視線を合わせにくい，模倣行動の欠如，光や音に対する過敏性，喃語のかわりに機械的発声，奇妙な手指の動き，分離不安の欠如，人への無関心さなどである．

　1歳頃より人への無関心さ，対人交流場面での疎通性の悪さ，呼名反応，言語指示理解，発語などコミュニケーション関連行動も散発的となり，家族などが異変を疑うようになる．

　1歳6ヵ月頃からは言語的コミュニケーションに加えて，言葉の遅れが明らかになる．また興味の限局（天気マークへの興味など）や同一性保持行動（同じ道しか通らない，同じ席にしか座らない）も加わり，次第に三主徴が

揃ってくる．

　2歳頃では高機能PDD（知的障害がないPDD）も含め三主徴が最も顕著に認められるようになり，診断も容易な時期となる．4歳を過ぎるころからは高機能PDDでは特徴的な行動が目立たなくなる．

　②**二次障害**：PDDでは上述のような中核症状に加えて，統合失調症のような幻覚・妄想や不安障害，抑うつ状態，癲癇，興奮，自傷などの症状が現れる．これらは，中核症状である生きにくさを克服し社会に適応しようとした結果，または発達障害ゆえに起こした行為であるため二次障害と呼ばれる．例えば，患児が聴覚過敏のため日常生活上での音にさえ過剰に反応し，他の場所へ逃避してしまうことや，相手の話す意図を理解できなく，場違いな発言をして周囲の人に叱責されるなどである．このように二次障害は時に周囲とのトラブルや集団への不適応が契機となり，攻撃的な行動や非行などの反社会的行動を生じることがある．

　PDDの二次障害と統合失調症の症状の違いについて，発達障害では，精神症状や神経症状に波がないといわれている．つまり，寛解も再燃もなく安定して経過する．一方，統合失調症では，一時的に幻覚・妄想などの精神症状の出現に波があるといわれている．しかし臨床ではなかなかその違いには気づきにくいのが現状である．

● 診断

　PDDは自閉症スペクトラム障害とも称される自閉的な発達障害群である．PDD自体の診断基準は米国精神医学会の精神疾患の診断・統計マニュアルDSM-ⅣやICD-10では存在しない．自閉性障害（ICD-10では小児自閉症）の自閉症状の診断基準の3つの領域は，すなわち（1）対人的相互反応における質的な障害，（2）コミュニケーションの質的な障害，（3）行動，興味および活動の限定された反復的で常同的な行動であり，各々一定の自閉症状があることでPDDが定義されている．PDDの単位障害は，DSM-Ⅳでは自閉性障害，レット障害，小児期崩壊性障害，アスペルガー障害および特定不能の広汎性発達障害（PDD not otherwise specified：PDD-NOS）の5つである．診断検討の順序は，有病率の低い順に行う．まれなレット障害と小児期崩壊性障害を見逃さないように念頭に置く．これらを除外し，それから

アスペルガー障害，自閉性障害，特定不能の広汎性発達障害について診断を行う．

①**自閉性障害**（表2-57）：診断基準3領域の計12項目（1領域につき4項目）において明確な症状が領域（1）で2項目以上，領域（2）と（3）で各1項目以上，計6項目以上存在し，3歳から対人関係，言葉，遊び，いずれかで発達の問題があり，レット障害か小児期崩壊性障害でないなら，自閉性障害と診断される．

表2-57 自閉性障害の診断基準

A．（1），（2），（3）から合計6つ（またはそれ以上），少なくとも（1）から2つ，（2）と（3）から1つずつの項目を含む
　（1）対人的相互反応における質的な障害で以下の少なくとも2つによって明らかになる
　　（a）目と目で見つめ合う，顔の表情，体の姿勢，身振りなど，対人的相互反応を調節する多彩な非言語的行動の使用の著明な障害
　　（b）発達の水準に相応した仲間関係を作ることの失敗
　　（c）楽しみ，興味，達成感を他人と分かち合うことを自発的に求めることの欠如
　　　　（例：興味あるものを見せる，持ってくる，指差すことの欠如）
　　（d）対人的または情緒的相互性の欠如
　（2）以下の少なくとも1つによって示されるコミュニケーションの質的な障害
　　（a）話し言葉の発達の遅れまたは完全な欠如
　　　　（身振りや物まねのような代わりのコミュニケーションの仕方により補おうという努力を伴わない）
　　（b）十分会話のある者では，他人と会話を開始し継続する能力の著明な障害
　　（c）常同的で反復的な言語の使用または独特の言語
　　（d）発達水準に相応した，変化に富んだ自発的なごっこ遊びや社会性をもった物まね遊びの欠如
　（3）行動，興味，および活動の限定された反復的で常同的な様式で，以下の少なくとも1つによって明らかになる
　　（a）強度または対象において異常なほど，常同的で限定された型の1つまたはいくつかの興味だけに熱中すること
　　（b）特定の機能的でない習慣や儀式にかたくなにこだわるのが明らかである
　　（c）常同的で反復な衒奇的運動（手や指をぱたぱたさせたりねじ曲げる，または複雑な動き）
　　（d）物体の一部に持続的に熱中する
B．3歳以前に始まる，以下の領域の少なくとも1つにおける機能の遅れまたは異常
　（1）対人的相互反応
　（2）対人的コミュニケーションに用いられる言語
　（3）象徴的または想像的遊び
C．この障害はレット障害または小児期崩壊性障害ではうまく説明されない．

②**アスペルガー障害**（表2-58）:「領域A．対人的相互反応の質的な障害」で2項目以上,「領域B．行動,興味,および活動の限定的,反復的,常同的な様式」で1項目以上存在し,単語が2歳までに,2語文が3歳までに出現し,知的障害がなく他のPDDや統合失調症でないときにアスペルガー障害と診断される．

③**PDD-NOS**：PDD-NOSは自閉性障害の基準を満たさないような病像すなわち発症年齢が遅いこと,非定型の症状,または閾値に達しない症状,などである．自閉性障害項目の3領域において各々に1つ以上存在すればPDD-NOSの診断を考慮する．

表2-58 アスペルガー障害の診断基準

A. 以下のうち少なくとも2つにより示される対人的相互反応の質的な障害
   (1) 目と目で見つめ合う,顔の表情,体の姿勢,身振りなど,対人的相互反応を調節する多彩な非言語的行動の使用の著明な障害
   (2) 発達の水準に相応した仲間関係を作ることの失敗
   (3) 楽しみ,興味,達成感を他人と分かち合うことを自発的に求めることの欠如
      (例：興味あるものを見せる,持ってくる,指差すことの欠如)
   (4) 対人的または情緒的相互性の欠如

B. 行動,興味,および活動の限定的,反復的,常同的な様式で,以下の少なくとも1つによって明らかになる
   (1) その強度または対象において異常なほど,常同的で限定された型の1つまたはいくつかの興味だけに熱中すること
   (2) 特定の機能的でない習慣や儀式にかたくなにこだわるのが明らかである
   (3) 常同的で反復な衒奇的運動(手や指をぱたぱたさせたりねじ曲げる,または複雑な動き)
   (4) 物体の一部に持続的に熱中する

C. その障害は社会的,職業的または他の重要な領域における機能の臨床的に著しい障害を引き起こしている

D. 臨床的に著しい言語の遅れがない(2歳までに単語を用い,3歳までにコミュニケーション的な句を用いる)

E. 認知の発達,年齢に相応した自己管理能力(対人関係以外),適応行動,および小児期における環境への好奇心について臨床的に明らかな遅れがない

F. 他の特定の広汎性発達障害または統合失調症の基準を満たさない

● 治療

　PDDの治療は薬物療法のみで治療できるものは少なく，多くの場合，本人や保護者に対して認知行動療法や心理教育などを薬物療法と組み合わせて行う．PDDにおける薬物療法は中核症状を改善させるのではなく，主に二次障害を標的として用いる．二次障害は患者により千差万別であるため，患者個人の症状をよく観察する必要がある．また対象が乳幼児や児童であるため，ほとんどの薬が適応外使用となる．このため薬物を使用する際には，リスク・ベネフィットを考慮し，副作用の早期発見のポイント，回避法および対処法を十分保護者に説明し，患者・保護者一医療者間の合意のもとで使用すべきである．

　①**薬物療法**：薬物療法の標的となるのは中核症状よりも二次障害に対してであるため，あくまでも根治療法ではなく対症療法となる．薬物としては，抗うつ薬，気分安定薬，抗精神病薬，抗不安薬，睡眠薬などを用いる．すべての薬剤を用いるわけではないが，標的となる二次障害に見合った薬剤を選択する．症状が改善すれば減量・中止し，決して漫然と投与し続けない．

　②**薬物以外の治療**：症状に対する薬物治療的アプローチだけではなく，患者や保護者を対象とした認知行動療法や心理教育が必要となる．患者をよく観察し，できることとできないことなど特性を理解し，その患者にあった支援を行う．特に患者が他者との交流や社会との適応性を高めることを目的とし，自己肯定感や自尊心を育みながら共生していくことをゴールとして療育していく必要がある．

　PDDの患者は柔軟性に乏しく，興味や関心のあり方が偏っていることが多い．また一般的に時間的・空間的な広がりの中に自己を位置づけることが困難である．つまり，この空間で今自分が何を期待されているのか，何をしたら良いのかを理解することが苦手である．そのため，この場所に来たらどのような活動をしたら良いのかということを明確に教えるなど丁寧に指導する必要がある．

● 治療薬

　PDDや二次障害に対して適応を有する薬剤はほとんどない．ここでは，

自閉性障害に唯一適応を有するピモジドと二次障害に特徴的に作用を有する薬剤について記載する．他の向精神薬（抗精神病薬，抗うつ薬および気分安定薬，抗不安薬，睡眠薬など）についてはそれぞれの項目を参照されたい．

抗精神病薬

A　ピモジド

【臨床薬理】 PDDに適応をもつ唯一の薬物である．多動，攻撃性，自傷行為に用いられる．副作用としては，抗コリン作用，過鎮静，錐体外路症状，遅発性ジスキネジア，QT時間の延長がある．

B　ハロペリドール

【臨床薬理】 多動や行動障害に用いられる．副作用としては，抗コリン作用，過鎮静，錐体外路症状，遅発性ジスキネジアがある．

C　リスペリドン

【臨床薬理】 多動，易怒性，常同行動に用いられる．副作用としては，過鎮静，錐体外路症状，体重増加がある．

D　オランザピン

【臨床薬理】 癲癇，攻撃性，自傷行為に用いられる．副作用としては，過鎮静，体重増加がある．

抗うつ薬

E　イミプラミン

【臨床薬理】 PDDにおける不安症状や抑うつ症状に用いられる．

F　クロミプラミン

【臨床薬理】 セロトニン再取り込み阻害作用が強く，強迫症状，儀式的行動および多動に用いられる．副作用としては，QT時間の延長，頻脈，けいれ

ん発作が報告されている．

> **G** フルボキサミン

【臨床薬理】強迫的・反復的行動，攻撃性の改善が報告されている．副作用としては，嘔気や鎮静がみられる．

> **H** パロキセチン

【臨床薬理】自傷，易刺激性，癇癪，強迫症状に対する有効性が報告されているが，効果は一時的であり，増量により焦燥が出現している．

> **I** セルトラリン

【臨床薬理】強迫症状，常同行動，攻撃性，自傷，パニックに対する有効性が報告されているが，効果は一時的であり，増量により焦燥が出現している．

漢方薬

> **J** 抑肝散

【臨床薬理】癇癪，強迫行為，イライラ，不眠に用いられる．

薬物治療

　PDDの診断や症状の重症度を明確に示す生物学的指標は存在しない．それゆえ，薬物治療の目的は，顕在化してきた二次障害（攻撃性，易怒性，癇癪など）が標的となる．しかし，PDDの中核症状である対人関係障害やコミュニケーション障害，限局的な行動や関心は対象とならない．

　対象が主に幼少期，学童期となり中枢神経系の発達段階にあることから就学前の児童には薬物療法をしないことが原則である．環境調整や患者との接し方の改善，認知行動療法など保護者や周囲の人々の支援が中心となる．薬物を使用する際には，最低用量とし，リスク・ベネフィットを考慮して，継続的な投与は避けるべきである．また学童前の児童では副作用を言語化でき

ないため，副作用の発見が遅れ，易刺激性や自殺企図などの情緒面や行動面で発達障害の症状が悪化したと誤った判断をされやすいこともある．さらに成人と児童では薬物の反応性が異なること，成人で有効な薬物が児童に有効であるとは限らないことにも注意が必要である．

● 抗精神病薬（ピモジド，ハロペリドール，リスペリドン，オランザピンなど）

PDDの二次障害として統合失調症様症状，幻覚・妄想などが出現するときに抗精神病薬を用いる．第一世代抗精神病薬であるピモジドだけが小児の自閉性障害に適応を有する．他にハロペリドールなども用いるが，錐体外路症状などの副作用が高頻度に出現する．そのため現在では，第二世代抗精神病薬であるリスペリドンやオランザピンなどを用いることが多い．これは，第二世代抗精神病薬はドパミンD_2受容体のみならずセロトニン$5-HT_{2A}$受容体で拮抗し，第一世代抗精神病薬で問題となった副作用を軽減できること，さらに統合失調症の陽性症状のみならず，陰性症状や不安，抑うつの改善効果を期待できるためである．ただし，体重増加や代謝性の副作用の発現には注意が必要である．

PDDに使用する際は，一般的に統合失調症に用いる量よりも少ない量で症状を改善するといわれている．過量投与となると鎮静と薬物に特異的な副作用が生じる．

また，躁うつ状態の患者に対して気分安定薬を用いても躁状態が治まらないときは少量の抗精神病薬を用いる．

● 気分安定薬（バルプロ酸ナトリウム，炭酸リチウム，カルバマゼピンなど）

気分安定薬として用いられる薬物は炭酸リチウム以外は抗てんかん薬である．これらはてんかん以外には，双極性障害や統合失調症の興奮状態に用いられる．一方，発達障害では，適応外使用となるが，躁うつ状態，過活動，易刺激性，感覚過敏，解離性障害のような標的症状に用いられる．気分安定薬は標的症状が同じであるため，薬効にあまり差異はみられない．しかし，副作用や他薬との相互作用もあるので，薬剤選択の際はその点を留意する必要がある．

カルバマゼピンは薬物代謝酵素CYP3A4をはじめ，多くの代謝酵素を誘

導するため併用薬の効果を減弱する恐れがある．

　炭酸リチウムはてんかんなどの脳波異常の患者への投与は禁忌となっている．PDDでは約3割の患者がてんかんを併存しているといわれており，使用を考える際には患者背景を考慮する必要がある．また炭酸リチウムは非ステロイド性抗炎症薬や利尿薬の併用により，またダイエットや減塩食により，血中濃度が上昇することが知られており，服用中は日常生活にも注意が必要となる．

▶抗うつ薬（クロミプラミン，イミプラミン，フルボキサミンなど）

　PDDの患者は，他者とのコミュニケーションのとりづらさや生きづらさから，うつ状態に陥ることが多い．また，想像力が乏しいことから，他者の考えていることを予測できず，また話の裏を読み取ることができずに恐怖症性不安症になることがある．このようなときには抗うつ薬が用いられる．ただし，発達障害に起因するうつ病は抗うつ薬だけでは効果不十分であることが多い．患者の背後に隠れている特性，生活状況や保護者との関係などを理解しなければならない．

　元来副作用が出やすい疾患であるため，選択的セロトニン再取り込み阻害薬（SSRI）が用いられる．副作用の強い三環系抗うつ薬の使用はまれである．ただし，特に効果的である薬，たとえば強迫性症状に対するクロミプラミン，またPDDの抑うつに対するイミプラミンは用いられることもある．このときは副作用の発現に注意しながらその患者にとっての十分量を使うことが必要である．

　抗うつ薬は自殺を含む衝動性や暴力を助長する可能性がある．特に注意欠陥・多動性障害（ADHD）やアスペルガーとADHDが混在したPDD-NOSには用いにくい薬物である．

典型的な処方とその解析

Rp.1 興奮・攻撃性・情緒不安定の症例

バルプロ酸ナトリウム徐放錠200mg	1回1錠（1日2錠） 1日2回　朝夕食後
リスペリドン錠1mg	1回0.5錠（1日0.5錠） 1日1回　夕食後

　興奮，攻撃性に対して，気分安定薬であるバルプロ酸ナトリウム，情緒不安定に対して抗精神病薬であるリスペリドンが処方されている．いずれの薬もその薬物の適応疾患と比較して少ない用量となっている．これは，PDDの患者では，薬物に対する過敏性が報告されているため，通常の投与量を用いると副作用が出現しやすくなる．またこの処方では，バルプロ酸ナトリウムによる肝機能障害と高アンモニア血症，リスペリドンによる錐体外路症状と体重増加に注意が必要である．

Rp.2 強迫行為，社会不安，常同行動の症例

ピモジド錠1mg	1回1錠（1日1錠） 1日1回　朝夕食後
フルボキサミンマレイン酸塩錠25mg	1回2錠（1日4錠） 1日2回　朝夕食後

　強迫行為，社会不安に対して，抗うつ薬であるフルボキサミン，常同行動に対して抗精神病薬であるピモジドが処方されている．ピモジドは唯一小児の自閉性障害に適応を有する薬物である．フルボキサミンは強迫性障害や社会不安障害に適応を有する薬物である．強迫行為に対するフルボキサミンの投与量は通常の適応疾患で用いるそれよりも高用量で用いたときに有効性が示されている．PDDなどで用いるときは，患者の薬物に対する反応性に注意しながら用いるべきであり，適応量は患者によりさまざまとなる．

　この処方では，ピモジドによるQT時間の延長に注意しなければならない．特に併用しているフルボキサミンはピモジドを代謝する薬物代謝酵素CYP3A4を阻害することが知られている．また，フルボキサミンは投与開始後の賦活化症候群や消化器症状による食欲不振や怠薬に注意しなければならない．

薬物治療のポイント

- PDDの中核症状を標的とした薬物療法は確立されておらず，二次障害が標的となる．二次的なうつ症状や不安症状，強迫症状には特に薬物療法に加えて心理教育が有効となる．
- 患者個人により顕在化する症状はさまざまであるため，処方薬も投与量も千差万別である．ほとんどの症例で抗精神病薬，抗うつ薬，気分安定薬が主剤となる．
- 薬剤の効果がないからという理由で増量していくと，効果が現れないばかりか，副作用が現れることが多々ある．顕在化する症状だけを見るのではなく，まず症状が出る原因を考え，それを取り除く治療が必要となる．
- 患者の特性を理解し，患者と薬物との相性を見越した処方を考える必要がある．
- 漫然と処方を続けるのではなく標的症状が改善すれば，薬物を減量・中止することを考慮する．
- PDDにおける薬物治療はそのほとんどが保険適用外使用となるため，医師の処方意図を薬剤師も理解し，チームで患者を診ることが重要となる．

服薬指導の留意点

- 医療者や保護に当たる人はまず本人の話をよく聴き，本人が困っていることは何か，どうしようとしているのかを理解することが大切である．
- 患者は急に変化する環境やピリピリした緊迫感のある環境に過敏に反応する．そのため，患者にとって安心できる環境を提供することが本人を落ち着かせる治療となる．
- 他の児童と比べるのではなく，患者本人の状態が以前と比べて良くも悪くもどう変化しているのかということを十分観察し，医師に伝えるようにする．
- 患者が乳幼児や学童前期の場合は，自分の体に生じている症状や薬物による副作用をうまく表現できないことがあるので，患者の家族や保護に当たっている人に副作用の早期発見のポイントを説明する．
- 薬物の量や種類が変更されたときは，その後の患者の生活や行動をよく観察し，違和感があればすぐに医師に申し出るよう伝える．

8 器質性精神障害（神経疾患に伴う精神症状）

A アルツハイマー型認知症

精神医学の基本

定義

　認知症とは，一度正常に達した認知機能が後天的な脳の障害によって持続的に低下し，日常生活や社会生活に支障をきたすようになった状態をいい，それが意識障害のないときにみられるものである．世界保健機関（WHO）による「国際疾病分類10版（ICD-10）」では，認知症は以下のように定義されている．

「通常，慢性あるいは進行性の脳疾患によって生じ，記憶，思考，見当識，理解，計算，学習，言語，判断等多数の高次脳機能の障害からなる症候群」

疫学

　国内のいくつかの地域における疫学調査から，わが国の65歳以上の高齢者における認知症の有病率は，3.8〜11.0％であると報告されているが，その約半数はアルツハイマー病（Alzheimer disease）が占めると報告されている．経年変化として，①認知症は増加しており，特に軽症の認知症が増加している，②疾患別ではアルツハイマー病が増加傾向にあるといった報告がなされている．

　2007年度の厚生労働科学研究によると，わが国の認知症の有病者数（65歳以上）は，2005年で約205万人であったが，2015年には約320万人，2035年には約445万人に増加すると推計されている（図2-22）．

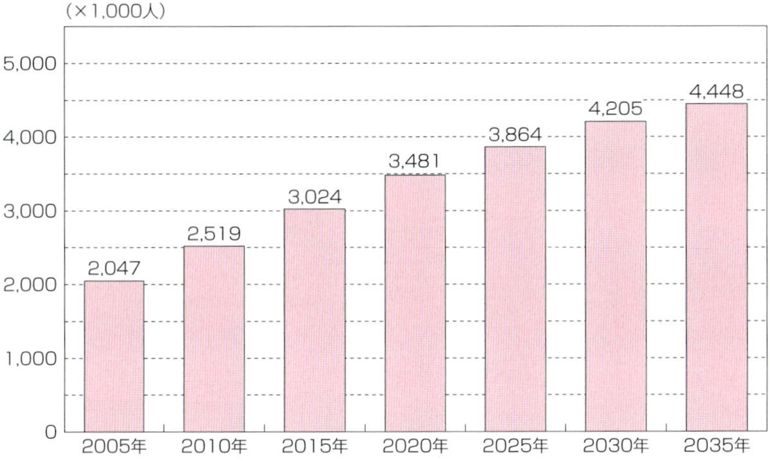

図2-22 認知症の有病者数
(栗田主一ほか：平成19年度厚生労働科学研究費補助金研究分担報告書．p.135-156, 2008より引用)

成因

　アルツハイマー病は大きく2つに分類される．1つは「家族性アルツハイマー病」であり，常染色体優性遺伝し，若年で発症することが多い．もう1つは「孤発性アルツハイマー病」で，明確な遺伝性は認められず，多くは65歳以上の高齢で発症するとされている．

　アルツハイマー病の発症機構として，アミロイドカスケード仮説が提唱されている．これは，アミロイドβタンパクの脳内沈着は，アルツハイマー病の病因に密接に関連した現象と考えられるため，これを中心に据えた仮説である（図2-23）．

　老化，あるいは遺伝子変異によりアミロイドβタンパクの除去が低下する．増加したアミロイドβタンパクは神経細胞外で凝集し，びまん性老人斑が形成される．これによりインターロイキンが産生され，酸化ストレスが増加する．また，タウタンパクが異常にリン酸化されることで神経原繊維変化が発生し，コリン作動性神経細胞が萎縮して死亡するため，神経伝達が障害されて認知機能障害が惹起される．

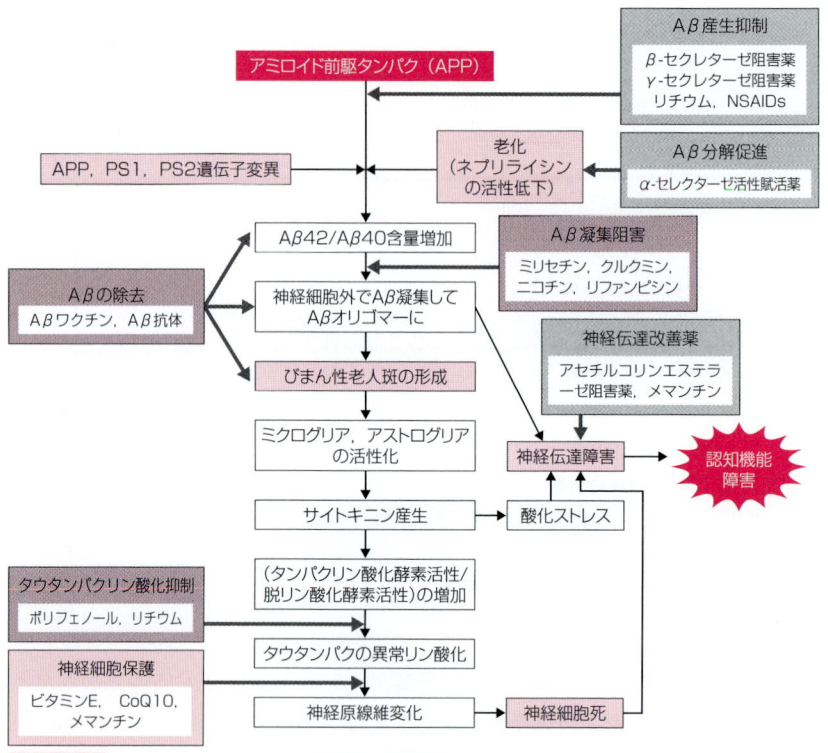

Chapter 2 精神疾患における薬物療法の基本

図2-23 アミロイドカスケード仮説と治療薬のターゲット
Aβ：アミロイドβタンパク
（鍋島俊隆：アルツハイマー型認知症. 薬物治療学, 南山堂, p.538, 2011より引用）

病態

　アルツハイマー病は，レビー小体型認知症や進行性核上性麻痺などと同じ中枢神経変性疾患に分類される．これらの疾患では中枢神経系において，タンパクの翻訳後修飾や処理の異常によってそのタンパクが蓄積し，細胞傷害を引き起こすことが認知症の発症原因と考えられている．

　アルツハイマー病では，特徴的な病理変化として，大脳皮質や海馬を中心とする神経細胞の脱落，細胞外に沈着する老人斑や脳血管アミロイド，細胞内に蓄積する神経原繊維変化などがみられる．老人斑や脳血管アミロイドの主要構成成分はアミロイドβタンパクであり，神経原繊維変化の主要構成成分はタウである．

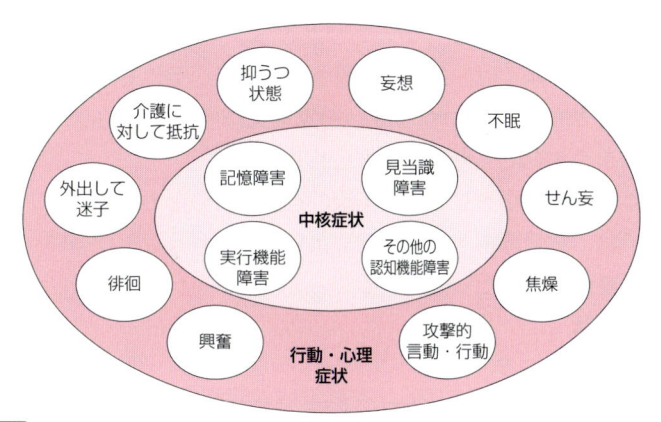

8 器質性精神障害（神経疾患に伴う精神症状）

図2-24 認知症の中核症状と行動・心理症状

症状

認知症では中核症状と周辺症状があり、これらを合わせたものが認知症症状といわれるものである（図2-24）。
- 中核症状：記憶をはじめとする認知機能障害をいう．
- 周辺症状：幻覚，妄想などの心理症状と，攻撃性，不穏などの行動異常からなる．最近では，「認知症の行動・心理症状（Behavioral and Psychological Symptoms of Dementia：BPSD）」と呼ばれることが多い．

① 主な中核症状
- 記憶障害：初期より近時記憶が障害され，特に日々のエピソード記憶が障害される．日常生活においては，約束を忘れてしまったり，物の置き場所がわからなくなったり，同じことを初めて話すかのように繰り返し話すようになる．
- 失語：喚語困難のため，会話中に"あれ""それ"などの指示語が増えてくる．その後，物の名前がわからなくなる語想起障害に加え，単語の言い間違いが目立ち始め，言語の了解が不良となる．しかし，発語における流暢性や復唱などは比較的最期まで保たれる．
- 失行：麻痺がないにもかかわらず，日常の習熟動作ができなくなる障害．アルツハイマー病では，立方体の模写などができなくなる構成失行や，服が着られなくなる着衣失行がみられる．

- 失認：感覚機能に異常がないにもかかわらず，物体を認知できない障害．アルツハイマー病では，視力・視野が保たれているにもかかわらず，視覚的に呈示された物品がわからない視覚性失認や，よく知った場所で道に迷ってしまう地誌的失見当識がみられる．
- 遂行機能障害：計画を立てて，実際の行動を行う能力の障害．アルツハイマー病では，記憶障害とともに初期より認められることが多い．仕事や家事を行う能力の低下として現れる．

②**主な周辺症状**

〈心理症状〉

- 不安：不安とは漠然とした恐れであり，特に軽度の認知症の場合は，認知機能障害の悪化に対して病識や病感を持ち，不安を感じることがある．残存する思考力が生産的な方向に向かわず，将来について何度も必要以上に尋ね，介護者にとって大きな負担となる．また，自分1人が取り残されるのではという不安から，1人になるのを異常に怖がり，家の中にいても介護者や家族の後をつきまとったりする．不安は焦燥や徘徊などの問題行動とも密接に関係する．
- うつ症状：アルツハイマー病では，比較的初期から自発性の低下，無関心などのアパシーが認められ，複雑な仕事の遂行や家事などのADL（activities of daily living：日常生活動作）に支障をきたす．
- 幻覚・妄想：アルツハイマー病ではみられないが，レビー小体型認知症では幻視が特徴的である．アルツハイマー病では，比較的初期から物取られ妄想が認められるが，対象が家族や介護者など身近な人物であることが多く，人間関係の悪化につながることが多い．

〈行動症状〉

- 焦燥性興奮：認知機能に中程度の障害がある患者では頻繁にみられる．不平を言う，奇妙な音を出す，無視する，物を隠す，部屋の中を行ったり来たりするなどがみられる．
- 暴力：認知機能障害が高度な男性に多くみられる．攻撃行動は，患者自身の失敗を指摘されたり，非難されて自尊心を傷つけられた時，行動を制止させられたり命令された時などにみられることが多いが，幻覚・妄想，誤認，せん妄などを背景とする場合もある．

・徘徊：アルツハイマー病では長期にわたって認められる症状である．睡眠覚醒障害から生じることもあるため，睡眠のコントロールも重要である．
・不穏：穏やかでなく落ち着かない状態．

診断

認知症の診断は，病歴の聴取，身体診察，神経心理検査，血液検査，画像検査などにより行われるが，高齢者が多く，種々の薬剤を服用していることが少なくないため，認知機能に変化をきたす可能性のある薬剤を確認する必要がある．

アルツハイマー病の診断基準として，DSM-Ⅳが推奨されている（表2-59）．記憶障害の存在を最重視しているが，アルツハイマー病の場合，記

表2-59 DSM-Ⅳ-TR診断基準

A	多彩な認知欠損の発現で，それは以下の両方により明らかにされている
	（1）記憶障害（新しい情報を学習したり，以前に学習した情報を想起する能力の障害） （2）以下の認知機能障害の1つ（またはそれ以上） 　（a）失語（言語の障害） 　（b）失行（運動機能が損なわれていないにもかかわらず動作を遂行する能力の障害） 　（c）失認（感覚機能が損なわれていないにもかかわらず対象を認識または同定できないこと） 　（d）実行機能（すなわち，計画を立てる，組織化する，順序立てる，抽象化する）の障害
B	基準A1およびA2の認知欠損のため，社会的または職業的機能の著しい障害がみられる
C	経過は，緩やかな発症と持続的な認知の低下を示す
D	基準A1・A2の認知欠損は，認知欠損を起こす原因が明らかとなっている基礎疾患によるものでもない
E	その欠損はせん妄の経過中にのみ現れるものではない
F	その障害は他の第1軸の疾患（例：大うつ病性障害，統合失調症）でうまく説明されない

表2-60 アルツハイマー病の重症度

軽度	基本的な日常生活動作は自立しているが，社会的・手段的な動作に支障がある状態
中等度	基本的な日常生活動作に支障があり，日常生活を行ううえである程度の介護が必要な状態
高度	ほとんどの機能が失われ，常時介護を要する状態

表2-61 重症度と症状

	軽度	中等度	高度
記憶	・最近の出来事をしばしば忘れる. ・古い記憶は，ほぼ保たれる.	・最近の出来事を記憶するのが困難. ・古い記憶も部分的に脱落.	・新しい出来事は全く記憶できず，古い記憶もあいまいになる.
時間，場所，人物の認識	・年月日が不正確. ・場所がだいたいわかる.	・年月日，時間，場所が不正確.	・年月日，時間，場所，人物がかなり不正確.
会話	・通常の日常会話はほぼ可能. ・記憶に頼る内容の会話は困難.	・通常の日常会話に時々支障がある. ・記憶に頼る内容の会話はきわめて困難.	・通常の日常会話に支障がある.
日常生活	・趣味に対する関心が減る. ・複雑な家事（料理など）がきちんとできない.	・注意力が減退. ・複雑な家事がかなりできない. ・日常生活でときに介助を要する.	・日常生活で全面的に介助を要する. ・しばしば失禁.

（朝田　隆：家族が認知症と診断されたら読む本，日東書院，p.32-40, 2008より引用改変）

憶障害以外に，失語，失行，失認，遂行機能障害といった認知機能障害が1つ以上必要とされている.

治療

認知症の治療においては，薬物療法のみならず，ケアなどの非薬物療法も重要である（表2-62）．通常，薬物療法を開始する前に，適切なケアやリハビリテーションによる介入を考慮する（表2-63）．

治療薬

A アセチルコリンエステラーゼ阻害薬
（Acetylcholine Esterase Inhibitor：AChEI）

【臨床薬理】アルツハイマー病では，発症前からアミロイドβタンパクやタウタンパクが脳内に蓄積して神経細胞の障害や減少が惹起され，最終的には

表2-62 中核症状と周辺症状に対する治療

	薬物療法	非薬物療法
中核症状	コリンエステラーゼ阻害薬やNMDA受容体拮抗薬による治療を行う.	軽度～中程度であれば，脳を活性化させるリハビリテーションやケアを行う.
周辺症状	症状に応じて，第二世代抗精神病薬，SSRI，SNRIなどの抗うつ薬，気分安定薬，睡眠薬，抑肝散による治療を行う.	発現に関連する因子や増悪・改善要因を個々に評価してそれぞれのケアプランを立案する．また，患者個々の嗜好，技能，能力に応じて認知刺激療法，音楽療法，ペットセラピーなどを考慮する.

NMDA：N-メチル-D-アスパラギン酸

表2-63 治療アプローチ

薬物療法	認知機能向上や周辺症状の低減を目標とする
ケア	日常生活上の障害を改善することを目的とし，患者がその人らしく暮らせるように支援する
リハビリテーション	認知機能や生活能力，生活の質（QOL）の向上を目的とする

　アセチルコリン（ACh）を分泌する神経細胞の機能低下や細胞死が生じることでAChが減少し，記憶などの認知機能障害が生じると考えられている．AChEIは，中枢神経系におけるAChの加水分解酵素であるアセチルコリンエステラーゼ（AChE）を可逆的に阻害して脳内のACh濃度を高め，脳内コリン作動性神経系の神経伝達を促進することで，認知機能障害を改善する（図2-25）.

【薬学管理】AChEIは末梢組織のACh作動性神経の機能も亢進させるため，食思不振，悪心，嘔吐，下痢など消化器症状の副作用が多くみられる．そのため，低用量から投与を開始し，数週間かけて有効用量まで増量する.

B N-メチル-D-アスパラギン酸（NMDA）受容体拮抗薬

【臨床薬理】アルツハイマー病では，グルタミン酸が持続的に過剰放出されるため，その受容体であるN-メチル-D-アスパラギン酸（NMDA）受容体は過剰に活性化された状態となる．NMDA受容体が過剰に活性化されるとシナプティックノイズが生じ，正常なシグナル伝達が阻害され，記憶や学習機能障害が引き起こされる．また，細胞内への過剰なカルシウムイオン（Ca^{2+}）

が流入することで神経細胞傷害が起こると考えられている．NMDA受容体拮抗薬は，この過剰なグルタミン酸放出によって活性化したNMDA受容体に拮抗して細胞内へのCa^{2+}の流入を阻害するため，神経細胞に対して保護的に作用する（図2-26）．

【薬学管理】 NMDA受容体拮抗薬は，すでにAChEIを使用している中等度〜高度のアルツハイマー病患者に対する併用効果もRCT（randomized controlled trial：無作為化比較試験）において認められている．副作用に重篤なものはなく，めまい感，頭痛，便秘，眠気などがある．

薬物治療

　AChEIは，作用機序には差異が見られるが，臨床的な効果に大きな差は見られないため，薬剤選択では，個々の患者について「副作用発現」「患者や家族の状態」「患者の病識」を考慮する．

　例えば，ドネペジルで胃部不快感や食欲低下，下痢などの消化器症状，心臓の伝導障害，服薬開始時にいらいらする，落ち着かないなどの精神症状を呈した場合，他の薬剤を選択することで問題となる副作用を回避できる可能性がある．血中半減期が長いドネペジルやリバスチグミンでは1日1回投与が可能なため，介護する家族の協力がどの程度得られるのかを考慮する．また，病識がなく服薬を嫌がる場合には口腔内崩壊錠や内用液剤，服薬を拒否する場合には貼付剤といった選択も可能である（表2-64）．

　①ドネペジル：半減期は70〜80時間，軽度から中等度アルツハイマー病患者に対して1日1回3mgから開始し，1〜2週間使用して副作用がみられなければ5mgに増量し継続投与する．高度のアルツハイマー病患者には5mg/日で4週間以上経過後，副作用がなければ10mgに増量して維持する．食事による吸収への影響は認められない．ドネペジルの血中濃度は投与開始後約2週間で定常状態に達し，その効果は投与12週後から認められると報告されており，認知機能改善の判定は3〜4ヵ月間投与後に行うことが望ましい．ドネペジルは症状を緩和させる対症療法薬であり，治療を継続しても症状は進行することを説明する．副作用などで一時的な休薬を行う場合は，認知機能の悪化がみられることがあり，注意が必要である．

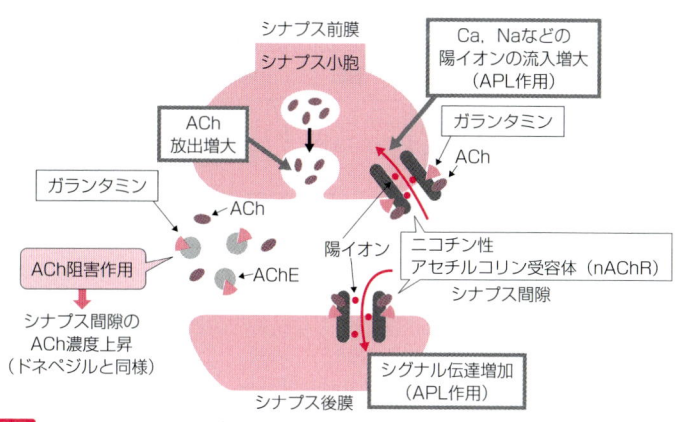

図2-25 コリンエステラーゼ阻害薬の作用機序

ACh結合下でガランタミンが前膜上のnAChRに結合すると，細胞内への陽イオン流入が増大し，ACh放出が増大する．また，後膜では同作用によりシグナル伝達が増加するとされる．
ACh：アセチルコリン，AChE：アセチルコリンエステラーゼ，APL：アロステリック活性化リガンド

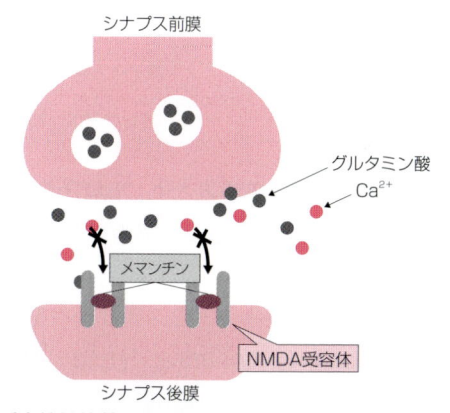

図2-26 NMDA受容体拮抗薬の作用機序

NMDA受容体拮抗作用により，細胞内への過剰なカルシウムイオン（Ca^{2+}）の流入を阻害し，細胞内保護に働く．記憶を形成する一過性の高濃度のグルタミン酸が遊離されると，NMDA受容体から速やかに解離し，記憶・学習機能障害を抑制する．
NMDA：N-メチル-D-アスパラギン酸

②**ガランタミン**：AChE阻害作用によりAChの分解を抑制するばかりでなく，ニコチン性ACh受容体（nAChR）への刺激作用をあわせ持っている．

表2-64 アルツハイマー型認知症治療薬の特性

一般名	作用機序	剤形	適応	用法	半減期	主代謝経路
ドネペジル	AChE阻害作用	錠剤・口腔内崩壊錠・内服ゼリー・細粒	軽度―高度	1日1回 1回1錠	約60〜90時間	肝臓 (CYP3A4,2D6)
ガランタミン	nAChRのAPL作用＋AChE阻害作用	錠剤・口腔内崩壊錠・液剤	軽度―中等度	1日2回 1回1錠	約5〜7時間	肝臓 (CYP3A4,2D6)
リバスチグミン	AChE阻害作用＋BuChE阻害作用	貼付剤	軽度―中等度	1日1回 貼付 24時間ごと	約3.4時間 (AChEとの結合は非可逆性で10時間程度作用が持続する)	腎臓 (エステラーゼ)
メマンチン	NMDA型グルタミン酸受容体阻害作用	錠剤	中等度―高度	1日1回 1回1錠	約55〜70時間	腎臓

ACh：アセチルコリン，AChE：アセチルコリンエステラーゼ，APL：アロステリック活性化リガンド，BuChE：ブチリルコリンエステラーゼ，nAChR：ニコチン酸アセチルコリン受容体，NMDA：N-メチル-D-アスパラギン酸

(古関竹直，鍋島俊隆：アルツハイマー病・認知症. 薬局，63（増）：785, 2012より引用)

アルツハイマー病脳では認知機能障害とともにnAChRが徐々に減少することが認められており，nAChRの賦活によるアルツハイマー病の症状改善が期待される．ガランタミンはnAChRのAChないしAChの作動薬や拮抗薬の結合する部位とは異なる部位に結合（アロステリック結合）し，nAChRの感受性を増強する（allosteric potentiating ligand：APL）．ガランタミンはシナプス後神経のnAChRに作用してAChのシグナル伝達を促進するとともに，シナプス前神経終末のnAChRに作用してACh，ノルエピネフリン，グルタミン酸，γ-アミノ酪酸（GABA）などの神経伝達物質の遊離を促進するため，中核症状だけでなくBPSDの改善効果も期待される．半減期が5〜7時間であるため1日2回の服用が必要である．

③**リバスチグミン**：アルツハイマー病脳のようにAChE活性が低下しブチリルコリンエステラーゼ（BuChE）活性が増加した状態では，AChがBuChEによって分解される．リバスチグミンはAChEとBuChEの両者を阻

害する作用を有するため，ACh活性レベルのさらなる上昇が期待できる．最高血中濃度に至るまでの時間は短時間であるが，AChEとの結合の分離が遅く（偽非可逆性），効果の持続が長い．剤形は貼付剤のみであるが，経口剤のような血中濃度の急激な上昇がなく，忍容性やコンプライアンスの向上が期待される．適応は軽度から中等度のアルツハイマー病患者で，用法は1日1回貼付である．

④**メマンチン**：メマンチンは，N-メチル-D-アスパラギン酸（NMDA）受容体の低親和性非競合性電位依存性の作動薬であり，正常な神経伝達やLTP（long-term potentiation：長期増強）形成に影響を与えず，持続的な低濃度のグルタミン酸刺激による神経毒性に保護的に作用すると考えられている．ドネペジルをすでに内服している中等度～高度のアルツハイマー病患者に対する併用効果もRCTにおいて認められている．副作用に重篤なものはなく，めまい感，頭痛，便秘，眠気などである．1日1回投与であり，5mg/日から20mg/日まで漸増する．適応は中等度から重度のアルツハイマー病患者である．

典型的な処方とその解析

Rp.1 軽度～中等度アルツハイマー病

ガランタミン臭化水素酸塩錠4mg　1回1錠（1日2錠）
　　　　　　　　　　　　　　　　1日2回　朝夕食後

消化器症状などの副作用が見られなければ，4週ごとに1回量を8mg，12mgへと増量する．他の剤形として口腔内崩壊錠，内用液剤があるので，患者の状況に応じて選択する．

Rp.2 中等度アルツハイマー病

ドネペジル塩酸塩錠5mg　1回1錠（1日1錠）
　　　　　　　　　　　　1日1回　朝食後
メマンチン塩酸塩錠5mg　1回1錠（1日1錠）
　　　　　　　　　　　　1日1回　朝食後

ドネペジルによる治療により症状が改善していた症例でその効果が減弱してきた場合には、作用機序の異なるメマンチンを上乗せする。服薬忘れを防止するため、服用方法は統一する。副作用で眠気を訴える場合には、服用時間を夕食後に変更するとよい。メマンチンの投与量は、1週ごとに5mgずつ増量し、維持用量は20mg/日である。

Rp.3　高度アルツハイマー病

ドネペジル塩酸塩錠10mg	1回1錠（1日1錠） 1日1回　　朝食後
メマンチン塩酸塩錠20mg	1回1錠（1日1錠） 1日1回　　朝食後
抑肝散エキス顆粒（医療用）（2.5g/包）	1回1包（1日3包） 1日3回　　朝昼夕食後
クエチアピンフマル酸塩錠25mg	1回2錠（1日2錠） 1日1回　　就寝前

高度アルツハイマー病に適応を有するドネペジルとメマンチンを併用し、さらに周辺症状として、日中の不穏状態に対して抑肝散を、夜間の中途覚醒に対して第二世代抗精神病薬であるクエチアピンを使用している。翌朝眠気が残るようであれば、クエチアピンの投与量を調節する。また、日中ぼーっとしていたり、動作緩慢であれば抑肝散を減量し、可能な限り生活リズムを整えるようにする。睡眠リズムを整えるラメルテオンも有用である。

服薬指導の留意点

認知症症状の進行度に注意し、患者個々の理解力に応じた服薬指導を行うことが重要である。疾患そのものによる記憶障害のため、過量服薬や飲み忘れの可能性、および効果や副作用について自覚できない、あるいは適切に表現できないことが考えられる。家族や介護者からの情報にも十分な注意を払う必要がある。

服薬指導時のポイント

- 言葉は柔らかく，ゆっくり，はっきり話すように心がける．
- わかりやすい絵やイラスト付きのパンフレットを利用して説明を行う．
- 説明は順を追って1つずつ簡潔に伝える．
- わからないようであれば，穏やかな対応で繰り返し説明を行う．
- 副作用の早期発見のため，家族や介護者にも観察時の注意点を説明する．
- 過量服薬や飲み忘れの防止のため，家族や介護者に服薬管理の援助を依頼する．

B　レビー小体型認知症

精神医学の基本

定義

　脳の神経細胞が変性・減少して起こる変性性認知症の一種であるレビー小体型認知症（Dementia with Lewy Bodies：DLB）は，1996年に提唱された比較的新しい疾患である．歴史的にはまず病理学的に定義され，次いで臨床的にDLBと診断するための診断基準が整備された認知症で，日本では三大認知症の1つである．

　臨床症状の特徴としては，進行性の認知機能障害，初期から出現しやすい特有な幻視，妄想，早期の抑うつといった精神症状，認知機能の変動，パーキンソン症状，REM睡眠行動障害，種々の自律神経症状などが特徴である．

　病理学的には中枢神経系や自律神経系の多数のレビー小体やレビー関連神経突起変性により特徴づけられる．DLBは，種々の程度のアルツハイマー病変が混在する通常型（common form）と，それを伴わない純粋型（pure form）に区別される（表2-65, 2-66）[1, 2]．現在ではDLB，パーキンソン病（PD），認知症を伴うPD（Parkinson disease with dementia：PDD）を含めて「レビー小体病（Lewy body disease）」と総称されるようになった[3]．

表2-65 レビー小体病の病型（レビー小体の分布による分類）

びまん型（diffuse type）	レビー小体が脳幹・間脳のほかに，大脳皮質・扁桃核にも広範に多数出現する
移行型（transitional type）	レビー小体が脳幹・間脳に出現するが，大脳皮質・扁桃核にはびまん型ほど多くない
脳幹型（brain stem type）	レビー小体が脳幹・間脳には出現するが，大脳皮質には出現しないか，ごく少数しか出現しない
大脳型（cerebral type）	レビー小体が大脳皮質や扁桃核には多数出現するが，脳幹や間脳にはまれにしか出現しない

（文献2）より引用）

表2-66 びまん性レビー小体病の病型

通常型（common form）	多少ともアルツハイマー病変（老人斑や神経原線維変化）がみられる
純粋型（pure form）	アルツハイマー病変はないか，ごく少数みられる

（文献2）より引用）

疫学

　高齢者に多くみられるが，40歳前後で発病する場合もある．発症率は女性より男性が2倍高く，通常型は初老期ないし老年期に発病する．主症状は進行性の認知症で，その70％がパーキンソン症状を伴い，30％には伴わない．また，PDの病理像はあるが，パーキンソン症状はない．純粋型は若年発症で，パーキンソン症状で初発するのが普通であり，後に認知症を伴う[2,3]．

　欧米では，アルツハイマー病に次いで2番目に多いという報告が増えているが，日本では認知症患者の約20％を占めている[4]．

成因

　DLBでは，大脳皮質から脳幹にまで多数のレビー小体が広範に出現する．レビー小体は，神経細胞の内部にみられる異常な円形状の構造物（封入体）で，主に変性したα-シヌクレインでできている．脳幹に主に現れるとパーキンソン病になり，さらに大脳皮質にまで広く及ぶと，DLBになる．ただし，原因はわかっておらず，早期の発見と治療が必要である．

病態

中枢神経系（特に大脳皮質，扁桃体，マイネルト基底核，黒質，青斑核，縫線核，迷走神経背側核など）や自律神経系に多数のレビー小体およびレビー関連神経突起（Lewy neurite）が出現し，その好発部位で神経細胞が脱落することを特徴としている．扁桃体や海馬領域などの大脳辺縁系でレビー小体を有する神経細胞にタウ陽性の神経原線維変化が共存していることが明らかとなり，DLBとアルツハイマー病との密接な関連が示唆されている．

また，DLBはPDの延長線上にあることからドパミン系の障害，青斑核や縫線核も障害されていることからノルアドレナリン作動神経系やセロトニン作動神経系にも障害がある[1]．

症状

初発症状は頻度の高い順に認知障害，パーキンソン症状，精神症状，幻視ほかである．運動症状や自律神経障害はPDよりも速く進行し，認知機能障害はアルツハイマー病や脳血管性認知症（VD）よりも速い．DLB発症後の平均生存期間は10年未満であるが，発症から1～2年で急速に症状が悪化して死に至る症例もある．DLBの予後悪化因子は，高齢であること，認知症，精神症状，運動症状である．特に抗精神病薬に過敏反応を示す患者は，そうでない患者の2～3倍の死亡率であり，ケアが最も大変な認知症である．したがって，早期に診断して適切な治療や介入を行うことが重要である[1]．

①**認知機能障害**：DLBの中心的特徴は進行性の認知障害である．記憶の再生障害，遂行能力や問題解決能力の低下が目立ち，注意障害，構成障害，視空間障害など前頭葉・頭頂葉機能障害に由来する症状が強い．

②**認知機能の変動**：注意や明晰性の著明な変化を伴う認知機能の変動は中核的特徴である．初期に目立つことが多く，比較的急速に起こり，数分～数時間の日内変動，あるいは数週～数ヵ月に及ぶ変動がみられることがある．

③**幻視**：反復して現れる構築された具体的な幻視は中核的特徴である．幻視は認知の変動と連動して，注意・覚醒レベルの低下時や夕方など薄暗い時間に起こる傾向がある．幻視は持続的・反復性であることや患者が後に家族や医師に幻視の内容について詳細に説明できることから，せん妄の際の幻視と区別される．

④**その他の精神症状**：しばしば幻視に伴って妄想性誤認が認められる．視覚性認知と関連している誤認妄想が多い．錯視，変形視などがある．その他の精神症状として，抑うつ状態が初期にしばしばみられることが特徴で，DLBにおけるうつ頻度は，アルツハイマー病より有意に高い．

⑤**パーキンソン症状**：パーキンソン症状は中核的特徴で，DLB診断時の25〜50％に認められる．パーキンソン症状のないDLBの存在や他の認知症にもパーキンソン症状が認められることがDLBの臨床診断を困難にしている．運動症状は対称性の筋固縮や寡動が主体で，振戦が目立たないことが多い．

⑥**レム睡眠行動障害**：幻視やパーキンソン症状に先行して認められることが多い．レム睡眠時に起こる筋緊張の抑制が欠如するため，夢の内容と一致する異常行動（大声を上げる，隣で寝ている配偶者を殴るなど）が現れる．

⑦**抗精神病薬に対する過敏症**：少量の使用でもパーキンソン症状の悪化や意識障害，悪性症候群を呈する．1/3〜1/2のDLBにおいて抗精神病薬の副作用が認められる．

⑧**自律神経障害**：便秘，神経因性膀胱，起立性低血圧などがあるが，PDに比べて頻度は高い．自律神経不全は，転倒や失神の原因となるため注意が必要である．

診断

変動する認知機能障害，パーキンソン症状，繰り返す具体的な幻視，うつ症状，妄想，アパシー，幻視以外の幻覚などの精神症状，転倒や失神の病歴，REM睡眠行動異常などのDLBに特異的な症候に留意する．病初期には必ずしも認知症状は前景に立たず，うつ症状などの精神症状が目立つことがしばしばある．DLBの臨床診断は国際ワークショップ診断基準改定版（**表2-67**）の使用が推奨されている．

治療

治療については，現時点ではα-シヌクレイン凝集物の沈着過程そのものに修飾を加える根本的治療法はなく，それぞれの症状に対する対症治療が主体である．

DLBに対する治療法は非薬物療法と薬物療法とに大別される（**表2-68**）[1]．

表2-67 レビー小体型認知症（DLB）の臨床診断基準改訂版（第3回DLB国際ワークショップ）

1. 中心的特徴〔DLBほぼ確実（probable）あるいは疑い（possible）の診断に必要〕
    正常な社会および職業活動を妨げる進行性の認知機能低下として定義される認知症．顕著で持続的な記憶障害は病初期には必ずしも起こらない場合があるが，通常，進行すると明らかになる．

2. 中核的特徴（2つを満たせばDLBほぼ確実，1つではDLB疑い）
    a. 注意や覚醒レベルの顕著な変動を伴う動揺性の認知機能
    b. 典型的には具体的で詳細な内容の，繰り返し出現する幻視
    c. 自然発生の（誘因のない）パーキンソニズム

3. 示唆的特徴（中核的特徴1つ以上に加え示唆的特徴1つ以上が存在する場合DLBほぼ確実，中核的特徴がないが示唆的特徴が1つ以上あればDLB疑いとする．示唆的特徴のみではDLBほぼ確実とは診断できない）
    a. レム睡眠行動障害（RBD）
    b. 顕著な抗精神病薬に対する感受性
    c. SPECTあるいはPETイメージングによって示される大脳基底核におけるドパミントランスポーター取り込み低下

4. 支持的特徴（通常存在するが診断的特異性は証明されていない）
    a. 繰り返す転倒・失神
    b. 一過性で原因不明の意識障害
    c. 高度の自律神経障害（起立性低血圧，尿失禁など）
    d. 幻視以外の幻覚
    e. 系統化された妄想
    f. うつ症状
    g. CT/MRIで内側側頭葉が比較的保たれる
    h. 脳血流SPECT/PETで後頭葉に目立つ取り込み低下
    i. MIBG心筋シンチグラフィで取り込み低下
    j. 脳波で徐波化および側頭葉の一過性鋭波

5. DLBの診断を支持しない特徴
    a. 局在性神経特徴や脳画像上明らかな脳血管障害の存在
    b. 臨床像の一部あるいは全体を説明できる他の身体的あるいは脳疾患の存在
    c. 高度の認知症の段階になって初めてパーキンソニズムが出現する場合

6. 症状の時間的経過
    （パーキンソニズムが存在する場合）パーキンソニズム発症前あるいは同時に認知症が生じている場合，DLBと診断する．PDDという用語は，確固たるパーキンソン病の経過中に認知症を生じた場合に用いられる．実用的には，臨床的に最も適切な用語が用いられるべきであり，レビー小体病のような包括的な用語がしばしば有用である．DLBとPDD間の鑑別が必要な研究では，認知症の発症がパーキンソニズムの発症後の1年以内の場合をDLBとする"1年ルール"を用いることが推奨される．それ以外の期間を採用した場合，データの蓄積や比較に混乱を生じることが予想される．臨床病理学研究や臨床試験を含む，それ以外の研究の場合は，DLBとPDDの両者は，レビー小体病あるいはα-シヌクレイン異常症のようなカテゴリーによって統合的に捉えることが可能である．

SPECT：単一光子放射型コンピュータ断層撮影法　　PET：陽電子放射断層撮影法
CT：コンピュータ断層撮影法　　MRI：磁気共鳴画像　　MIBG：メタヨードベンジルグアニジン
PDD：認知症を伴うパーキンソン病

認知障害ばかりではなく多彩な，BPSD運動障害，自律神経症状を随伴するDLBにおいて，非薬物療法は重要な役割を担っている．

治療薬

コリンエステラーゼ阻害薬

アセチルコリン作動性神経系の起始核である前脳基底部のマイネルト基底核にα-シヌクレイン陽性のレビー小体やレビー神経突起が出現し，神経細胞の変性と脱落がアルツハイマー病よりも強いこと，大脳皮質のアセチルコリン濃度もアルツハイマー病よりも低いことから，アセチルコリン作動性神経系の障害はアルツハイマー病よりも強いと考えられている．さらに，タウリンが著効したアルツハイマー病と診断された症例が，その後の剖検によりDLBであることが明らかとなり，アセチルコリンエステラーゼ阻害薬はDLBに使用されるようになった[2]．

A　ドネペジル

【臨床薬理】認知機能障害や幻視，妄想，アパシーの改善，睡眠障害，不安にも効果はある．PDの場合はドパミン作動性神経系とアセチルコリン作動性神経系の拮抗作用があり，ドパミン作動性神経系障害の人にアセチルコリン作動性神経系の薬を使うとPDが悪くなるということで使いにくいとかつては考えられていたが，最近ではPDの悪化はないということが論文などで報告されている[4]．

【薬学管理】食欲不振，腹痛，下痢，胃部不快感が出現しやすい．対処法としては，ドネペジルの減量などである．DLB患者の薬剤への過敏性から，消化器症状以外にイライラ感が強くて攻撃的になった場合は3 mgよりも少ない量を使用したほうがよい[4]．

B　リバスチグミン

【臨床薬理】海外データで妄想，幻覚，無感情，うつ状態で有意な改善が認められている[5]．

【薬学管理】消化器症状（悪心，嘔吐，食欲不振）がみられたが，それらは

表2-68 レビー小体型認知症（DLB）治療

A. 非薬物治療：ケア，環境整備など

B. 薬物治療
　1. 認知機能障害：コリンエステラーゼ阻害薬（DLBには保険適用外）
　2. 幻視・行動異常を伴う精神症状
　　　a) コリンエステラーゼ阻害薬
　　　b) 漢方薬（抑肝散）
　　　c) 第二世代（非定型）抗精神病薬（クエチアピン，リスペリドン，オランザピン，ペロスピロンなど）
　　　第一世代（定型）抗精神病薬は過敏反応を示すため避ける
　3. アパシー：コリンエステラーゼ阻害薬
　4. うつ症状：コリンエステラーゼ阻害薬，SSRI，SNRI，トラゾドン
　5. レム睡眠行動障害（RBD）：クロナゼパム，コリンエステラーゼ阻害薬
　6. パーキンソン症状：レボドパ，ドパミン作動薬，MAO-B阻害薬

（文献1）より引用，一部改変）

許容範囲のものである．また，運動障害の悪化は示されていない[5]．臨床像からAD型かDLB型か鑑別ができない患者に効果を期待できる[6]．

C　ガランタミン

【臨床薬理】海外データで幻覚や夜間行動などの精神・行動症状の改善や臨床全般評価，認知機能，睡眠障害の有意な改善が示されている[5]．

【薬学管理】有害事象は軽症で一時的であったと報告されている[5]．ドネペジルと同様にガランタミンに過敏性を示す患者がみられる．患者ごとにガランタミンの有効量に違いがみられるので処方量に注意が必要である[6]．

NMDA受容体拮抗薬

D　メマンチン

【臨床薬理】海外データではあるが幻視や妄想の増悪の報告がある．DLBの行動心理症状を悪化させる可能性があり注意が必要である[1, 5]．

漢方薬

E　抑肝散

【臨床薬理】BPSDに対して副作用が少なく，安全性が高いので使いやすい．

幻視，興奮，攻撃性，焦燥感，被刺激性，異常行動，睡眠障害の改善が認められている[4]．
【薬学管理】有害事象としてカリウム低下がある．血中カリウム値には常に注意が必要である．また，服用しにくいという問題がある．

その他の薬物療法

BPSDに対して第二世代（非定型）抗精神病薬が使われる．少量から徐々に増量して使う．DLBワーキンググループでは錐体外路症状が出にくいクエチアピンを推奨している．12.5mgから使い始めて150mgくらいまで，200mgまで使われるケースもある．糖尿病患者には禁忌である．オランザピンは2.5mgから使い始めて7.5mgくらいまで，糖尿病患者には禁忌である．リスペリドンは即効性があり，0.5mgから使い始めて1mgまで錐体外路症状に注意しながら使われる．クエチアピンが使用できない場合はペロスピロンが使われる．うつに対してはSNRI（セロトニン・ノルアドレナリン再取り込み阻害薬），SSRI（選択的セロトニン再取り込み阻害薬），トラゾドンの就寝前投与などが使われる．パーキンソン症状に対しては，高齢者ではレボドパが中心で，若い人にはドパミン作動薬が使われる[4]．
【薬学管理】中枢神経系に影響を及ぼすような薬は，若干過敏性が起きる可能性があるので注意して使用する．

薬物治療

認知機能障害に対する薬物治療

認知機能障害に対してはアセチルコリンエステラーゼ阻害薬（AChEI）が使われる．2011年現在AChEI（リバスチグミン，ドネペジル，ガランタミン）のDLBに対する適応は認められていない．

精神・行動症状・睡眠異常に対する薬物治療

AChEIはDLBの幻視，妄想，不安，アパシー，睡眠障害などの精神症状，行動症状に対し有効であり，それが認知機能の改善にも反映されている．AChEIが無効あるいは顕著な行動症状を急速にコントロールする必要があ

る場合，第二世代（非定型）抗精神病薬（保険適用外），漢方薬の抑肝散が選択される．うつ症状については，SSRI，SNRIの使用が推奨されている．三環系抗うつ薬など抗コリン作用を有する製剤は避けるべきである．

睡眠障害，特にREM睡眠行動障害（RBD）には就寝時のクロナゼパム（0.25～0.5mg）服用が有効である．

パーキンソン症状ほかの症状に対する薬物治療

パーキンソン症状に対してはレボドパの使用が推奨されている．トリヘキシフェニジルなどの抗コリン薬は避けるべきである．自律神経症状である起立性低血圧に対しては，メトドリン，便秘には緩下剤，さらには消化管運動改善にモサプリドやドンペリドンを投与する[5]．

典型的な処方とその解析

Rp.1

ドネペジル塩酸塩錠5mg	1回1錠（1日1錠）
	1日1回　朝食後
抑肝散エキス顆粒	1回2.5g（1日7.5g）
	1日3回　朝昼夕食後
クエチアピンフマル酸塩錠25mg	1回1錠（1日3錠）
	1日3回　朝昼夕食後
クロナゼパム錠0.5mg	1回1錠（1日1錠）
	1日1回　就寝前

ドネペジルは認知症状改善とBPSD改善の目的で，クエチアピンは幻視に対して，抑肝散は興奮，攻撃性に対して，クロナゼパムは夜間に大声を上げるなどの睡眠障害に対して使用されている．

Rp.2

ドネペジル塩酸塩錠5mg	1回1錠（1日1錠）
	1日1回　朝食後
レボドパ／カルビドパ水和物錠100	1回1錠（1日2錠）
	1日2回　朝・夕食後

ドネペジルは認知症状改善とBPSD改善の目的で，レボドパ・カルビドパ

はパーキンソン症状に対して使用されている.

Rp.3

ドネペジル塩酸塩錠3 mg	1回0.5錠（1日0.5錠） 1日1回　朝食後
トラゾドン塩酸塩錠25mg	1回2錠（1回2錠） 1日1回　就寝前
モサプリドクエン酸塩錠5 mg	1回1錠（1日3錠） 1日3回　朝・昼・夕食後

　ドネペジルは認知症状改善とBPSD改善の目的で，トラゾドンは睡眠障害に，モサプリドは消化器症状改善の目的で使用されている.

薬物治療のポイント

- DLBの患者の一部には薬物に対して過敏性を示すので，それが問題で副作用も起こりやすく，一方では効果も出やすいので，薬は少量から始めることが重要である．ごく少量からスタートしてそれだけですむこともある.
- 薬物を使う順番は大切である．ドネペジルから始まって抑肝散，第二世代（非定型）抗精神病薬という順番を踏んで治療する[4].

服薬指導の留意点

- DLBの中核症状にコリンエステラーゼ阻害薬が使われるが，副作用である消化器症状（悪心，嘔吐，食欲不振）などが起きていないか，イライラ感・攻撃性が出ていないか注意する.
- BPSDに第二世代（非定型）抗精神病薬が使われるが，錐体外路症状が出ていないか注意する.
- 薬物過敏症が出ていないかは常に注意を要する.
- 介護者には，アルツハイマー病よりも記憶障害は軽いことを認識してもらい，気休めや，ごまかしなどは使えないこと，幻覚や妄想は一方的に拒否せず，受容して安心を与えるように指導する[4].

参考文献

1) 日本認知症学会:認知症テキストブック, pp264-281, 中外医学社, 2010.
2) 上島国利監修:精神科臨床ニューアプローチ6, pp18-24, メジカルビュー社, 2007.
3) 小阪憲司:神経内科, 72(Suppl.6):337-341, 363-368, 科学評論社, 2010.
4) 小阪憲司, 池田 学:レビー小体認知症の臨床, 医学書院, 2011.
5) 日本神経学会監修:認知症疾患治療ガイドライン2010, pp295-315, 医学書院, 2010.
6) 川畑信也:臨床医へ贈る抗認知症薬・向精神薬の使い方, 中外医学社, 2012.

C パーキンソン病

精神医学の基本

定義

パーキンソン病(Parkinson disease:PD)は,1817年英国の医師James Parkinsonにより,Shaking palsy(Paralysis agitans;振戦麻痺)として記載され,1888年に現在の臨床疾患概念がほぼ確立された.中年以降に発症する錐体外路系疾患の代表である.病理学的には黒質神経細胞の変性・脱落と残存細胞における小封入小体〔レビー(Lewy)小体〕の出現も特徴的である.パーキンソニズム(パーキンソン症状)とは症状であり,PDを始めとする多くの疾患で認められる.

疫学

アルツハイマー病(AD)についで多い神経変性疾患で,厚生労働省の患者調査(2008年)によるとPDの患者は13万9千人で,未受診も含めると18万人に達するといわれている.少なくみても1,000人に1人がPDという計算になり,あらゆる年齢で発症するが,高齢者ほど患者数は増加する.PDのほとんどが孤発型であるが,約5~10%に家族性が見られ,PDの発症には少なからず遺伝的因子が関与していると考えられる.世界中に分布し

ているが，ヨーロッパと北米により頻繁に見られる．

成因

①**ドパミンの不足**：PDの症状は脳内のドパミン不足により生じていることは明らかになっている．ドパミンは，脳の中脳黒質の神経細胞で作られる神経伝達物質の1つで正常な随意運動に大切な役割を果たしている．PDでは，何らかの原因でこの黒質神経細胞の特異的な変性，脱落が起こるためドパミンの生産が著しく減少し，ドパミンの供給が十分にできなくなる．ドパミン量の減少に伴い，アセチルコリンの濃度が相対的に増加し，これもパーキンソン症状（特に振戦）の原因となる．

②**レビー小体の多発**：黒質神経細胞の変性・脱落は，α-シヌクレインなどの蓄積が関与していると考えられている．神経細胞内に大量に蓄積されたα-シヌクレインが細胞毒性を持つ集合体へと変性するとともに，他のタンパクを巻き込んだ凝集体（レビー小体）を形成するといわれている．レビー小体の多発は病理学的診断マーカーである．

③**遺伝子の関与**：PDの根本の原因については不明であるが，1つの遺伝子異常により，または複数の遺伝的因子と加齢因子と環境因子の相互作用，組み合わせにより発症の閾値を超えると発症するという考えが主流となってきている．一卵性双生児研究などから，PDの発症には遺伝子の関与がかなり強いと考えられている．1997年α-シヌクレイン（PARK1）が常染色体優性遺伝性パーキンソン病（ADPD）の家系からその原因遺伝子として同定された[1]．翌1998年には常染色体劣性遺伝性パーキンソン病（ARPD）の家系から2番目の原因遺伝子としてparkin（PARK2）がわが国で単離され，ユビキチン・プロテアソーム系におけるユビキチンリガーゼとしての機能が報告された[2]．その後10年間で家族性パーキンソン病の新しい遺伝子座や遺伝子の報告が続いている（**表2-69**）．ADPDとしてα-シヌクレイン，UCH-L1，LRRK2が，ARPDとしてparkin，PINK1，DJ-1の6つの原因遺伝子が報告されている．

表2-69 家族性パーキンソン病の原因遺伝子および関連遺伝子

遺伝子シンボル	遺伝子座	遺伝形式	遺伝子	レビー小体
PARK1, 4 (SNCA)	4q21	AD	α-synuclein	+
PARK2	6q25.2-27	AR	parkin	－(＋*1, *2)
PARK3	2p13	AD	?	+
PARK5	4p14	AD	UCHL1	?
PARK6	1p35-36	AR	PINK1	?(＋*2)
PARK7	1p36	AR	DJ-1	?
PARK8	12q12	AD	LRRK2	＋/－
PARK9	1p36	AR	ATP13A2	?
PARK10	1p32	SP	?	?
PARK11	2q36-37	AD	GIGYF2	?
PARK12	Xp21-q25	SP	?	?
PARK13	2p12	AD	HtrA2/Omi	?
PARK14	22q13.1	AR	PLA2G6	?
PARK15	22q12-q13	AR	FBXO7	?
GBA	1q21	SP	glucocerebrosidase	+
SCA2	12q24	AD	ataxin-2	+
NR4A2	2q22-23	AD	Nurr1	?

AD：常染色体優性，AR：常染色体劣性，SP：弧発性
＊1：ホモ変異で1例，複合ヘテロ変異で2例報告
＊2：ヘテロ変異で報告あり

（梅澤俊彦：jmedmook04, p.17, 日本医事新報社より引用）

病態・症状

Ⓐ 運動症状

　静止時振戦（tremor），強剛（固縮；rigidity），無動（akinesia）または運動緩慢（bradykinesia），姿勢反射障害（postural instability）を4大徴候とする一方，自律神経障害，うつ，睡眠障害，認知症などの非運動症状も

高頻度に合併する．

①**静止時振戦（tremor）**：PDは多くが片側の手足の震えから発症し，病気の進行とともに症状は対側に及ぶ．安静時に出現し，進行は緩徐である．

②**筋強剛（固縮；rigidity）**：95％以上の患者の症例に認められ，本症の最も重要な症状の1つであるが，患者が訴えるのはまれである．患者の四肢の関節を他動的に屈曲・進展させる時に感じる抵抗（トーヌス）の亢進で，歯車がかみ合うような断続的抵抗がある歯車様強剛（cogwheel rigidity）と鉛の管を曲げるような一様の抵抗がある鉛管様強剛（Lead-pipe rigidity）があり，PDでは歯車様強剛が特徴的とされる．筋強剛は頸部，体幹でも出現し，仰臥位で枕を急速にはずしても頭が落下せず，ゆっくり落下することはよく観察される（head-dropping test）．

③**無動（akinesia）または運動緩慢（bradykinesia）**：90％弱の症例にみとめられ，床からの起き上がり，寝返り，歩行，着替えなどの動きが遅く，動作が緩慢になる．無動と姿勢反射障害により歩行障害が起こり，転倒の危険性が高くなる．歩行は，腕の振りが少ない，歩幅が小さい，始めの第一歩を出しにくい，前方に進めなくなる（すくみ足現象），小刻み歩行，次第に早足になって急には止まれなくなる（加速歩行）などの特徴を示す．細かい作業がしにくくなる．無動と関連する動作として，表情が乏しくなる仮面様顔貌（masklike face），字がだんだん小さくなる小字症（microgfaphia），単調な語り口などがある．

④**姿勢反射障害（postural instability）**：立位・歩行時の前屈姿勢が特徴的である（図2-27）．診察時に医師が患者の後ろに回り肩を引く（pull test）と，正常なスタンスを維持できず後方突出現象（retropulsion）がみられる．前方，側方でも同様にみられる．

Ⓑ 非運動症状

①**自律神経障害**：一番頻発する自律神経障害は便秘であり，消化管の蠕動運動障害による．その他，起立性低血圧，脂顔，流涎，四肢循環障害，睡眠障害（不眠，日中傾眠），排尿障害などがある．PDにおける排尿障害の頻度は27～63.9％と高い[3]．

②**精神症状**：精神症状として，抑うつ気分が極めて多く，無感情，興味の

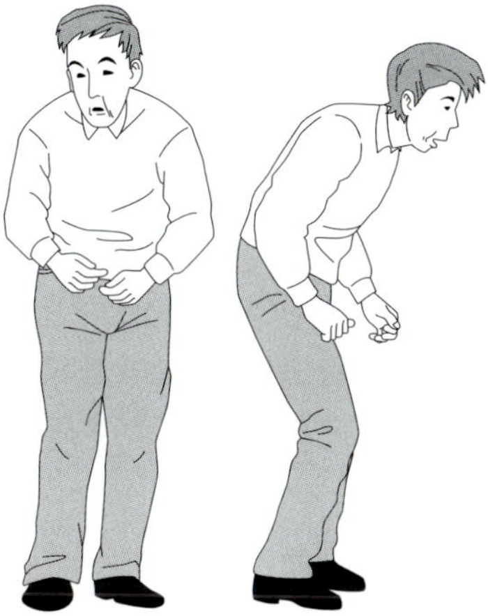

図2-27 パーキンソン病患者の姿勢

消失，不安などの気分障害も起こりやすい．PDにおけるうつ状態の合併は50％にも及ぶ．また，せん妄－錯乱状態，幻覚，特に幻視などの症状も現れ，進行例，特に認知症合併例で出現しやすい．

● レボドパの長期治療により起こる症状

レボドパの長期使用により，以下に示す症状の日内変動，ジスキネジア，精神症状などの問題を起こし，それらが日常生活動作や生活の質（Quality of Life：QOL）の低下を招く要因となっている．

①**Wearing off**：Wearing off現象とは，レボドパの薬効時間が短縮して服用後数時間で効果が消失する現象をいう．患者は薬効消失やレボドパ服用による症状改善を自覚する．レボドパ製剤開始後5年間で約半数の患者が経験し，50歳以下の若い患者ほど現れやすい．

②**No-on現象／delayed on現象**：No-on現象はレボドパを服用していても効果発現が見られない現象，delayed on現象は効果発現に時間を要する現象をいい，いずれも末梢におけるレボドパの吸収障害が主な原因と考えられているが，レボドパの脳への移行の障害も関与している可能性がある．

③**On-off現象**：On-off現象は，レボドパの服薬時間に関係なく症状が良くなったり（on），突然悪くなったり（off）する現象をいう．1日に何回も繰

り返すこともあり，on時にはジスキネジアを伴うことが多い．

　④不随意運動：もっとも多いジスキネジアはレボドパの血中濃度が最高値に達したときに出現するpeak-dose ジスキネジアで，レボドパ治療4～6年で36％に発症したとの報告がある[4]．その他，血中濃度の急激な上昇や下降に伴って出現する二相性（diphasicあるいはbiphasic）ジスキネジア，レボドパの薬効が切れたときに出現するオフ・ジストニアなどがある．Peak-dose ジスキネジアは舞踏運動を主とするが，その他の複雑な不随意運動を呈することも少なくない．顔面，頸部，体幹，四肢いずれにも出現しうる．

　⑤すくみ現象：歩行開始時に足がスムーズに出ないすくみ現象が経過の長い症例にしばしば認められる．そのほかに，言語面や書字面でも症状が現れることがある．薬剤の効果が得られ，パーキンソン症状がある程度コントロールされている状態にも関わらずすくみが出現してしまうこともある．薬に反応しにくい．

診断

　診断は現時点でも運動症状を中心に行なわれている．厚生省（現 厚生労働省）特定疾患・神経変性疾患調査研究班が作成した診断基準（1996年）を表2-70に示す．また，2002年に刊行されたパーキンソン病治療ガイドライン[5]では，診断の要点として，①4大徴候（p.321 運動障害参照）のうち少なくとも2つが存在すること，②レボドパまたはドパミン作動薬にて明らかな症状の改善を認めること，③頭部CTまたはMRIの所見に原則として明らかな異常を認めないこと，④感染，薬物や中毒などによるパーキンソン症状（パーキンソン症候群）を除外できること，としている．パーキンソン症状を出現・悪化させる薬剤は，2011年パーキンソン病治療ガイドライン（以下，ガイドライン2011）[3]に掲載された（表2-71）．また，MRIにより，他のパーキンソン症状（表2-72）を否定する．

　PDの症状を評価するために，Unified Parkinson's Disease Rating Scale（UPDRS）が国際的に使用され，日本語版の妥当性も確認されている．UPDRSはPDの症候を定量して合計得点で評価できる有用なスケールである．2008年にMDS-UPDRSとして改訂版が発表され，その日本語版も

表2-70 パーキンソン病診断基準

1. 自覚症状

A：安静時のふるえ（四肢または顎にめだつ）
B：動作がのろく拙劣
C：歩行がのろく拙劣

2. 神経所見

A：毎秒4〜6回の安静時振戦
B：無動・寡動（a：仮面様顔貌，b：低く単調な話し方，c：動作の緩徐・拙劣，d：姿勢変換の拙劣）
C：歯車現象を伴う筋固縮
D：姿勢・歩行障害：前傾姿勢（a：歩行時手の振りが欠如，b：突進現象，c：小刻み歩行，d：立ち直り反射障害）

3. 臨床検査所見

A：一般検査に特異的な異常はない
B：脳画像（CT，MRI）に明らかな異常はない

4. 鑑別診断

A：脳血管障害のもの
B：薬物性のもの
C：その他の脳変性疾患

診断の判定（次の①〜⑤のすべてを満たすものをパーキンソン病と診断する）

①経過は進行性である．
②自覚症状で，上記のいずれか1つ以上がみられる．
③神経所見で，上記のいずれか1つ以上がみられる．
④抗パーキンソン病薬による治療で，自覚症状・神経所見に明らかな改善がみられる．
⑤鑑別診断で上記のいずれでもない．

参考事項（診断上次の事項が参考になる）

①パーキンソン病では神経症状に左右差を認めることが多い．
②深部反射の著しい亢進，バビンスキー徴候陽性，初期から高度の痴呆，急激な発症はパーキンソン病らしくない所見である．
③脳画像所見で，著明な脳室拡大，著明な大脳萎縮，著明な脳幹萎縮，広範な白質病変などはパーキンソン病に否定的な所見である．

（厚生省特定疾患・脳経変性疾患調査研究班，1996年）

作成されている．

臨床的にはPDは，血算，血液生化学，尿などの一般検査においては特徴的な異常所見は見られない．X線学的にも原則的な異常はないが，CTやMRIにて非特異的な大脳皮質の萎縮を認めることがある．脳脊髄液でも一般

表2-71 パーキンソン症状を悪化させる薬剤例

薬物名	主な商品名	薬物の種類
ドパミン受容体遮断効果をもつ薬物（パーキンソン症状を出現・悪化しやすい薬物）		
フェノチアジン系		
クロルプロマジン	コントミン®	抗精神病薬
レボメプロマジン	ヒルナミン®	抗精神病薬
ペルフェナジン	ピーゼットシー®	抗精神病薬
ブチロフェノン系		
ハロペリドール	セレネース®	抗精神病薬
ピモジド	オーラップ®	抗精神病薬
ベンザミド系		
メトクロプラミド	プリンペラン®	消化器用薬
スルピリド	ドグマチール®	抗精神病薬／消化器用薬
チアプリド	グラマリール®	向精神薬
ドンペリドン*	ナウゼリン®	消化器用薬
レセルピン	アポプロン®	循環器用薬
非定型抗精神病薬		
リスペリドン	リスパダール®	抗精神病薬
ペロスピロン	ルーラン®	抗精神病薬
オランザピン	ジプレキサ®	抗精神病薬
クエチアピン	セロクエル®	抗精神病薬
ドパミン受容体遮断効果は知られていない薬剤例（頻度は少ないが報告がある薬剤）		
Caチャネル阻害薬		
ベラパミル	ワソラン®	循環器用薬
ニフェジピン	アダラート®	循環器用薬
アムロジピン	アムロジン®・ノルバスク®	循環器用薬
マニジピン	カルスロット®	循環器用薬
ジルチアゼム	ヘルベッサー®	循環器用薬
アプリンジン	アスペノン®	循環器用薬
アミオダロン	アンカロン®	循環器用薬
アムホテリジンB	ファンギゾン®	抗真菌薬
シクロホスファミド	エンドキサン®	免疫抑制薬
シクロスポリン	サンディミュン®	免疫抑制薬
シタラビン	キロサイド®	抗腫瘍薬
ジスルフィラム	ノックビン®	抗酒薬
プロカイン	塩酸プロカイン	麻酔薬
リチウム	リーマス®	気分安定薬
メチルドパ	アルドメット	循環器用薬
バルプロ酸ナトリウム	デパケン®	抗てんかん薬
シメチジン	タガメット®	抗潰瘍薬
ファモチジン	ガスター®	抗潰瘍薬
SSRI		抗うつ薬
ドネペジル	アリセプト®	抗認知症薬

＊：ドパミン遮断効果をもつが血液脳関門を通過しにくいため，パーキンソン症状の出現・増悪は極めてまれ．
（日本神経学会監修：パーキンソン病治療ガイドライン2011，p.69，医学書院より引用）

表2-72 パーキンソン症状

1. 脳血管性
2. 薬剤性
3. 正常圧水頭症
4. 脳炎後
5. 頭部外傷後
6. 変性性
   ①進行性核上性麻痺
   ②多系統萎縮症
   ③大脳皮質基底核変性症
   ④びまん性レビー小体病

表2-73 Hoehn & Yahrの重症度分類

Stage	Ⅰ度	Ⅱ度	Ⅲ度	Ⅳ度	Ⅴ度
症状の進行度	症状は一側のみ.	症状が両側にある.	立ち直り反射に障害がみられる.	重篤な機能障害がある.	車椅子またはベッドに寝たきり.
日常生活動作への影響	機能障害はないか，あっても軽度.	姿勢保持の障害はない．日常生活，就業は多少の障害がある.	軽ないし中程度だがまだ誰にも頼らず一人で生活できる.	自力生活は困難．歩行は介助なしでどうにか可能.	立つことも不可能で，介助が必要.

検査には異常はない．むしろ一般的な検査で異常を見出せないのがPDの特徴ともいえる．

　ドパミン神経終末は脱落しているがドパミン受容体は維持されていることがPDの病態で，これはPET（positron emission tomography）を用いて示すことができるが，今のところ研究段階である．またドパミントランスポーター（DAT）SPECT（single photon emission CT）スキャンは黒質線条体のドパミン作動性病変を描写できるが，こうした変化は特発性パーキンソン病に特異的なものではなく，他の無動－固縮症候群にも見られることがある．

　最近では，心筋MIBGシンチグラフィという心臓の自律神経機能を表す検査が用いられる．心臓での交換神経機能がPD患者では特異的に低下しており，パーキンソン症状をきたす疾患との鑑別にかなり有用であるとされる．

分類

　重症度分類としては，Hoehn&Yahrによる重症度分類が最もよく使われている（表2-73）．PDは厚生労働省難治性疾患対策事業による特定疾患に

指定されており，このYahr重症度分類のⅢ以上の場合に医療費の補助の対象になりうる．

年齢による分類では，40歳未満の発症を若年発症性として分類している．

また，「パーキンソン病治療ガイドライン2002」各論では早期PDと進行期PDに分類したガイドラインが作成されていたが，ガイドライン2011では発症早期から進行期に至るさまざまな病期の患者を対象に症状に対する治療方法を掲示している．

予後

疾患は進行性で患者により進行程度は異なるが，一般的に発症してから10年程度は独立した日常生活が可能であり，それ以上になると介助が必要となり，寝たきりとなる．末期になると嚥下障害による誤嚥性肺炎や尿路感染などの感染症を繰り返すようになり，衰弱して死亡するケースが多い．現在，基本的には平均寿命と変わらない生命予後が得られるようになった．ガイドライン2011では，振戦のないもの（無動・強剛型），高齢発症，高齢者，初期からの運動障害および認知機能障害の強いものでは，そうでないものに比べて予後は不良であるとしている．

治療

PDの治療には以下の方法があるが，薬物療法が基本となる．

①**薬物療法**：神経変性の進行を阻止する根治療法は現在のところ確立されておらず，治療はドパミンの欠乏状態を薬物で補充することが主となる．日常生活に支障がなければ薬を飲む必要はないが，軽症であっても日常生活に何らかの支障があればPDの治療薬を服用する．一般的にはレボドパとドパミン受容体刺激薬（ドパミン作動薬）が主たる治療薬とされ，それ以外の薬物は状況に応じて補助的に使われる薬物という位置付けがなされている．

②**リハビリテーション**：患者からの要望に応じることが重要である．運動療法が身体機能，健康関連QOL，筋力，バランス，歩行速度の改善に有効である．例えばメトロノームに合わせて歩くなど外部刺激，特に聴覚刺激による歩行訓練で歩行は改善する．運動療法により転倒の頻度は減少する．

③**手術療法**：十分な薬物療法を行なっていることが，手術適応を検討する

前提である．手術部位は，視床副中間核，淡蒼球内節，視床下核の３つがあり，手術方法には凝固術（破壊術）と脳深部刺激術とがある．脳深部刺激療法の有用性が広く認識され，普及してきた．主要運動症状ならびに運動症状の日内変動とジスキネジアに対しては，両側視床下核刺激術と両側淡蒼球刺激術が推奨される．レボドパに対する反応性が良く，手術時年齢が若いほど手術効果も高い傾向にある．

治療薬

PDの治療薬はその機序の違いから，現在は以下のように８つに分類できる（表2-74）．

A　ドパミン補充薬

【臨床薬理】不足しているドパミンを補うが，ドパミンはそのまま服用して

表2-74　パーキンソン病治療薬

治療薬	作用
ドパミン補充薬	レボドパは脳内に入ってドパミンに変わり，減少しているドパミンを補充する
ドパミン受容体作動薬	線条体のドパミン受容体に作用して，抗パーキンソン効果を示す
MAO_B阻害薬	ドパミンはセロトニンの分解酵素であるモノアミン酸化酵素B（MAO-B）の働きを阻害することによって脳内のドパミン濃度をあげる
末梢COMT阻害薬	ドパミンをメチル化するCOMTを末梢で阻害し，ドパミンの脳移行を向上させる
ドパミン遊離促進薬	作用機序は十分に解明されていないが，ドパミン放出促進作用などが推定されている
ノルアドレナリン補充薬	ドパミン同様の神経伝達物質であるノルアドレナリンを補充する
抗コリン薬	ドパミン神経系に対して相対的に優位となったアセチルコリン神経系の作用を抑制し，両系の不均衡を是正する
レボドパ賦活薬	線条体のドパミン量増加，ドパミン放出増加，中等度のMAO-B阻害作用などの多彩な作用をもつ

も血液脳関門を通過しないため脳に入ってからドパミンに変わるレボドパ製剤を使用する．レボドパ製剤には単剤と合剤があり，合剤は末梢性ドーパ脱炭酸阻害剤（DCI）のカルビドパまたはベンセラジドとの合剤である．DCIによって末梢でのレボドパからドパミンへの代謝が抑制されてレボドパの脳内移行率が増加し，レボドパの必要量が78〜80％削減される．レボドパが神経毒性を呈したことを示すエビデンスはない．

【薬学管理】レボドパを十分量投与することによって運動機能が長期にわたってより良い状態に維持されることが示された．一方，レボドパの投与量と投与期間に依存して運動合併症の出現率が確実に上昇する．レボドパ開始後5年以上を経過すると，過半数の患者に症状の日内変動が出現するが，高齢者，精神疾患，認知機能障害のある患者では，レボドパで治療を開始する．ドパミン作動薬などの他剤を併用し，可能な範囲でレボドパの投与量を低用量に抑えることが重要である．吐き気，幻覚・妄想・興奮，立ちくらみ，不整脈，悪性症候群などの副作用に注意する．

B ドパミン受容体刺激薬（ドパミン作動薬）

【臨床薬理】脳内のドパミン受容体に結合し，ドパミンの作用を補う．臨床効果はレボドパに劣るが，併用によりレボドパ使用量を減らすことができる．ドパミン作動薬は麦角系（ブロモクリプチン・ペルゴリド・カベルゴリン）と非麦角系（プラミペキソール・ロピニロール・タリペキソール）に分けられる．

【薬学管理】ドパミン作動薬で治療を開始したほうが，レボドパで開始したときよりも運動合併症の生じる頻度が少なくなる．ドパミン作動薬はドパミンD_2受容体刺激作用を有するため，高頻度に消化器，神経症状を引き起こす．

麦角系ドパミン作動薬では心臓弁膜症，心肺後腹膜線維症が問題となっている（カベルゴリン＞ペルゴリド＞ブロモクリプチン）．ペルゴリドとカベルゴリンは心臓に発現しているセロトニン5-HT_{2B}受容体を介して過増殖を引き起こすためと考えられている[6]．両剤とも6ヵ月以上，3mg/日以上の用量を使用した患者はリスクが高くなることが報告されている[7]．添付文書には麦角系薬剤は第一選択で用いないこと，定期的に心エコーの実施などが明記されている．徴候が現れた場合は非麦角系薬剤への変更により軽快する

ことが多い．変更時の悪性症候群の発生に注意する．

　ドパミン作動薬において日中睡眠や前兆のない突発的睡眠が副作用として現れることが知られるようになり自動車の運転をする患者には使いにくい．最近のフランスの全国調査では頻度は全PD患者のうち日中過眠29％，突発的睡眠0.8％と報告されている．突発的睡眠はロピニロール，プラミペキソール，若干頻度が低くカベルゴリンでみられ，生じた場合はドパミン作動薬の減量・変更が推奨されている[3]．

　パーキンソン病患者では病的賭博，性欲亢進，買いあさり，むちゃ食い，レボドパ渇望などの衝動制御障害を引き起こすことがあり，とくにドパミン作動薬投与患者に多い．ガイドライン2011ではドパミン作動薬の減量・変更・中止など，抗パーキンソン病薬の見直しが最も期待できる対処法として推奨されている．

　高齢者や認知機能障害のある患者には幻覚・妄想の発現に留意する．RCTではないがパーキンソン病のうつに対してプラミペキソールとカベルゴリンは効果があったとの報告がある[8]．プラミペキソールは腎排泄型薬物であるため，腎不全患者や高齢者では副作用には減量が必要となる．また，プラミペキソールは新たに徐放錠が承認となっている．患者はレボドパ製剤の吸収を早めるために錠剤をかみ砕いて服用していることがあるため注意が必要である．

◘ ドパミン遊離促進薬（アマンタジン）

【臨床薬理】脳内のドパミン産生部位からドパミン分泌を促進する．アマンタジンはもともと抗インフルエンザ薬として開発された．
【薬学管理】効果の個人差が顕著で，使用してみないと有効性が分からない．ジスキネジアがある場合には積極的に用いる．腎排泄型であり，保存期腎不全患者には減量，透析患者には禁忌となっている．また妊婦にも禁忌である．副作用に幻覚があり，高用量（200〜300mg/日）投与時に発現しやすい．投与中止後1週間程度で改善する．

◘ 抗コリン薬

【臨床薬理】ドパミン不足の結果相対的に過剰になるアセチルコリンを抑え

て，神経伝達物質のバランスを取る．ドパミン補充療法に抵抗性の振戦に対して追加使用される．若年の場合はレボドパ製剤の導入を遅らせる目的で投与される．

【薬学管理】 口渇，便秘，せん妄，健忘などの副作用がでることがあり，重症筋無力症，緑内障，尿路閉塞性疾患には禁忌である．高齢男性は前立腺肥大を合併しやすいため注意を要する．コリンを減少させることによる認知症合併の可能性があり，できるだけ少量を保つようにする．認知機能障害は投与中止により回復する可能性がある[9]．

E　MAO$_B$阻害薬（セレギリン）

【臨床薬理】 半減期が長く，中枢に作用する．線条体におけるレボドパの代謝を阻害することによりレボドパの半減期を延長させ，wearing off現象を改善することを目的として開発された．

【薬学管理】 レボドパ含有製剤と併用し，1日10mgを超える用量は投与しない．セレギリン代謝物のアンフェタミンによる不眠を防止するため，朝・昼食後に服薬する．幻覚，妄想，せん妄が現れることがある．添付文書上，三環系抗うつ薬との併用は警告となっている．セレギリンを中止してから少なくとも14日間の間隔をおいてから三環系抗うつ薬を開始する．覚醒剤原料であるため管理に注意．ジスキネジアは増悪しやすい．

F　ノルアドレナリン補充薬

【臨床薬理】 PDが進んだ段階では，ドパミンのみならず各種神経伝達物質が減少する．青斑核細胞の脱落により減少するノルアドレナリンを補充するノルアドレナリン前駆物質である．

【薬学管理】 患者により効果が異なる可能性があるが，on時に生じているすくみ足にはドロキシドパ（600mg／日）の使用を考慮する．また，ドロキシドパ（400mg／日）は，起立時のふらつき感を有意に改善する．起立性低血圧を改善するかについては十分なエビデンスは得られていない．血圧上昇，動悸などの副作用が見られることがある．

G 末梢COMT阻害薬（エンタカポン）

【臨床薬理】 末梢COMT阻害薬のエンタカポンは，COMTによるレボドパの代謝を阻害することで血中レボドパの脳内移行を増大させる．レボドパ製剤と同時服用することで，レボドパのピーク濃度を上昇させずに半減期を33％延長させ，レボドパの効果持続時間を延長させる．

【薬学管理】 エンタカポンは半減期が1時間程度と短いため，必ずレボドパと同時服用する．体重40kg未満の低体重患者では，1回200mgを投与した場合ジスキネジアの発現が増加することがある．1日の服用回数が4回を超えた場合も，1日の後半のピーク濃度上昇によりジスキネジアが起こることがある．悪性症候群（急激な減量・中止），横紋筋融解症，突発性睡眠，幻覚の副作用に注意する．無害であるが尿が褐色に変色する．

H レボドパ賦活薬（ゾニサミド）

【臨床薬理】 チロシン水酸化酵素発現・活性上昇による線条体のドパミン量増加，ドパミン放出増加，中等度のMAO-B阻害作用によるドパミン代謝抑制作用を併せ持ち，レボドパの作用を増強および延長する．

【薬学管理】 抗てんかん薬として用いられる投与量（200～600mg／日）よりもはるかに少ない量（25，50，100mg／日）で効果を示す[10]．現在ゾニサミドのパーキンソン病への保険適応は25mgのみである．副作用としては眠気，悪心，幻覚，発汗減少などが報告されている．

薬物治療

未治療患者への薬物治療

原則としてドパミン作動薬またはレボドパ製剤で治療を開始する．ガイドライン2011では，若年者（70～75歳未満）かつ精神症状・認知機能障害を呈していない患者はドパミン作動薬で治療開始し，高齢者・精神症状・認知機能障害のある場合や運動症状改善の必要性が高い患者はレボドパ製剤で治療開始する（図2-28）．

その理由としては，①運動症状改善度はドパミン作動薬よりもレボドパ製

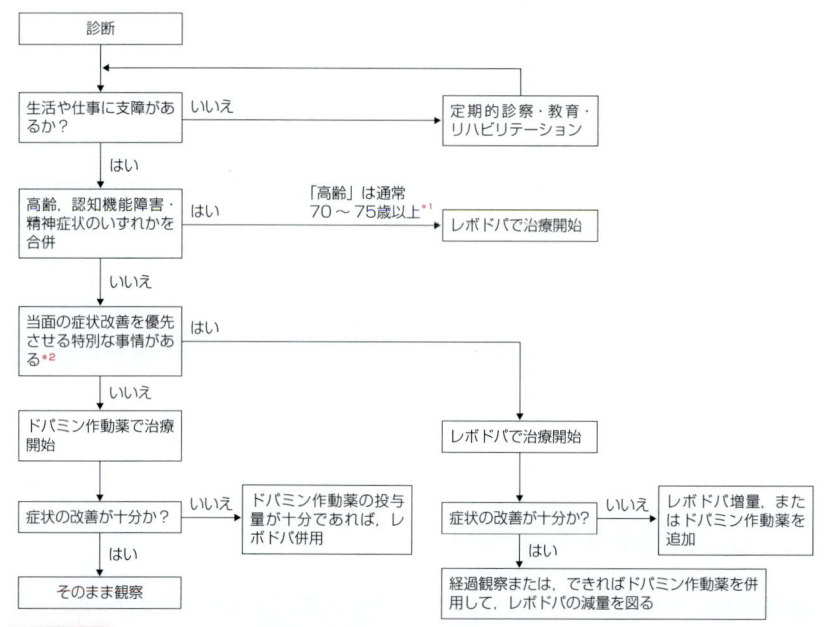

図2-28 パーキンソン病初期の治療のアルゴリズム

＊1：年齢については，エビデンスはないものの，通常，70〜75歳以上を高齢者と考えることが多い．
＊2：例えば，症状が重い，転倒のリスクが高い，あるいは患者にとって症状改善の必要度が高い場合などが相当する．

（日本神経学会監修：パーキンソン病治療ガイドライン2011, p.77, 医学書院より引用改変）

剤が勝っていること，②レボドパに比べてドパミン作動薬で治療を行ったほうが運動合併症（ジスキネジア，wearing offなど）の発現を遅らせることができること，③高齢者では運動症状の進行が速い傾向があり，ジスキネジアを生じる割合が低いことがあげられる．また運動症状改善の必要性が高い患者に対しレボドパ製剤で治療開始という推奨はガイドライン2011から追記となっている．症状が重い，転倒リスクが高い，あるいは患者にとって症状改善の必要性が高い場合は運動症状改善度の高いレボドパ製剤を使用するとなっており，より患者のQOLを重視するよう変更された．

運動症状の薬物治療（wearing off, no-on, deleyed on, すくみ足, ジスキネジア）

①**Wearing off**：Wearing offに対するガイドライン2011の対策では，まず十分量のレボドパ製剤とドパミン作動薬で治療を行い，改善がみられない場

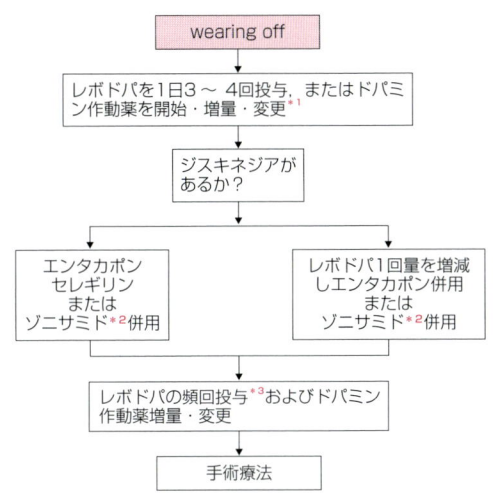

8 器質性精神障害（神経疾患に伴う精神症状）

図2-29 wearing offの治療アルゴリズム

```
                    wearing off
                        │
                        ▼
         ┌──────────────────────────┐
         │ レボドパを1日3～4回投与，またはドパミ │
         │ ン作動薬を開始・増量・変更*1         │
         └──────────────────────────┘
                        │
                        ▼
                ジスキネジアが
                あるか？
              ┌─────┴─────┐
             なし           あり
              │             │
              ▼             ▼
      ┌─────────┐  ┌─────────────┐
      │エンタカポン │  │レボドパ1回量を増減 │
      │セレギリン   │  │しエンタカポン併用  │
      │または      │  │または           │
      │ゾニサミド*2併用│ │ゾニサミド*2併用   │
      └─────────┘  └─────────────┘
              └──────┬──────┘
                     ▼
         ┌──────────────────────┐
         │ レボドパの頻回投与*3およびドパミン │
         │ 作動薬増量・変更              │
         └──────────────────────┘
                     │
                     ▼
                 手術療法
```

*1：wearing off 出現時は，投与量不足の可能性もあるので，レボドパを1日3～4回投与にしていない，あるいはドパミン作動薬を十分加えていない場合は，まず，これを行う．
*2：ゾニサミドは25mgではoff症状の改善を，50～100mgでoff時間の改善を認めた．現在保険で認められているのは25mgのみである．
*3：1日5～8回程度

（日本神経学会監修：パーキンソン病治療ガイドライン2011, p.107, 医学書院より引用）

合はジスキネジアの有無で治療方針を分けている．ジスキネジアがない場合は，薬効が不十分と判断し，エンタカポン・セレギニン・ゾニサミドを追加する．ジスキネジアがある場合はレボドパのピーク濃度が高いと考えレボドパ1回量を減量し，エンタカポンまたはゾニサミドの追加を行い，薬効の持続時間延長を試みる．セレギリンはジスキネジアを増悪しやすいため，ジスキネジアがみられる患者への投与は避けるべきである．それでも改善しない場合はレボドパ製剤の効果持続時間が短縮している状態と考え，レボドパ製剤の頻回投与またはドパミン作動薬の増量・変更を試みる（図2-29）．

②**no-on, delayed on**：レボドパの吸収障害が原因と考えられているため，対策としてレボドパを空腹時投与，懸濁液服用，ビタミンCなど胃内をより酸性に近づけるものと併用したり，ドンペリドン（ナウゼリン）・モサプリドなど消化管蠕動を高める薬剤の併用も効果がある[3]．

③**ジスキネジア**：ガイドラインではpeak-doseジスキネジアが生活に支障をきたしている場合，まずジスキネジアを誘発しやすいセレギリン，エン

```
┌─────────────────────────────────┐
│ 生活に支障となるpeak-doseジスキネジア │
└─────────────────┬───────────────┘
                  ▼
      ┌───────────────────┐
      │   セレギリンを中止   │
      └─────────┬─────────┘
                ▼
      ┌───────────────────┐
      │   エンタカポンを中止  │
      └─────────┬─────────┘
                ▼
   ┌─────────────────────────┐
   │ レボドパ1回量を減らして頻回投与 │
   └───────────┬─────────────┘
               ▼
┌────────────────────────────────────┐
│ レボドパ1日総量を減らしてを不足分をドパミン作動薬で補充 │
└─────────────────┬──────────────────┘
                  ▼
       ┌───────────────────┐
       │   アマンタジンを追加  │
       └─────────┬─────────┘
                 ▼
       ┌───────────────────┐
       │      手術療法      │
       └───────────────────┘
```

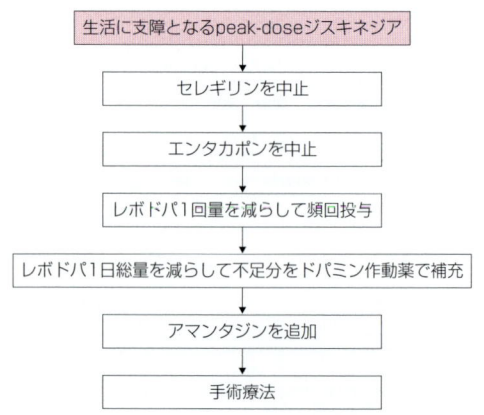

図2-30 生活に支障となるpeak-doseジスキネジアの治療のアルゴリズム
(日本神経学会監修：パーキンソン病治療ガイドライン2011, p.119, 医学書院より引用)

タカポンの減量・中止を行うことが推奨されている．その上でレボドパ製剤の少量頻回投与へ変更を行う．レボドパ製剤よりもジスキネジアが起こりにくいドパミン作動薬の補充，置き換えを行う．さらに抗ジスキネジア作用があるアマンタジンの追加も考慮する（**図2-30**）[3]．

二相性ジスキネジアの治療は困難であり確立された治療法はないため，エンタカポンの中止，レボドパ製剤の投与量，服用回数の調節やアマンタジン追加などを試す[3]．

④**すくみ足**：他の主要運動症候が明らかに残っている場合は抗パーキンソン病薬の薬効不足と考え用量調節を行う．しかし，進行期PDではドパミン補充療法に抵抗性のすくみ足も存在し，ドロキシドパの追加や感覚キューを用いた訓練が有効である[3]．

非運動症状の薬物治療

①**睡眠障害**：ガイドライン2011での原因別対策を記載する．
- 振戦や寝返り困難などパーキンソン症状に関連した二次的な睡眠障害に対しては，睡眠前に抗パーキンソン病薬の増量で対応する．
- REM睡眠行動異常症はREM睡眠時に夢のまま叫んだり，激しい体動を生じる．PD患者の15〜50％が合併し，クロナゼパムが有効である．

- レストレスレッグ症候群は夜間の安静時に下肢の耐え難い異常感覚と下肢を動かしたい強い衝動が特徴で，合併率は12％と報告されている．プラミペキソールやカベルゴリン，ロピニロールが有効とのエビデンスがあるがわが国ではプラミペキソールが保険適応となっている．ドパミン作動薬以外ではクロナゼパムなどの抗けいれん薬が使用される．

②**パーキンソン病に伴ううつ症状**：強い不安が特徴であり運動症状と同じぐらいQOLの低下を招くが，うつ状態は軽度から中等度であり自殺は少ないと言われている[11]．PDに伴ううつ状態は神経変性の直接の結果であると考えられている．ガイドライン2011では十分な抗パーキンソン病治療を行ってもうつの改善が見られない場合，三環系抗うつ薬，SSRI，ドパミン作動薬（プラミペキソール，ペルゴリド）を試みるとされている．三環系抗うつ薬のノルトリプチリン以外の薬剤はPD患者のうつに対するエビデンスが乏しいが，副作用を考慮するとSSRIは選択しやすい．

③**幻覚・妄想**：患者が幻覚・妄想を客観視できず日常生活に悪影響を及ぼすようになった時点で治療を開始する．ガイドライン2011の対応では，薬剤追加直後の発症の場合は追加薬剤の中止をする．次にリスクの高い抗コリン薬，アマンタジン，セレギリンの中止をし，さらにエンタカポン，ゾニサミドの中止，ドパミン作動薬の減量・中止を考慮する．改善しない場合は錐体外路症状を生じにくいクエチアピンの使用が推奨されている．糖尿病患者へは禁忌となっている．適応外ではあるが，その他にコリンエステラーゼ阻害薬（ドネペジル，リバスチグミン）や抑肝散を用いることもある（**図2-31**）．

④**排尿障害**：夜間頻尿や尿失禁により患者のQOLが低下する．PDで障害される大脳基底核が排尿に対し抑制的に作用しているため，膀胱は過活動状態になると考えられている．ガイドライン2011では選択的ムスカリン性アセチルコリンM_3受容体阻害薬であるソリフェナシン，イミダフェナシンあるいは膀胱選択性が高いトルテロジンでは比較的副作用が少なく高齢者にも使用できる．抗コリン薬が使用できない場合は適応外使用だがパロキセチンやミルナシプランが推奨されている．

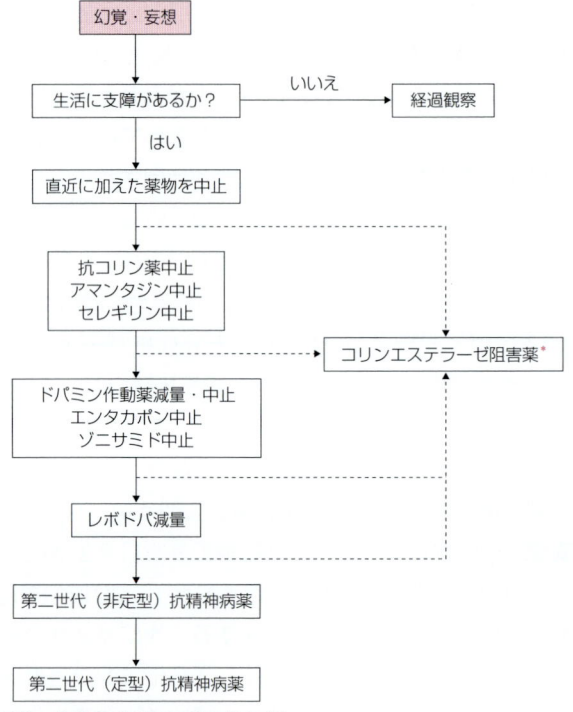

```
        ┌─────────┐
        │ 幻覚・妄想 │
        └────┬────┘
             ↓
    ┌──────────────┐  いいえ  ┌────────┐
    │生活に支障があるか？├─────→│ 経過観察 │
    └──────┬───────┘         └────────┘
          はい
           ↓
    ┌──────────────┐
    │直近に加えた薬物を中止│
    └──────┬───────┘
           ↓
    ┌──────────────┐
    │  抗コリン薬中止  │
    │  アマンタジン中止 │
    │  セレギリン中止  │ - - - - - - - - ┐
    └──────┬───────┘                  │
           ↓                      ┌──────────────────┐
    ┌──────────────┐              │コリンエステラーゼ阻害薬*│
    │ドパミン作動薬減量・中止│           └──────────────────┘
    │  エンタカポン中止 │ - - - - - - - - ┘
    │  ゾニサミド中止  │
    └──────┬───────┘
           ↓
    ┌──────────────┐
    │  レボドパ減量  │ - - - - - - - - - - -  ┘
    └──────┬───────┘
           ↓
    ┌──────────────────┐
    │ 第二世代（非定型）抗精神病薬 │
    └──────┬───────────┘
           ↓
    ┌──────────────────┐
    │ 第二世代（定型）抗精神病薬 │
    └──────────────────┘
```

図2-31 幻覚・妄想の治療のアルゴリズム

*：抗パーキンソン病薬減量と並行して追加を考慮

（日本神経学会監修：パーキンソン病治療ガイドライン2011, p.164, 医学書院より引用）

典型的な処方とその解析

Rp.1

| ロピニロール塩酸塩錠　0.25mg | 1回1錠（1日3錠） |
| | 1日3回　朝昼夕食後 |

　PD初期の薬物治療では，レボドパ製剤かドパミン作動薬が投与される．レボドパ製剤は70〜75歳以上の高齢者または症状が重い，転倒のリスクが高いなど患者にとって症状改善の必要度が高いときに選択され，これ以外の場合はドパミン作動薬が選択される．ロピニロールは非麦角系ドパミン作動

薬であり，開始量は0.75mg/日である．日中過眠や突発性睡眠が惹起される恐れがあるので，服薬指導の際には，自動車の運転，機械の操作，高所作業など危険と伴う作業に従事させないように注意を促す．

Rp.2

カベルゴリン錠1mg	1回1錠（1日1錠）
	1日1回　朝食後
レボドパ／カルビドパ水和物配合錠100mg	1回1錠（1日3錠）
	1日3回　朝・昼・夕食後

　レボドパ製剤またはドパミン作動薬の単剤で治療を開始し，十分な投与量を投与しているのにも関わらず，症状の改善が不十分な場合は両薬剤が併用される．1日3回服用しているレボドパ製剤のレボドパ／カルビドパ水和物配合錠の効果が持続しているか確認し，wearing offなど1日の症状の変動の有無に気をつける．カベルゴリンは麦角系ドパミン作動薬であり，心臓弁膜症や心肺後腹膜線維症が起きる可能性があるため，患者にその可能性を説明し，身体所見，心エコー，胸部X線などで異常が発現しないことを定期的に確認する．

Rp.3

レボドパ／カルビドパ水和物配合錠100mg	
	1回1錠（1日5錠）
	1日5回　起床時，10時，13時，16時，19時
プラミペキソール塩酸塩水和物錠0.5mg	
	1回1錠（1日4錠）
	1日4回　朝・昼・夕食後・就寝前
エンタカポン錠100mg	1回1錠（1日5錠）
	1日5回　起床時，10時，13時，16時，19時
セレギリン塩酸塩OD錠2.5mg	1回1錠（1日2錠）
	1日2回　朝昼食後
モサプリドクエン酸塩錠5mg	1回1錠（1日3錠）
	1日3回　朝昼夕食後

　Wearing offが出現し，レボドパ製剤とドパミン作動薬の併用でもコントロールが不十分な場合は，エンタカポンやセレギリンなど他剤を併用してい

く．モサプリド錠はレボドパ製剤の吸収を促進するために服用している．また，エンタカポン錠とセレギリンOD錠はレボドパ分解酵素を阻害し，wearing offを改善させるために服用している．セレギリンOD錠はアンフェタミンに代謝され不眠を認めることがあるため，朝・昼食後に服用する薬であり，服薬指導時は夕食後に服用していないか飲み方の確認を行う．

PDはうつ病を合併しやすい．ドパミン作動薬のプラミペキソール錠はうつに効果があると言われている．注意すべき点として挙げられるのは，三環系抗うつ薬のSSRIとセレギリンOD錠の併用は，セロトニン症候群を引き起こす可能性があるため禁忌である．

薬物治療のポイント

- レボドパ製剤やドパミン作動薬はゆっくり漸増するよう添付文書で定められている．これは投与初期に見られやすい吐気・嘔吐，起立性低血圧などの副作用の軽減が期待できるためである．
- プラミペキソールとアマンタジンは主に未変化体として腎排泄されるため腎機能低下患者には用量調節が必要．両剤とも透析で除去されにくい．
- 抗パーキンソン病薬の投与を突然中断すると急激なパーキンソン症状の悪化や悪性症候群（高熱，意識障害，筋緊張，横紋筋融解）が生じて生命を危うくする恐れがある．そのため，外科手術などで絶食しなくてはならない時には，パーキンソン症状の悪化・悪性症候群発症を回避するためにレボドパの静脈内投与を行う．添付文書では1日25～50mgを投与するとされているが，ガイドライン2011はレボドパ製剤100mgにつきレボドパ50～100mgを朝1回1時間程度で点滴静注すると適応外の用量が推奨されている．

服薬指導の留意点

PDでは薬効が切れているオフ時は日常生活に支障をきたし，家事や外出などが難しくなる．患者の治療目標は個人差があるため，患者のライフスタイルに合わせた薬物治療かどうかを把握する必要がある．

投与初期の吐き気は投与継続により次第に軽くなる慣れ現象が見られる．

PDの症状により服薬行為に難渋している患者も多く，一包化などで対応する．

　食事や併用薬剤がレボドパ製剤の吸収に影響することが知られている．高タンパク食・鉄剤・制酸薬・牛乳と同時に服用すると吸収が悪くなる．

　幻覚がある患者は多いが，現実との区別ができている内は治療対象にならない．

　悪性症候群発症リスクが高まるため服薬を急に中止しないように指導する．

　特定疾患医療受給者証の交付，身体障害者手帳の交付，介護保険の認定などについての助言や全国パーキンソン病友の会について情報提供する．

文献

1) Polymeropoulos MH et al：Science, 276：2045-2047, 1997.
2) Kitada T et al：Nature, 392：605-608, 1998.
3) 日本神経学会監修：パーキンソン病治療ガイドライン2011, 医学書院, 2011.
4) Ahlskog JE, Muenter MD：Frequency of levodopa-related dyskinesias and motor fluctuations as estimated from the cumulative literature. Mov Disord, 16（3）：448-458, 2001.
5) 日本神経学会監修：パーキンソン病治療ガイドーマスターエディションー, 医学書院, 2003.
6) Roth BL：Drugs and valvular heart disease. N Engl J Med, 356（1）：6-9, 2007.
7) Schade R et al：Dopamine agonists and the risk of cardiac-valve regurgitation. N Engl J Med, 356（1）：29-38, 2007.
8) Rektorová I et al：Pramipexole and pergolide in the treatment of depression in Parkinson's disease：a national multicentre prospective randomized study. Eur J Neurol, 10（4）：399-406, 2003.
9) Nishiyama K et al：Reversible memory disturbance and intelligence impairment induced by long-term anticholinergic therapy. Intern Med, 37（6）：514-518, 1998.
10) Murata M et al：Zonisamide improves motor function in Parkinson disease: a randomized, double-blind study. Neurology, 68（1）：45-50, 2007.
11) 鹿島晴雄ら編集：よくわかるうつ病のすべてー早期発見から治療までー, 改訂第2版, 永井書店, 2003.

Chapter 3

緩和ケアにおける向精神薬の使い方

1 緩和医療とがん疾患

　2002年世界保健機関（WHO）は，「緩和医療とは，生命を脅かす疾患による問題に直面している患者とその家族に対して，疾患の早期より痛み，身体的問題，心理社会的問題，スピリチュアルな問題に関して的確な評価を行い，それが障害とならないように予防したり，対処したりすることで，クオリティー・オブ・ライフ（QOL）を改善するためのアプローチである」と定義している．生命を脅かす疾患による問題に直面している患者には，がん患者も含まれており，がんという病気はその治療法の進歩にもかかわらず，年間30万人以上が命を落とし，わが国における死因の第1位となっている．がんに罹患することは「死」を連想し，人生における大問題であり，身体のみならず精神にも多大なる影響を及ぼす．事実，がん患者は告知からいずれの病期においても種々の精神症状を発症する．なかでも抑うつ症状を示す適応障害および大うつ病の有病率は，がんの種類や病期を問わず，それぞれ4〜35％および3〜12％に認められる[1〜6]．これらの有病率は，健康人のそれらと比較して約4倍高いことが示されている[7]．

情報開示後におけるがん患者の心理反応

　がんの告知，再発など，「悪い知らせ」が伝えられたときに生じる心理的な反応は，3段階に分けられる．第1期は「衝撃の時期」である．頭の中が真っ白になり，何も考えられない，信じられないといった状況になる．この時期は約1週間程度続く．第2期は「不安・抑うつの時期」であり，病気や今後の生活に対する不安，抑うつ，そして不眠などを呈する．この時期も約1週間程度続く．第3期は「適応の時期」であり，現状を受け入れ，現実的な対応が可能になってくる（表3-1）．適応に至るまでの期間は2週間程度であるが，すべての患者がこのような経過をたどるのではなく，後述するよ

表3-1 がん情報開示後の心理的反応

第1期	衝撃の時期 ・ショック ・否認 "そんなはずがない" ・絶望 "もうだめかもしれない"
第2期	苦悩の時期 ・不安 ・抑うつ気分
第3期	適応期 ・現実への適応 ・生活再開

うな適応障害やうつ病などを併発する場合もある.

2 緩和医療における精神的支持療法

　種々のがんステージにて治療を受けている患者において，がん患者の47％は精神医学的な診断基準を満たした精神疾患に罹患し，そのうち68％が適応障害，13％がうつ病，8％がせん妄である（図3-1）．終末期のがん患者を対象とした調査においても，せん妄，適応障害やうつ病の罹患率が高いことが知られている．

せん妄

　せん妄とは，脳機能の失調によって起こる注意障害を伴った軽い意識混濁を基盤とする症候群である．せん妄の原因には，脳梗塞の既往，高齢など，もともとの起こりやすさ（準備因子）があり，不眠，痛みなどせん妄を促進する因子（促進因子）に加え，薬物，電解質異常など直接的な因子（直接因子）が重なって発症する場合が多い（表3-2）．臨床症状としては，不安や精神運動興奮，幻視や幻覚，見当識障害などの精神症状が発現する．適切に対応しなければカテーテルやドレーンの自己抜去，転倒・転落などの事故につながる．その症状は認知症と類似しており，特に高齢者の場合は認知症と誤解されやすいので注意する必要がある（表3-3）．発症は数時間～数日と急激であり，1日の中でも症状が変化するが，症状は一過性で，一般的に可逆性である[8]．

　高齢者は，循環器系疾患や代謝性疾患など，いくつかの基礎疾患を併発している場合が多いため，加齢とともにせん妄の発生率は増加し[9]，65歳以上の入院患者の約35％がせん妄を発症する[10]．進行がんの患者では約30～40％，終末期の患者では約70～90％にせん妄が発現する[11]．緩和医療の領域で発症するせん妄は，遷延する場合が多く，患者と家族に大きな負担と苦痛をもたらす．がん患者が発症するせん妄の約20～60％にはオピオイド製

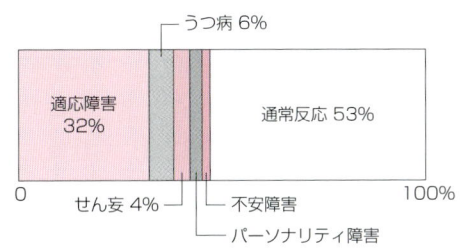

図3-1 がん患者の精神的負担

適応障害 32%
うつ病 6%
せん妄 4%
不安障害
パーソナリティ障害
通常反応 53%

(Derogatis LR et al : JAMA, 249 : 751-757, 1983より引用)

表3-2 せん妄の原因

準備因子	高齢，認知症などの脳器質性障害など
促進因子	環境の変化，睡眠妨害，精神的ストレス，身体拘束，感覚遮断など
直接因子	薬物，電解質異常，手術，脳疾患，身体疾患など

表3-3 せん妄と認知症の相違

	せん妄	認知症
発症様式	急性ないし亜急性（数時間〜数日）	潜在性（数ヵ月〜数年）
初発症状	注意集中困難や意識障害	記憶障害（近時記憶障害）
経過と持続	動揺性（数日〜数週間続く）	慢性進行性（年単位）
覚醒水準	動揺する	正常
幻覚	よく起こる	起こることがある

剤が関係していると報告されている[11]．特にモルヒネ製剤を使用している場合では，モルヒネの活性代謝物のMorphine-6-Glucuronide（M6G）が蓄積し，せん妄をはじめとする多くの副作用を惹起させることから，腎機能障害の有無についてモニターする必要がある．モルヒネ製剤の使用中にせん妄が発現した場合は，腎機能を確認し，必要に応じてオピオイドローテーションを行う必要がある．

せん妄の薬物治療

せん妄の治療は原則として原因である前述の3つの因子（**表3-2**参照）を除去することが重要である．しかし，原因の同定が困難であり，治療に時間がかかる場合や精神運動興奮が著しい場合には，対症療法として薬物療法が必要になる．一般的にせん妄に用いられる薬物は抗精神病薬であるが，適応外使用となる．ただし，チアプリドは脳梗塞後遺症に伴うせん妄に適応があり，ハロペリドール注射薬は，急激な精神興奮運動などで緊急を要する場合には使用することができる．せん妄の際，抗コリン作用を有する薬物（ヒドロキシジン）やベンゾジアゼピン系薬物は避けたほうがよい．睡眠薬も状態によって症状を悪化させる可能性が高いため，原則的に使用しない．

緩和医療の患者では，肝機能障害や腎機能障害など身体機能に異常があること，抗悪性腫瘍薬による嘔気・嘔吐に対するドパミン受容体拮抗薬（抗ドパミン薬）を使用していること，オピオイド製剤による眠気のために抗精神病薬による鎮静や副作用を起こしやすいことから，少量から投与し，弊害を惹起させないことが原則である．

第一世代（定型）抗精神病薬のハロペリドールは，従来からせん妄に対して頻用されている．ハロペリドールは，せん妄における精神運動興奮や幻覚・妄想に対して有効性が高く，抗コリン作用や活性代謝産物がほとんどないこと，過鎮静や降圧作用，呼吸器系・循環器系への有害事象が少ないこと，経口投与に加え筋肉内投与や静脈内投与が可能であることからも選択しやすい．錐体外路症状の発現が他の抗精神病薬に比べ高率であるため注意する必要があるが，静脈内投与では錐体外路症状の発現が少ない[12]．初期鎮静をかける場合，内服ができない場合にはハロペリドールを1/2～2A（2.5～10mg）静注する．内服が可能であるが，興奮を伴う場合には，初期投与量を0.5～2mg程度に設定し内服させる．効果不十分の場合には同量程度を追加し，翌日の投与量はそれを参考に決定する．夕方以降に投与量が多くなるように設定して睡眠覚醒リズムの改善を図る．一方，クロルプロマジンは，強力な血圧降下作用，抗コリン作用を有するため，他の薬物で対応できない場合に選択すべきであり，せん妄の増悪・遷延化を防ぐために持続点滴静注は極力避け，静脈内投与も最小限にとどめる．

第二世代（非定型）抗精神病薬は，第一世代抗精神病薬の主な副作用であ

る錐体外路症状が発現しにくい利点があるため，近年せん妄に対して使用頻度が増加している．せん妄に対するリスペリドンの有効性を示す報告は多数あり[13～15]，無作為比較試験も実施されている．抗コリン作用がないため高齢者に対して投与しやすいが，アドレナリンα_1受容体拮抗作用を有するため低血圧を引き起こしやすく，用量を増やすとアカシジアや他の錐体外路症状，高プロラクチン血症が発現しやすくなるため低用量で用いることが望ましい．

リスペリドン内用液は，錠剤と比較して吸収と血中濃度の上昇が早く，効果の発現が速やかであること（血中濃度T_{max}：液剤0.81 ± 0.22時間，錠剤1.13 ± 0.36時間），口腔粘膜からも吸収されるため嚥下障害や身体疾患のある高齢者にも投与できること，鎮静作用が比較的弱いため日中の投与も可能であることなどの利点がある．

ペロスピロンのT_{max}は1.4時間，$T_{1/2}$は2.3時間とハロペリドールやリスペリドンと比較してきわめて短いため，薬物代謝機能が低下している場合にも比較的安全に用いることができ，過鎮静になりやすい高齢者や重篤な身体疾患を合併する患者に適する．鎮静作用が比較的弱いため，日中の覚醒を促したい患者に対して就寝前に投与することが望ましい．用量を増やすとアカシジアや他の錐体外路症状が発現しやすくなるので注意が必要である．

クエチアピンは，ヒスタミンH_1受容体，アドレナリンα_1受容体の拮抗作用が強いことから鎮静効果が得られやすい．一方で，ドパミンD_2受容体への親和性が抗精神病薬の中で最も低く，錐体外路症状や高プロラクチン血症はほとんど発現しない．ムスカリン性アセチルコリン受容体に対する親和性も低いことから，せん妄治療に有用である．クエチアピンは血中半減期が約3.5時間と短く翌日の過鎮静が起こりにくいことが特徴であり，夕食後または就寝前の1回投与で睡眠覚醒リズムの改善が期待できる．高血糖や脂質異常症，体重増加を生じやすいため，糖尿病患者には投与禁忌となっている．

オランザピンはドパミンD_2受容体への親和性は低いため，錐体外路症状や高プロラクチン血症は少ない．クエチアピンと並んで鎮静作用は強いが，本薬は抗コリン作用に起因すると思われるせん妄を惹起，あるいは増悪させる可能性があるので注意が必要である．オランザピンは高血糖や脂質異常症，体重増加の発現率が第二世代抗精神病薬の中で最も高く，糖尿病患者に

は投与禁忌である．本薬の口腔内崩壊錠は，嚥下障害のある患者や，錠剤もリスペリドン内用液も希望しない患者に適している．その他の特徴として，オランザピンががん疼痛とせん妄が合併した患者において，せん妄だけでなく疼痛にも有効であることが示唆されている．

アリピプラゾールは，統合失調症や双極性障害における躁症状の改善に対して適応承認されているドパミンD_2受容体部分作動薬である．他の抗精神病薬に比べてプロラクチンや血糖値，脂質，体重に与える影響が少なく，鎮静作用も弱い．せん妄に対するアリピプラゾールの治療に関する報告は少ないが，アセチルコリン受容体に対する親和性を有しておらず，ドパミンD_2受容体部分作動薬であることから，せん妄の中でも活動低下型（注意，集中力，睡眠覚醒リズムの改善）に対する治療の有用性が期待されている．

適応障害

適応障害とは，強い心理的ストレスにより日常生活に支障をきたす（家事が手につかない，眠れない，仕事の能率が下がる，涙ぐむ）ような，不安・抑うつなどの精神症状を呈するストレス反応性の疾患である．がん医療では，告知，治療，再発などの治療経過中に何らかの変化があった場合，また治療経過中に生じる家庭面，経済面での変化で適応障害が生じる場合が多い．終末期では，治癒を目指した治療ができないことを告知されていること，全身状態が悪化していること，他人に依存しなければ生活できないことなどもその原因となる．がん患者に多いのは不安と抑うつの双方を伴う適応障害である．

適応障害の薬物治療

適応障害の治療において最も一般的に行われているのが支持的精神療法である．すなわち，精神療法的アプローチとして，
1）疾患に伴う不安や不適切な行動は，不安により情報が十分に理解されていないことに起因する場合が多いため，情報を明確化し，誤った理解を訂正し，患者のおかれた立場について保証を与える．また，ストレスの対処方法について話し合う．

2）患者の訴えに真剣に耳を傾け，患者の感情の動きを重視する．どのような反応が生じても，批判的なコメントを述べない．ただし，医療従事者の不適切な対応により症状が発現・悪化する場合もあるため，注意する必要がある．

　適応障害では抑うつ気分がほとんどの場合に発現するので，抗うつ薬も通常使用される．抗うつ薬としては，比較的副作用が少ない選択的セロトニン再取り込み阻害薬（SSRI）が使用される場合が多い．

　不眠，不安が著しい場合には，抗不安薬（表3-4）や睡眠薬を使用するが，患者の体力，全身状態を見極めてから使用する必要がある．不安には比較的作用時間の短い抗不安薬を少量から開始し，漸増（眠気やふらつきに注意）する．長時間作用型および筋弛緩作用の強いベンゾジアゼピン系薬物は避けたほうがよい．例えば，アルプラゾラム0.4mg錠を夕食後から開始し，2～3日ごとに症状を評価して，必要に応じて増減する．多くの場合には抗不安薬は抗うつ薬と併用され，アルプラゾラムは抗うつ効果も期待できるので，抑うつ症状に対しても有用である．抗不安薬は，抗うつ薬と比較して即効性があり，不安感やイライラ感，焦燥感などを軽減し，さらに筋肉の緊張をほぐし身体をリラックスさせる効果がある．がん患者に使用する場合，オピオイド製剤を使用している場合には，眠気が増強される可能性があるので，特に注意する必要がある．また，ふらつきは転倒（特に高齢者，骨転移），倦怠感は症状の増悪要因，意識混濁はせん妄の誘引につながるので注意する必要がある．

　適応障害の症状として不眠が現れる場合があり，寝つきが悪い入眠障害，朝早く目が覚める早朝覚醒，夜中に何度も目がさめる中途覚醒など，睡眠障

表3-4 適応障害の薬物療法：抗不安薬

一般名	がん患者に対する利点
アルプラゾラム	抗うつ作用
ロラゼパム	肝臓への負担少
ブロマゼパム	坐剤
クロナゼパム	鎮痛補助作用

害のタイプに応じて，睡眠薬を使い分ける．

うつ病

　抑うつ気分，意欲の低下を主症状とし，種々の精神疾患・身体症状を伴う症候群である．がん患者の約半数に何らかの心理的負担があり，抑うつ症状が最も発現頻度が高い．がん患者においては，がんという致死的な疾患の存在のため，抑うつ症状が認められても見過ごされやすい．進行・終末期のがん患者であっても，抑うつ症状の大半は適切な対応で改善が可能である．うつ病では食欲不振，全身倦怠感など身体症状を呈することも多いが，これらの症状は進行がんの症状でもあり，治療により生じる症状とも重なり合うため，うつ病の症状とはみなされない場合もある[16]．

うつ病の薬物治療

　薬物療法，精神療法，生活指導が治療の中心になる．がん患者では手術，放射線，化学療法を受けていることもあり，薬物療法の副作用が発現しやすい状況にあるので注意する必要がある．また，選択的セロトニン再取り込み阻害薬（SSRI）は肝薬物代謝酵素CYPを阻害するので，併用する薬物の代謝に注意する．

　進行がん患者に対するうつ病の薬物療法は，その有用性が示されており，進行がんの患者に対する治療アルゴリズムも示されている（図3-2，表3-5）[17]．うつ病のアルゴリズムに沿った治療を進め，薬物の投与後は副作用の発現を慎重にモニタリングする必要がある．原則的に単剤で，少量から開始し，有害事象に注意しながら漸増する．例えば，セルトラリン25mgを1日1回，夕方から開始し，50～100mg程度で維持する．

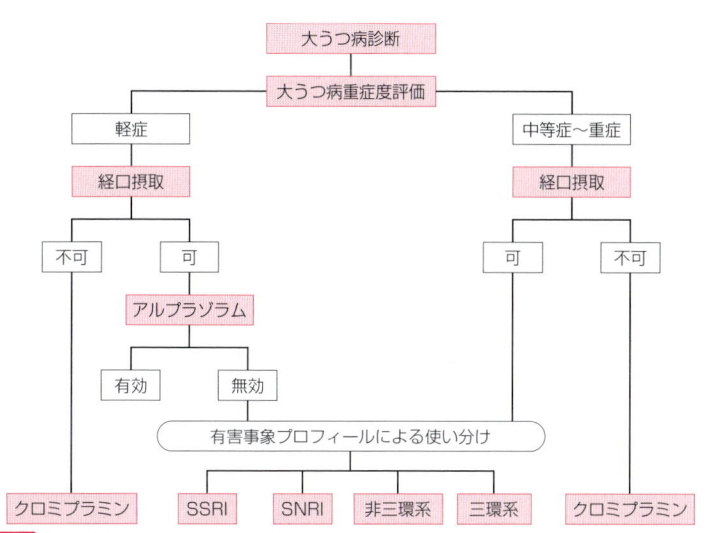

図3-2 進行がん患者のうつ病に対する薬物治療アルゴリズム（国立がん研究センター）

```
                    大うつ病診断
                        │
                  大うつ病重症度評価
                 ┌──────┴──────┐
              軽症              中等症～重症
               │                    │
             経口摂取              経口摂取
           ┌───┴───┐            ┌───┴───┐
          不可     可            可     不可
           │       │            │       │
           │   アルプラゾラム    │       │
           │    ┌──┴──┐         │       │
           │   有効   無効       │       │
           │         │          │       │
           │         └─── 有害事象プロフィールによる使い分け
           │              │    │    │    │
       クロミプラミン  SSRI SNRI 非三環系 三環系  クロミプラミン
```

表3-5 うつ病の薬物療法

一般名	分類	がん患者における利点
アミトリプチリン クロミプラミン	三環系抗うつ薬	鎮痛補助効果 注射剤あり
アモキサピン ミアンセリン	第二世代抗うつ薬	抗コリン性 有害事象少
アルプラゾラム	ベンゾジアゼピン系	抗不安作用
フルボキサミン パロキセチン セルトラリン エスシタロプラム	選択的セロトニン再取り込み阻害薬（SSRI）	抗コリン性 有害事象極少
ミルナシプラン デュロキセチン	セロトニン・ノルアドレナリン再取り込み阻害薬（SNRI）	抗コリン性 有害事象極少 薬物相互作用少

3 鎮痛補助薬としての向精神薬

 がん疼痛の鎮痛補助薬として向精神薬が使用される．がん患者に認められる痛みには，①がんによる痛み，②がん治療による痛み，③がん・がん治療と直接関連のない痛みに分類される[6]．「がんによる痛み」とは，がん自体が原因となって生じる痛みであり，内臓痛（膵臓がんの痛みなど），体性痛（骨転移痛など），神経障害性疼痛（腫瘍の浸潤によって生じる脊髄圧迫症候群や腕神経叢浸潤症候群など）が含まれる．「がん治療による痛み」とは，外科治療，化学療法，放射線治療など，がんに対する治療が原因となって生じる痛みであり，術後痛症候群，化学療法後神経障害性疼痛，放射線照射後疼痛症候群が含まれる．「がん・がん治療と直接関連のない痛み」とは，前述のいずれにも該当しない原因の痛みであり，もともと患者が有していた疾患による痛み（脊柱管狭窄症など），新しく合併した疾患による痛み（帯状疱疹など），あるいはがんにより二次的に生じた痛み（廃用症候群による筋肉痛など）を含む．「がん疼痛の薬物療法に関するガイドライン−2010年版−」では，前述した「がんによる痛み」を「がん疼痛」と呼ぶ[8]．

 疼痛は，その原因別に①侵害受容性疼痛，②神経障害性疼痛，③心因性疼痛に分けられる[7]．神経障害性疼痛は，損傷された神経の支配領域の症状で，感覚低下やしびれ感などの知覚異常を伴うことが多く，電撃痛，灼熱感，アロディニア（通常は痛みを感じない刺激で痛みが引き起こされる状態）などを特徴とする[19]．神経障害性疼痛に対してオピオイド製剤や非ステロイド性消炎鎮痛薬（NSAIDs）は，限定的な効果に留まることが多いので，一般の鎮痛薬とともに鎮痛補助薬と併用使用される．鎮痛補助薬は，広義には何らかの形で鎮痛効果を増強したり，オピオイド製剤やNSAIDsの使用を円滑にする目的で使用される．神経障害性疼痛に対する鎮痛補助薬は多種存在するが，鎮痛目的の保険適用はほとんどない．副作用も比較的多く，1つの鎮痛補助薬自体の有効性もそれほど高くない．使用指針はいくつか存

在するが，オピオイド製剤のようにゴールデンスタンダードと呼べるものは存在しない．

鎮痛補助薬の分類と使い方

鎮痛補助薬は，抗うつ薬，抗不整脈薬，抗けいれん薬，N-メチル-D-アスパラギン酸（NMDA）受容体拮抗薬，ステロイド薬，その他の薬物に大別することができる（図3-3）．

鎮痛補助薬は基本的に適応外使用であり，副作用も決して少なくなく，他の薬物との相互作用も懸念される．適切に使用されることが，患者のQOLにとって最も重要である．

① **痛みをしっかり評価する**：安易に鎮痛補助薬を追加するのではなく，神経障害性疼痛の有無をしっかり評価する．鎮痛補助薬以外の手段（オピオイドローテーション，放射線療法，その他の非薬物的治療）なども常に検討する．

② **単剤使用を原則**：単剤，少量から開始し，増量して効果を見極める．効

Na⁺チャネルのアップレギュレーション

抗不整脈薬
・メキシレチン
・フレカイニド
・リドカイン

抗てんかん薬
・カルバマゼピン
・フェニトイン

侵害性知覚神経伝達物質（グルタミン酸など）分泌の過剰放出

N-メチル-D-アスパラギン酸（NMDA）受容体拮抗薬
・ケタミン
・イフェンプロジル
・デキストロメトルファン

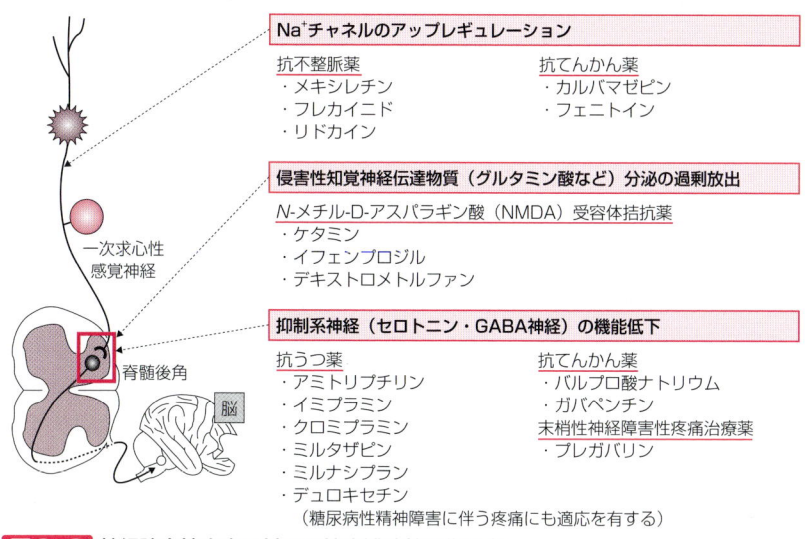

抑制系神経（セロトニン・GABA神経）の機能低下

抗うつ薬
・アミトリプチリン
・イミプラミン
・クロミプラミン
・ミルタザピン
・ミルナシプラン
・デュロキセチン
（糖尿病性精神障害に伴う疼痛にも適応を有する）

抗てんかん薬
・バルプロ酸ナトリウム
・ガバペンチン
末梢性神経障害性疼痛治療薬
・プレガバリン

一次求心性感覚神経
脊髄後角
脳

図3-3 神経障害性疼痛に対する鎮痛補助薬の作用点

果が乏しい場合は中止し，他の薬物に切り替える．1つの薬物で効果があったが，増量しても取りきれない神経障害性疼痛の場合は，併用を検討する．

③ **個別性を重視し，薬物を選択**：緩和領域では使用薬物が多くなる傾向がある．例えば，将来に内服困難が予想される場合，たとえ有効でも中止せざるを得ない可能性がある．患者ごとの状況に配慮が必要となる．

④ **効果と副作用のバランスに配慮し，常に用量を再検討**：たとえ鎮痛効果があっても，有害な副作用が上回るようであればQOLは低下する．終末期では肝機能・腎機能の悪化により，クリアランスが変化しやすく，痛み自体も特別の契機なく大きく減弱することも日常経験される．同じ用量を漫然と継続するのは危険である．

鎮痛補助薬

A 抗うつ薬

作用・特徴

抗うつ薬は慢性疼痛，神経障害性疼痛に対して最もエビデンスのある薬物である．中枢神経系のセロトニンやノルアドレナリン再取り込みを阻害し，シナプス間隙のセロトニンとノルアドレナリンを増加させ，後シナプスでのセロトニン／アドレナリン受容体に作用することにより下行性抑制系を賦活することによって鎮痛効果を発揮する[18]．副作用が多いという欠点がある．

三環系抗うつ薬は，持続性神経障害性疼痛には第1選択薬であり，がんによる神経浸潤，ビンクリスチンやシスプラチンによる末梢神経障害などの痛み，あるいは「焼けるような」「しめつけられる」「つっぱる」「しびれる」と表現される痛みに対して有効であると考えられている．

鎮痛効果の発現は，通常の抗うつ作用が発現するとされている週単位よりも早く，投与開始1週間以内に効果発現し，かつ，うつ病の治療量よりも低用量で抗うつ作用を示さずに鎮痛効果が認められる．**表3-6**に鎮痛補助薬の用法・用量の一例を示した．

選択的セロトニン再取り込み阻害薬（SSRI）やセロトニン・ノルアドレナリン再取り込み阻害薬（SNRI）も鎮痛補助薬として有用性を示す知見が

表3-6 鎮痛補助薬と投与方法の目安

分類	薬物	用法・用量		備考(主な副作用)
抗うつ薬	アミトリプチリン アモキサピン ノルトリプチリン	開始量：10mg/日 経口(就寝前)	維持量：10～75mg/日 経口 1～3日ごとに副作用がなければ20mg⇒30mg⇒50mgと増量	眠気, 口内乾燥, 便秘, 排尿障害, 霧視など
	パロキセチン	開始量：20mg/日　経口(高齢者は10mg)		嘔気(開始初期に多い), 食欲不振, 頭痛, 不眠, 不安, 興奮など
	フルボキサミン	開始量：25mg/日　経口		
	デュロキセチン	開始量：20mg/日　経口 (1週間後に1回40～60mgまで増量)		眠気, 悪心, 口渇, 頭痛, 便秘, 下痢, めまいなど
抗てんかん薬	カルバマゼピン	開始量：200mg/日 経口(就寝前)	維持量：200～1,200mg/日 経口 1～3日ごとに眠気のない範囲で, 300mg 就寝前⇒400mg 夕・就寝前⇒600mg 夕・就寝前と増量	ふらつき, 眠気, めまい, 骨髄抑制など
	バルプロ酸	開始量：200mg/日 経口(就寝前)	維持量：400～1,200mg/日 経口	眠気, 嘔気, 肝機能障害, 高アンモニア血症など
	フェニトイン	維持量：150～300mg/日　経口(分3)		眠気, 運動失調, 嘔気, 肝機能障害, 皮膚症状など
	ガバペンチン	開始量：200mg/日 経口(就寝前)	維持量：600～2,400mg/日 経口 1～3日ごとに眠気のない範囲で, 400mg 分2⇒600mg 分2…と増量	眠気, ふらつき, めまい, 末梢性浮腫など
	クロナゼパム	開始量：0.5mg/日 経口(就寝前)	維持量：1～2mg/日 経口 1～3日ごとに眠気のない範囲で, 1mg 就寝前⇒1.5mg 就寝前まで増量	ふらつき, 眠気, めまい, 運動失調など
NMDA受容体拮抗薬	ケタミン	開始量：0.5～1mg/kg/日 持続静注, 持続皮下注	維持量：100～500mg/日 持続静注, 持続皮下注 1日ごとに精神症状を観察しながら0.5～1mg/kgずつ増量	眠気, ふらつき, めまい, 悪夢, 嘔気, せん妄, けいれん(脳圧亢進)など
	イフェンプロジル	開始量：60mg/日 経口分3	維持量：120mg/日	眠気, めまい, 嘔気, 低血圧, 頭痛

あるが，現在のところ一致した見解は得られていない．デュロキセチンは糖尿病性神経障害に伴う疼痛にも適応を有する．

> **B** 抗てんかん薬

●**作用・特徴**

抗てんかん薬のカルバマゼピンやフェニトインは，Na^+チャネルを抑制し，Na^+の細胞内流入を阻止することにより，神経膜の脱分極を抑制する．また，末梢のNa^+チャネルも抑制し，鎮痛効果を発揮すると考えられている．バルプロ酸ナトリウムは，トランスアミナーゼ阻害作用により，シナプス間隙のGABA量を上昇させ，神経膜の過分極を誘発させ，鎮痛効果を発揮する．

抗てんかん薬は，それぞれ作用点が異なるため，1つの抗てんかん薬が無効であっても種類の変更による効果や併用による上乗せ効果が期待できる．神経損傷を伴う電撃様疼痛の抑制に効果があり，「電気が走る」「痛みが走る」「刺すような痛み」などが「突然来る」と表現される性質の疼痛に有効である．安静時に発作的に繰り返されるような疼痛が適応（カルバマゼピンで70％）である．体動によって生じる電撃痛には無効な場合が多いが，有効な場合には増量に伴い一気に症状が軽減する場合が多い．

抗てんかん薬には，薬物相互作用をきたす薬物が多いので，多剤併用に注意する．ガバペンチンは肝臓での代謝をほとんど受けないため，薬物相互作用の影響を受けにくいという利点がある．抗てんかん薬に共通する副作用として眠気，ふらつきがあるが，副作用の発現を抑えるためには低用量から開始することが望ましい．カルバマゼピンでは，心刺激伝導の抑制作用があるため，重篤な心障害（第Ⅱ度以上の房室ブロック，高度の徐脈）のある患者では禁忌であるほか，骨髄抑制が認められるため化学療法・放射線治療・全身性骨転移で汎血球減少症をきたしている患者では原則として使用しない．フェニトインの副作用として，肝機能障害，皮膚症状（スティーブンス・ジョンソン症候群），運動失調が知られる．また体内動態が非線形型であることから，増量の際に急激に血中濃度が上昇する場合があるため注意する必要がある．バルプロ酸ナトリウムでは肝機能障害，高アンモニア血症をきたすことがあるため，定期的な肝機能検査を行い，意識障害を認めた場合には血中アンモニアの測定を行う．

C NMDA受容体拮抗薬

作用・特徴

　NMDA受容体は，末梢からの疼痛情報の入り口である脊髄後角の反応に密接に関与しているCa^{2+}チャネル型受容体であり，オピオイド反応性の低下や痛覚過敏などの発現に関与している．神経障害性疼痛では，グルタミン酸などの侵害性知覚神経伝達物質が持続的に過剰放出されており，非競合的NMDA受容体拮抗薬（ケタミン，イフェンプロジル，デキストロメトルファン）は，NMDA受容体のフェンシクリジン（PCP）結合部位に結合し，痛覚伝達を抑制する．神経障害性疼痛（ニューロパティックペイン）よりは体動時痛など体性痛に有効であると考えられている．一方で，鎮静作用や精神症状なども引き起こす可能性があるため注意する必要がある．

　ケタミンは，麻酔導入薬として使用されているが，帯状疱疹後神経痛，幻肢痛を含むさまざまな神経障害性疼痛を緩和する作用を有する．わが国で入手可能なケタミン製剤は静注・筋注製剤であるが，注射よりも経口で使用したほうが治療効率が高いことから，希釈して経口使用されたり，持続皮下注射などで使用される場合が多い．2007年の麻薬指定に伴いケタミン製剤は，使用規制されている．脳圧を亢進させるため，脳血管障害，高血圧，脳圧亢進症，重症の心代償不全の患者には禁忌である．主な副作用として，眠気，ふらつき，めまいがある．重篤な副作用としては，急性腎不全，呼吸抑制，けいれんなどがある．特徴的な症状としては，幻覚，悪夢などの精神症状（中枢性作用）が知られている．イフェンプロジルは，NMDA受容体の2Bサブユニット（NR2B）への選択性が高い拮抗薬であり，常用量の2倍程度まで増量することができる．ケタミンのような精神症状の副作用は少ないが，アドレナリンα受容体拮抗作用により，低血圧などが発現する．デキストロメトルファンは鎮咳薬として使用されるため，比較的使用しやすいNMDA受容体拮抗薬として頻用されていた．しかし，近年の無作為化対照試験（RCT）などでデキストロメトルファンの効果が否定されてきており，使用されなくなっている．

文献

1) Akechi T et al : Psychiatric disorders and associated and predictive factors in patients with unresectable nonsmall cell lung carcinoma : a longitudinal study. Cancer, 92 : 2609-2622, 2001.
2) Akechi T et al : Major depression, adjustment disorders, and post-traumatic stress disorder in terminally ill cancer patients : associated and predictive factors. Journal of clinical oncology, 22 : 1957-1965, 2004.
3) Kugaya A et al : Prevalence, predictive factors, and screening for psychologic distress in patients with newly diagnosed head and neck cancer. Cancer, 88 : 2817-2823, 2000.
4) Minagawa H et al : Psychiatric morbidity in terminally ill cancer patients. A prospective study. Cancer, 78 : 1131-1137, 1996.
5) Okamura A et al : A new method for assaying adhesion of cancer cells to the greater omentum and its application for evaluating anti-adhesion activities of chemically synthesized oligosaccharides. Clin Exp Metastasis, 18 : 37-43, 2000.
6) Uchitomi Y et al : Mental adjustment after surgery for non-small cell lung cancer. Palliat Support Care, 1 : 61-70, 2003.
7) 尾崎紀夫：【うつ病】治療　プライマリケア医と精神科医の連携．日本医学会シンポジウム記録集，pp61-65, 2005.
8) 淀川キリスト教病院ホスピス編：緩和ケアマニュアル，第5版，最新医学社，2007.
9) 井出志賀子：せん妄のケース別介入③高齢者にみられやすいせん妄．（一瀬邦弘，太田喜久子，堀川直史監修，）せん妄；すぐに見つけて！すぐに対応！，第1版，pp70-72, 照林社，2002.
10) Brown TM el al : Delirium. BMJ, 325 : 644-647, 2002.
11) 加藤雅志：がん患者への対応で留意すべきポイント．薬局，56：1606-1613, 2005.
12) 日本総合病院精神医学会薬物療法検討小委員会：せん妄の治療指針．日本総合病院精神医学会治療指針1, 星和書店，2005.
13) Han CS et al : A double-blind trial of risperidone and haloperidol for the treatment of delirium. Psychosomatics, 45: 297-301, 2004.
14) Parellada E et al : Risperidone in the treatment of patients with delirium. J Clin Psychiatry, 65: 348-353, 2004.
15) Horikawa N et al : Treatment for delirium with risperidone : results of a prospective open trial with 10 patients. Gen Hosp Psychiatry, 25 : 289-292, 2003.
16) Passik SD et al : Oncologists' recognition of depression in their patients with cancer. J Clin Oncol, 16 : 1594-1600, 1998.
17) Okumura M et al : Clinical experience of the use of a pharmacological treatment algorithm for major depressive disorder in patients with advanced cancer. Psychooncology, 17 : 154-160, 2008.
18) 緩和医療ガイドライン作成委員会　日本緩和医療学会：がん疼痛の薬物療法に関するガイドライン，2010年版，第1版，金原出版，2010.
19) 長　美鈴ほか：オピオイドの効きにくい痛みの治療－鎮痛補助薬を中心として－．Prog Med, 26：2449-2456, 2006.

Chapter 4

心理教育と薬剤管理指導業務

1 心理教育

　心理教育は1980年代後半，日本に家族療法として紹介された．心理教育の概念や方法を紹介したアンダーソンは，精神科の治療で教育的部分が必要とされてきた背景について，①脱入院化による早期の退院，②ストレス-脆弱性モデルなど生物学的基礎の明確化，③感情表出研究の発展，④インフォームド・コンセントの流れ，⑤家族会や患者グループなど家族と患者の権利を守る運動が展開したことをあげている[1]．日本においても精神科医療は「入院医療中心から地域生活中心へ」と転換が図られ，背景として同様な状況が進行しており，また，患者やその家族も含めたチーム医療という視点が重要となってきていることから，より早期からの心理教育の必要性が高まっている．

ストレス-脆弱性モデル

　ストレス-脆弱性モデルは，ズービンによって提唱されたモデル[2]で，**図4-1**のような曲線で説明される．横軸の脆弱性とは生物学的にみた病気になりやすさを表すもので，その人の素質，学習されてきた能力，ストレスへの対応力などが関連するといわれている．一方，縦軸はストレスの強さを示す．同じストレスが加わっても人によって対応力が異なり，脆弱性が大きくなる（横軸で右方に行く）ほど発症しやすくなる．すなわち，この2つの軸のバランスで精神疾患は発症すると考えられる．このモデルの縦軸のストレスを下げるためには，できる限り早期の治療・リハビリ・支援などによりストレスを避ける工夫，ストレスに強くなる工夫，脆弱性を小さくする工夫（薬を飲むなど）が役に立つ．すなわち，薬物療法と心理社会的療法（対処技能の向上やストレスマネジメント，さらに社会資源の活用など）を本人に

図4-1 ストレス-脆弱性モデル
(厚生労働省ホームページ http://www.mhlw.go.jp/stf/shingi/indexshingi.html より引用)

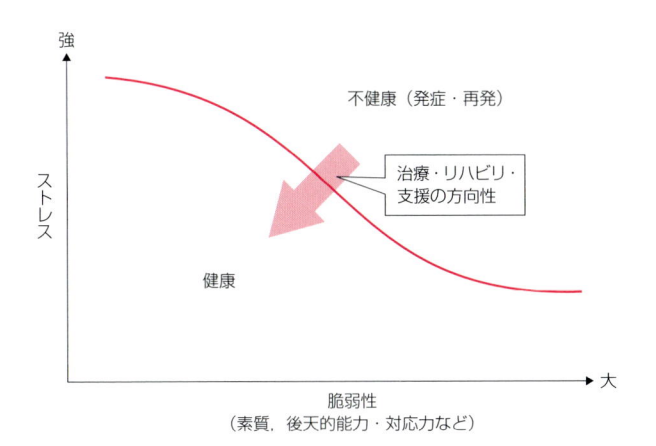

合わせて実施することが重要となる．

感情表出（Expressed Emotion：EE）

　1962年にイギリスのブラウンらによって始められた家族の感情表出に関する実証的研究は，統合失調症の再発と家族要因との関係を明らかにした[3]．感情表出とはCFI（Camberwell Family Interview）という特定の面接法によって家族が示すさまざまな感情の表し方（表情，口調，態度など）で，Expressed Emotionの頭文字をとってEEと呼ばれる．批判的コメント，敵意，情緒的巻き込まれすぎ（心配しすぎ）の3つの感情表出のいずれかが高い状態を高EEと呼び，再発に関連があると評価される．また，いずれも低い状態を低EEと呼ぶ．高EEの患者家族関係では批判や敵意に満ちた会話が多いか，心配のあまり過保護過干渉的行動が多く，低EEではある程度の距離がとれた比較的穏やかな交流が交わされていると推測される．

　日本におけるEE研究において，9ヵ月後の再発率は低EE家族では8.1%であるのに対して，高EE家族では45.7%であった（**図4-2**）[4]．すなわち，規則正しい服薬をすること，および高EEが示されるような患者と家族の関係などのストレスの強弱が病気の経過に大きく影響を与えることが示される．

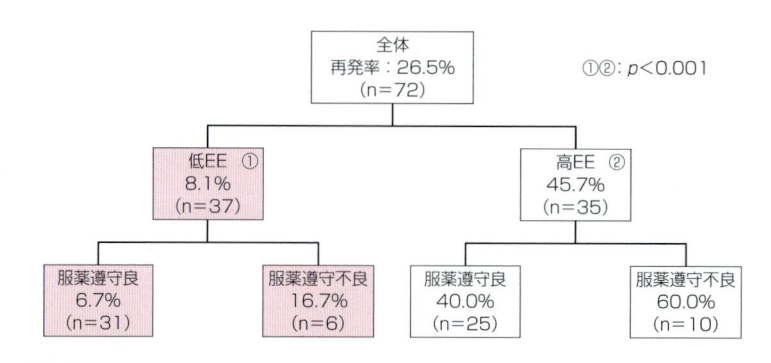

```
                    全体
                再発率：26.5%        ①②：p＜0.001
                  (n=72)
         ┌─────────┴─────────┐
      低EE ①              高EE ②
      8.1%                 45.7%
     (n=37)               (n=35)
    ┌───┴───┐           ┌───┴───┐
 服薬遵守良 服薬遵守不良  服薬遵守良 服薬遵守不良
  6.7%    16.7%         40.0%    60.0%
 (n=31)   (n=6)         (n=25)   (n=10)
```

図4-2 感情表出（EE）の研究

（文献4）より引用）

　高EE家族は，病気や症状，治療法，社会資源・対処資源に対する知識・情報の不足や，不慣れな対処方法，不適切な対処技術の結果，孤立感が増し，ますます巻き込まれ，かつ敵意や批判も増えてしまうという悪循環に陥っている場合が多い．そこで，家族心理教育で体験談や対処法を聞き，専門家による情報提供とサポートを実感することで，孤立感が和らぎ患者との距離を適度に置くことができるようになり，家族の情緒的巻き込まれすぎの改善に役立つと考えられる．

心理教育

　心理教育ガイドライン[5]では心理教育を「精神障害やエイズなど受容しにくい問題をもつ人たちに（対象），正しい知識や情報を心理面への十分な配慮をしながら伝え（方法1），病気や障害の結果もたらされる諸問題・諸困難に対する対処方法を修得してもらうことによって（方法2），主体的な療養生活を営めるよう援助する（目的）技法である」と定義している．また，精神障害者およびその家族が自らの病気や障害を知り，さまざまなリハビリテーションプログラムや地域援助プログラムを利用し，社会参加するうえで生じてくる諸問題・諸困難を主体的に解決できるように援助する心理教育プログラムは，心理社会的療法の要として位置づけられている．

　心理教育ガイドラインでは心理教育の種類として，①心理教育的な面接：

個人または家族面接の中で心理教育を実施するもの，②心理教育的プログラム：体系的な心理教育を，1回2時間，5回で1クールなど，明確な構造を決めて実施するもの，③心理教育関連プログラム：明確な構造を決めて実施するが，認知行動療法，服薬教室，自助グループなど，心理教育以外の要素も含まれるものに分類している．服薬自己管理モジュールは心理教育関連プログラムとして位置づけられ，急性期から回復期，リハビリテーション期，長期入院中の患者本人への心理教育に適応する．

　心理教育の構造は，教育セッション（情報を伝える場）とグループセッション（対処方法について話し合い，工夫を伸ばす場）が必要である．この2つのセッションは，教育セッションで得た知識をもとにして，グループセッションで具体的な対処法をあみ出していく関係となる．教育セッションでは，疾患の知識，薬物治療の効果・副作用と対処法，福祉資源などの家族や患者が聞いて役立つ情報を提供することを目的とする．このため，情報提供においては，家族や患者が理解しやすいように，専門用語をなるべく避け，具体的な例をあげながら説明し，イメージをよく表した図やグラフなどの視覚的な手段を活用するなどの工夫が必要である．また，質問の時間を設けるなど，常に双方向的な情報伝達を進める姿勢が必要である．

家族心理教育

　図4-3にホガティら[6]の心理教育研究を示す．薬物療法とSST（Social Skills Training）を組み合わせると再発率は約半減，薬物療法と家族心理教育を組み合わせると同様に減少し，両方を併用すると，1年後のフォローアップでは，再発率がゼロであったという結果である．すなわち，統合失調症治療において薬物療法と心理社会的療法の組み合わせが効果的であると同時に，心理社会的療法においては，患者へのアプローチと環境（家族）へのアプローチの組み合わせが効果的であることを示している．

　心理教育の中でも家族心理教育は，構造化された継続的なプログラムが作られており，米国精神医学会の統合失調症ガイドライン[7]では，安定期の心理社会的療法として推奨されている．

　日本で実施されている統合失調症の家族心理教育プログラムの例を表4-1

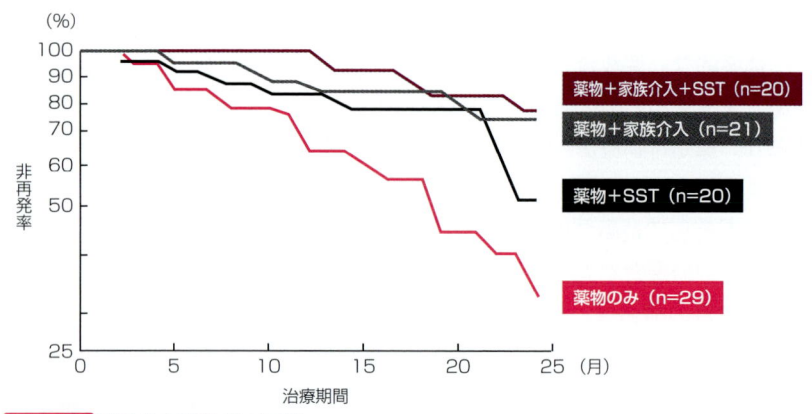

図4-3 統合失調症治療と再発

SST：Social Skills Training （文献6）より引用）

表4-1 統合失調症の家族心理教育のプログラム例

回	内　容
第1回	オリエンテーション・自己紹介 講義1：統合失調症の経過と回復までのプロセス：質疑，グループワーク
第2回	講義2：薬の作用と上手なおつきあいの仕方：質疑，グループワーク
第3回	講義3：薬の役割，副作用とその対処：質疑，グループワーク
第4回	講義4：再発をなるべく減らすために：質疑，グループワーク
第5回	講義5：これからの生活のために，社会資源について：質疑，グループワーク，まとめ，感想

に示す．また，表4-2に「心理教育ガイドライン」でモデルとしてあげられている解決志向型グループの進め方を示す．表4-2の3以降のプロセスは，SSTの問題解決技能訓練と同様である．この過程で，問題を出した家族がさまざまな解決法の中から自分に合った案を選択する行為は自己決定となり，解決法を教えられるよりさらに自由度と自発性が高くなり，自尊心が守られることになる．また，他の参加家族からの意見を聞くことで自分の問題が援助されたという経験になり，一方，解決法を出した家族にとっても援助経験になるため，自己効力感を高めることにつながる．

表4-2 対処技能のためのグループの進め方

1. グループの進め方を確認する
2. 最近起きた「よかったこと」「ほっとしたこと」などを話す
3. グループの中で相談したい「困っていること」を出してもらい，今日のテーマを決める．何人かの案を出してもらい，緊急性や共通性などから決めていく．それをホワイトボードに板書
4. 相談したいことについて，詳しく話し話題を共有する
5. 参加者それぞれが，アイデアを出す．アイデアはホワイトボードにすべて書く．
6. 相談した人が，アイデアから自分なりの対処を選択する
7. 必要ならば，ロールプレイや情報提供を行う
8. 1人ひとり感想を話し，グループを閉じる．
    (1) 話題を参加者に振って，テーマとなった話題について，参加者のそれぞれが自分の体験と比較して共有できるように進める
    (2) 相談のテーマが，小さく具体的で日常的なものになるように話題をしぼる
    (3) リラックスし，肯定的雰囲気で進められるよう，できている対処に注目したり，工夫や努力をほめ，ねぎらう

SST

SSTとは"Social Skills Training"の略で，「社会生活技能訓練」や「生活技能訓練」と呼ばれている．Libermanらによって1980年代に開発され日本に導入された．SSTはその理論的根拠を社会的学習理論におき，ロールプレイやモデリングなどの行動療法の技法を用いた構造的な学習を繰り返し行い，学習した技能を日常生活に般化させることにより，社会適応の改善を図り，さらに生活の質を高めることを目的とした認知行動療法である．対人関係を中心とする社会生活技能のほか，服薬自己管理・症状自己管理などの疾病の自己管理技能，身辺自立（ADL）に関わる日常生活技能を高める方法が開発されている．日本では，1994年4月に「入院生活技能訓練療法」として診療報酬に組み込まれた．現在では，医療機関にとどまらず各種の社会復帰施設，作業所，矯正施設，学校など，障害や疾患の有無に関係なく多くの施設で実践されている．SSTには「基本訓練モデル」「問題解決技能訓練」そして「モジュール（課題領域別学習パッケージ）」の3方法がある．日本で使用できるモジュールは，「服薬自己管理」「症状自己管理」「基本会話」「余暇の過ごし方」「地域生活再参加プログラム」がある．基本訓練モデルの進め方を図4-4に示す．

(A) 基本訓練モデルの進め方

1. はじめの挨拶
2. 新しい参加者を紹介する
3. SSTの目的ときまりを確認しあう
4. 宿題の報告を聞く
5. 練習課題を明確にする
6. ロールプレイで技能を練習する　➡　(B) へ
7. まとめ
8. 終わりの挨拶（次回の予告）

(B) ロールプレイで技能を練習する

1. 練習することを決める（agenda setting）
2. 場面を作って1回目の練習をする（dry run）
3. よいところをほめる（正のフィードバック：positive feedback）
4. さらによくする点を考える
5. 必要ならばお手本をみる（modeling）
6. もう一度練習する
7. よいところをほめる（正のフィードバック：positive feedback）
8. チャレンジしてみる課題を決める（宿題の提示：homework assignment）
9. 実際の場面で練習してみる（in vivo practice）

図4-4 基本訓練モデル

服薬自己管理モジュール

　服薬自己管理モジュール[8]は，統合失調症などの慢性精神障害者が地域で自立した生活ができるように，自らの知識とさまざまな問題への対処能力を高めることを目的に，米国のLibermanらによって作成された自立生活技能（Social and Independent Living Skills：SILS）プログラムの1つである．服薬自己管理モジュールは，UCLA「統合失調症と精神科リハビリテーション臨床研究センター」において臨床試行が実施され，再発率の低下，患者QOLの向上，長期入院の可能性の減少という成果が示されている[9]．このプログラムの技能領域は，①導入，②ビデオを用いた質疑応答，③ロールプレイ，④社会資源管理，⑤派生する問題，⑥実地練習，⑦宿題の7つの学習過程からなる．服薬自己管理モジュールは，訓練者のためのマニュアル，患者用のワークブック，および薬の服用を管理するうえでの重要な場面

を収録したビデオテープを用い，問題解決，現場での練習，宿題などの支持的かつ認知行動療法的手法を用いたカリキュラムにより患者のグループを指導するものである．服薬自己管理モジュールは指導者用マニュアルに基づいているため，誰にでも実施可能な簡便な方法である．

福島医大版服薬自己管理モジュール

　米国版服薬自己管理モジュールは，①実施に長期間を要する，②日本の医療事情とは異なる場面がある，③第二世代（非定型）抗精神病薬の副作用の説明を加える必要性などの問題があり，日本の医療状況に適合するように新たに福島医大版服薬自己管理モジュール[10]が作成された．福島医大版服薬自己管理モジュールの内容は米国版を参考に，退院後の服薬に際して特に重要と考えられる6項目（表4-3）を選択した．セッションの流れを図4-5に示す．独自の工夫として，①ウォーミングアップ，②具体性のある教材の使用（薬物体内動態，薬物血中濃度について図やグラフを用いるなど），③自由に質問できる雰囲気作り，④服薬および症状自己チェック表を宿題とする，⑤さまざまな服薬自己管理方法の体験，⑥薬の剤形の説明，⑦修了証書を最終回に患者に授与するなどを盛り込むことで，服薬に関する知識の向上や，継続した規則正しい服薬への動機づけを図っている．また，事前に構造

表4-3 福島医大版服薬自己管理モジュール

回	内　容
第1回	・服薬教室の目標，薬の体内動態，血中濃度などの薬の基礎知識を知る． ・服薬状況および症状自己評価チェック表の付け方を知る．
第2回	・向精神薬について知る．
第3回	・薬の服用中止による再発の危険性について知る．
第4回	・薬を服用するための正しいステップについて知る． ・服薬自己管理方法について知る． ・薬の剤形について知る
第5回	・正しい薬の飲み方のルール，飲み忘れ時の正しい対処法について知る．
第6回	・薬の副作用の正しい対処法について知る．

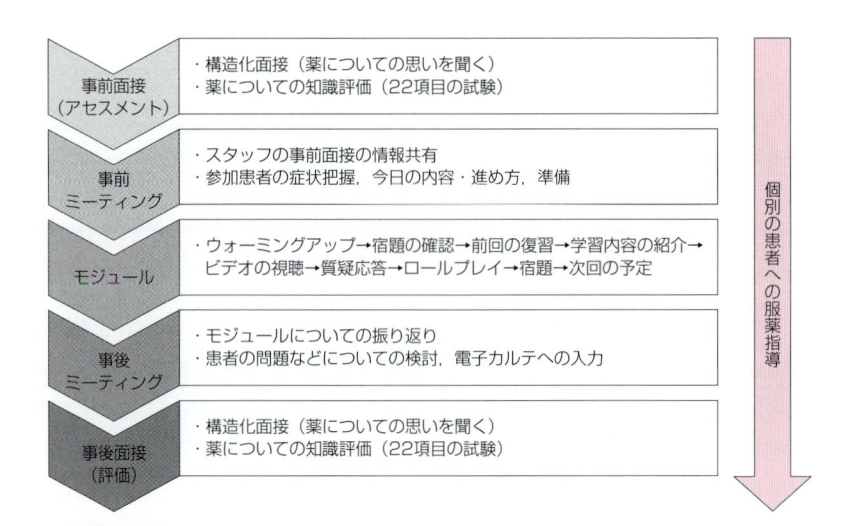

```
事前面接      ・構造化面接（薬についての思いを聞く）
（アセスメント） ・薬についての知識評価（22項目の試験）

事前          ・スタッフの事前面接の情報共有
ミーティング   ・参加患者の症状把握，今日の内容・進め方，準備

モジュール    ・ウォーミングアップ→宿題の確認→前回の復習→学習内容の紹介→
              ビデオの視聴→質疑応答→ロールプレイ→宿題→次回の予定

事後          ・モジュールについての振り返り
ミーティング   ・患者の問題などについての検討，電子カルテへの入力

事後面接      ・構造化面接（薬についての思いを聞く）
（評価）      ・薬についての知識評価（22項目の試験）
```

（個別の患者への服薬指導）

図4-5 福島医大版服薬自己管理モジュールのスケジュール

化面接（薬についての思いを聞くなど）や薬についての知識をアセスメントすることで患者の薬に対する問題点を把握でき，より効果的なセッションを展開することができる．福島医大版服薬自己管理モジュールは服薬に関する基本的な内容となっているため，参加者個々の服用薬に関して薬剤師が個別の服薬指導や副作用・相互作用モニタリングなどの薬学的管理をすることが，服薬自己管理モジュールを補完し，アドヒアランスを向上させるために欠かせない重要なポイントになる．

2 薬剤管理指導業務

　精神科において，薬物療法は治療の基本となることが多く，薬剤管理指導業務は大変重要な役割を担っている．薬剤管理指導の目的は，薬剤師が医療チームの一員として医薬品の適正使用を推進し，安全でより効果的な薬物療法の実現に寄与することで，患者に医療サービスを提供することである．直接患者と面談して適切な指導，助言を行う服薬指導と，得られた情報とそこから得られる薬物療法の問題点を検討し，適正使用のための情報とともに医師をはじめとする医療チームに還元，提案していく．また，処方された薬剤の投与量，投与方法，投与速度，相互作用，重複投薬，配合変化，配合禁忌などに関する確認ならびに患者の状態を適宜確認することによる効果，副作用などに関する状況把握は，安全な薬物療法を実施するうえで必須の項目である．例えば，薬原性錐体外路症状にはフィジカルアセスメントを用いDIEPSS（Drug Induced Extra-Pyramidal Symptoms Scale）により標準化された評価を実施することで，客観的データとしてすべての職種で情報共有が可能となる．さらに，必要に応じて投与量の減量・中止あるいは薬剤の変更などの処方変更を提案するのにも有効な評価となる．
　本稿では誌面の都合により心理教育を応用した服薬指導に焦点をあて，解説する．

アドヒアランスの向上

　統合失調症患者の再発，再入院の最大の原因は服薬中断にある[11]．このため，心理教育の中でもアドヒアランスの向上は最重要目的となる．アドヒアランスの向上には，さまざまな要素が関係してくるが，薬剤師は薬による効果，服薬継続することの意味，薬の副作用および対処法などについて適切

な情報提供を行うことが求められている．さらに副作用が少なく飲み心地のよい薬物や剤形の選択を患者とともに行っていくことが重要である．また，副作用が現れた場合の対処法を話し合う（問題解決技法），服薬に関して困ったことが生じた場合に主治医に相談する練習をする（ロールプレイ）など，認知行動療法による服薬に関する技能の学習も服薬アドヒアランスを確実にする．

服薬アドヒアランスの向上は，患者のさまざまな精神科リハビリテーションプログラム参加への基盤となるものであり，社会参加，社会復帰に役立つ．すなわち，服薬アドヒアランスは，患者が自立した生活へのスタートラインに立つ第一歩と考えられる．しかし，退院患者の50%が1年以内，75%が2年でノンアドヒアランスになることからもアドヒアランスへの配慮が欠かせない[12]．すなわち，服薬アドヒアランス向上のための心理社会的介入として，薬剤師による心理教育は大変重要であると考えられる．

認知行動療法を用いた服薬指導の例

精神疾患患者は認知機能が低下している場合があるため，服薬指導においても十分な配慮が必要となる．また，副作用の訴えなどに対しても，患者の訴えに対する正しい評価ができる専門的知識と，適切なコミュニケーション能力が求められる．

ロールプレイを用いた服薬指導例を示す．

> 【症例】26歳，女性，統合失調症．入院歴は3回で，いずれも服薬中断が原因，薬をきちんと飲むと安定する．
> 【今回の入院エピソード】服薬中断により幻聴に支配されて，自宅で母親に対し暴言をはき，壁に物を投げるなどの行動があった．このエピソードのため，両親に付き添われ受診し，医療保護入院．

Rp.1

リスペリドン錠3mg	1回1錠（1日2錠） 1日2回　朝・夕食後
ビペリデン塩酸塩錠1mg	1回1錠（1日2錠） 1日2回　朝・夕食後
バルプロ酸ナトリウム徐放錠200mg	1回1錠（1日2錠） 1日2回　朝・夕食後
バルプロ酸ナトリウム徐放錠100mg	1回1錠（1日2錠） 1日2回　朝・夕食後
フルニトラゼパム錠1mg	1回1錠（1日1錠） 1日1回　就寝前

服薬指導での面接から，これまで服薬により生理が止まってしまうため，薬の副作用と思い薬の服薬を自己中断しており，このことは誰にも話せず悩んでいたことがアセスメントされた．このため，主治医に副作用を伝えるスキルを学習するロールプレイを実施した．

会話の流れ	目的や根拠
薬剤師：お薬について不安な気持ちがあると，薬を飲み続けることは難しくなります．ですからこれからも，お薬について困ったこと，不安なこと，心配なことなどご相談ください．では，これから医師に副作用についてうまくお話できるようにするにはどうしたらよいかの相談をいたしましょう． 薬剤師：診察室で主治医とお会いになりますよね．どのようにお薬の話をなさいますか？ 私が，主治医だとしてやってみましょうか．「〇〇さん，薬はきちんと飲めていますか？」 患者：ええ，薬は大事だと思っています……	場所の設定，ドライラン： 仮説の練習場面を使って，いつもやっている方法を見せてもらい，その人のスキルの過不足をアセスメントする．ロールプレイの始めと終わりを明確に示すことで，集中力が高まる．
薬剤師：はい！　いい出だしですね．先生の顔をしっかり見て，とてもよく話されていると思います．そして薬が大事だと思っていることをきちんと伝えられています．この後，何を一番伝えたいですか？ 患者：やっぱり副作用で生理が止まっていることが心配で……ということですが，言いにくいですね．	正のフィードバック：何ができているかを具体的に伝える．正のフィードバックは練習した本人の自信となり，自己評価を高める．

薬剤師：では，副作用を主治医に伝える参考をやってみます．今度は，私が〇〇さんの役になって，〇〇さんが医師役になって役割を交換してやってみましょうか．〇〇さんは医師役なので，薬はきちんと飲めていますかと聞いてください．では始めます． 患者：〇〇さん，薬はきちんと飲めていますか． 薬剤師：はい，薬は大事だと思っているのですが，副作用で生理が止まっていることが心配で，薬が飲めなくなってしまいます．どうしたら，いいですか．	今よりもさらにステップアップするためのアドバイス **役割交換，モデリング：** 役割交換の技法は，他者の立場や気持ちを体験しながら，新しい行動を観察することができる． モデリングとは手本となるような他の人の行動を模倣して学習することで，観察学習（または代理学習）ともいう．
薬剤師：はい！ いかがですか．私は，なんと言っていましたか？ 患者：薬は大事だと思っているのですが，副作用で生理が止まってしまうことが心配で，薬が飲めなくなってしまいます．どうしたら，いいですか．と言っていました． 薬剤師：このように，医師に伝えることは〇〇さんに役立ちそうですか？ 患者：とても役立ちます．	**感想を聞く，復唱を行う：** モデル行動を受信できているか確認する．気持ちの変化を言語化することで，動機を高めたり，不安を軽減するなどの働きかけが可能である．
薬剤師：では，今度は私が医師役，〇〇さんが患者役になって，もう一度やってみましょう．では，始めます． 薬剤師：〇〇さん，薬はきちんと飲めていますか？ 患者：はい，薬は大事だと思っているのですが，副作用で生理が止まってしまうことが心配で，薬が飲めなくなってしまいます．どうしたら，いいですか．	**新しい行動のロールプレイ：** ロールプレイは行動リハーサル．実際に新しいスキルを試してみることで，達成感や安心感を得ることができる．
薬剤師：はい！ しっかりと顔を見ながら薬の副作用で困っていることを伝えることができて，とてもいいと思います．どうですか．次の診察の時にできそうですか？ 患者：ぜひ，お話しようと思います． 薬剤師：では，次回どうだったか教えてくださいね．	**正のフィードバック，宿題：** 宿題は技能が般化するための最も重要な方法．

　以上のように，1人SSTも，基本訓練モデルと実施方法は同様である．このように，構造化され手続き記憶を用いて行うトレーニングは学習しやすく，机上で学ぶよりも体得していく方が身につきやすい．1人SSTでは集団で実施する場合と比較して，①専門職のペースで早く進み過ぎないように注意する，②問題解決の場合は，患者からも提案してもらい尊重する，③場面設定をしっかり行う，④多角的な提案が出ないので，何度も繰り返し練習するなどの配慮が必要となる．

まとめ

　服薬自己管理モジュールは，認知行動療法，社会的学習理論に基づく構造化されたセッションであるため，これまで対応が困難な患者指導においても有用と考えられる．服薬自己管理モジュール，SSTの基本訓練モデル，問題解決技法などの基本技能は，個人指導，家族指導，グループ指導など多様な場面で用いることができるため，今後精神科領域に関わる多くの薬剤師が修得することで，服薬指導の新たな展開が期待される．精神科領域における専門的知識に精通した薬剤師が服薬自己管理モジュール，家族心理教育などに関与していくことは，チーム医療の中で患者の社会復帰を目標とした治療に貢献できるため，大変重要と考える．

文献

1) Anderson CM et al：A practitioner's guide to psychoeducation and management.（鈴木浩二，鈴木和子監訳：分裂病と家族（上，下），金剛出版，1988．
2) Zubin J et al：Vulnerability-a new view of schizophrenia. J Abnorm Psychol, 86：103-126, 1977.
3) Brown GW et al：Influence of family life on the course of schizophrenic disorders: a replication. Br J Psychiatry, 121：241-258, 1972.
4) 伊藤順一郎ほか：家族の感情表出と分裂病患者の再発との関連. 精神医学, 36：1023-1031, 1994.
5) 厚生労働省：精神・神経疾患研究委託費13指2 統合失調症の治療およびリハビリテーションのガイドライン作成とその実証的研究．心理教育を中心とした心理社会的援助プログラムガイドライン（暫定版），2004．
6) Hogarty GE et al：Family psychoeducation, social skills training, and maintenance chemotherapy in the aftercare treatment of schizophrenia. Ⅱ Two-year effects of a controlled study on relapse and adjustment. Arch Gen Psychiatry, 48：340-347, 1991.
7) 佐藤光源ほか監訳：米国精神医学界治療ガイドラインコンペンディアム，医学書院，2006．
8) Liberman RP：自立生活技能プログラム服薬自己管理モジュール，（安西信雄，池淵恵美，日本語版総監修，）丸善,1994．
9) Liberman RP et al：Skills training versus psychosocial occupational therapy for persons with persistent schizophrenia. Am J Psychiatry, 155：1087-1091, 1998.
10) 丹羽真一監修，斎藤百枝美，山本佳子ほか：福島医大版服薬自己管理モジュールマニュアル，ワークブック，ビデオ（新装版），中島映像製作所出版部，2006
11) Valenstein M et al：Pharmacy data indetify poorly adherent patients with schizophrenia at increased risk for admission. Med Care, 40：630-639, 2002
12) 澤田法英ほか：統合失調症のアドヒアランス. 臨床精神薬理, 11：1633-1644, 2008.

Chapter 5

精神科薬物治療における薬効・副作用の評価

1 精神科医療における評価尺度

　1950年代より統合失調症の薬物治療が開始となって以来，欧米諸国では抗精神病薬の単剤治療が中心となっている．一方日本では，戦後精神医療状況，精神病観，精神科治療法，人権意識などが基盤となり，独自の多剤大量療法が行われるようになった[1]．この多剤大量療法の弊害としては，過鎮静や錐体外路症状などの副作用の発現，有効薬剤の特定や至適用量の設定が困難などの問題があげられ，これらの問題解消のため，日本でも単剤化が意識されるようになった．多剤併用大量処方から単剤化に向け，錐体外路症状などの副作用評価や精神症状の重症度評価などを活用しつつ薬剤の減量に取り組むことが好ましい．しかし，現在の精神科医療において精神症状の重症度や錐体外路症状などは，生理検査によって数値化される具体的な指標はない．また遺伝子検査や画像検査などの研究に関しても，明確な指標とは成り得ていない．そのため，現在のところ精神疾患患者の精神症状の重症度や錐体外路症状などを客観的に捉える方法として，評価尺度が用いられている．

薬剤師が評価尺度を活用する必要性

　臨床の場において，医師，薬剤師，看護師，心理士などさまざまな職種が評価尺度を用いて患者の状態把握に努めている．チーム医療が盛んに行われている現在，薬剤師も評価尺度を理解することで，他の職種が実施した評価を服薬指導などに活かすことができ，患者を評価する共通の手段として用いることができる．また，抗精神病薬などの新薬の効果判定では精神科の評価尺度が用いられるため，薬剤師は各種の評価尺度を十分理解することが求められる．
　本項では，精神科で使用される代表的な評価尺度を紹介するとともに，薬剤師が服薬指導時に活用できる評価尺度に関して筆者の経験も添え記述する．

2 精神症状に関する代表的な評価尺度

精神疾患全般に関する評価尺度

簡易精神症状評価尺度（Brief Psychiatric Rating Scale：BPRS）

対象患者：精神障害全般

1970年代にThe National Institute of Mental Health（NIMH）の研究に採用されて以降，Positive and Negative Syndrome Scale（PANSS）の登場までの20年間，統合失調症の包括的な症状評価尺度のスタンダードとして全世界で用いられてきた[2]．BPRSは1962年にOverallとGorhamによって開発され，発表されたOverall版は16項目であった．その後1966年に興奮および見当識障害の2項目が追加され，この18項目のOverall版のほか，ECDEU版やOxford版，Bech版など，使用目的に応じたさまざまな改変版が発表されている．BPRS慶大版は18項目のOverall版と同一の項目で構成されており，各項目は1（症状なし）～7（最重度）までの7段階で評価される[3]（表5-1）．BPRSでは，評価の対象期間は明確には限定されておらず，評価時点に存在あるいは前回の評価以後に起こった症状と重症度の評価が行われる[4]．使用に関しての注意点として，もともとは入院中の患者に限られているので，安易な適応拡大には注意が必要であること，また評価者は精神科の訓練を受けた医師とし，主として面接時の患者の状態を評価するとされていることなどがあげられている[5]．

機能の全体的評定尺度（Global Assessment of Functioning Scale：GAF）

対象患者：精神障害全般

GAFは，DSM-Ⅳで用いられているDSMの多軸診断の第5軸（患者の機

表5-1 簡易精神症状評価尺度（BPRS）各版の評価項目と重症度

	評価項目	Overall版		Bech10項目版	Oxford版
	日本語版	1962年	1966年	1989年	1976年
1	心気症	○	○		○
2	不安	○	○		○
3	情動的引きこもり	○	○	○	○
4	概念の統合障害	○	○	○	○
5	罪責感	○	○		○
6	緊張	○	○		○
7	衒奇症と不自然な姿勢	○	○		○
8	誇大性	○	○	○	○
9	抑うつ気分	○	○		○
10	敵意	○	○	○	○
11	猜疑心	○	○		○
12	幻覚による行動	○	○		○
	幻覚			○	
13	運動減退	○	○		○
	特徴的な運動障害			○	
14	非協調性	○	○	○	○
15	不自然な思考内容	○	○	○	○
16	情動の平板化	○	○		○
	情動鈍麻もしくは不適切な情動			○	
17	興奮		○		
	精神運動興奮				○
18	見当識障害		○		
19	高揚気分*				○
重症度		1～7（7段階）		0～4（5段階）	0～6（7段階）
日本語版文献		宮田ら 1995年		熊谷ら 1994年	北村ら 1985年

*項目1～18はPANSSの評価項目に含まれるが、「項目19. 高揚気分」はPANSSの評価項目に含まれない．
（文献3）より引用）

能レベルの評価を記載する軸）として，患者の心理的・社会的・職業的機能を精神的健康と病気という1つの仮説的連続体に沿って全体的に評価する尺度である（表5-2）[6]．GAFの評価は，被験者の機能全体を1～100点まで10点刻みの9段階評価となる．GAFは2010年の診療報酬改定から，「精神

表5-2 機能の全体的評定尺度（GAF）の概要

評点	状態像の概要
91～100	広範囲の行動にわたる最高の機能．精神症状はない．
81～90	ありふれた問題や心配程度の症状．すべての面で良好な機能．
71～80	一過性で予期される症状．ごくわずかな機能の障害．
61～70	軽度の症状・軽度の機能の障害はあるが，対人関係は良好．
51～60	中等度の症状・中等度の機能の障害．
41～50	重篤な症状・深刻な機能の障害．
31～40	意思伝達か現実検討に軽度の障害．多くの面で機能不全．
21～30	幻覚妄想に相当影響される．意思伝達か判断に粗大な欠陥．ほとんどすべての面で機能不全．
11～20	自傷他害の危険性がかなり高い．最低限の身辺清潔保持が時に不能．意思伝達に重大な欠陥．
1～10	持続的な自傷他害の危険性．最低限の身辺清潔保持が不可能．重大な自殺行為．
0	情報量不足．

（「社団法人日本精神科評価尺度研究会」会員専用サイト
http://jsprs.org/members/rsg/scales/「GAF」.php）

療養病棟入院料の重症者加算」の中で重症患者（GAF得点40点以下）の精神療養病棟入院料の据え置きを判断するための尺度として臨床においても実際に活用されている．

統合失調症に関する評価尺度

陽性・陰性症状評価尺度（Positive and Negative Syndrome Scale：PANSS）

対象患者：統合失調症患者

　PANSSは，今日広く使用されている統合失調症の精神症状評価尺度であり，山田らにより日本語版が作成されている[2]．PANSSには，陽性尺度7項目，陰性尺度7項目，それに総合精神病理尺度16項目の3つの下位尺度がある．また，PANSSの評価項目の中に，BPRSの評価項目が網羅されている（表5-3）．PANSSは，トレーニングされた精神保健の専門家（精神科医・心理士）により施行されるデザインとなっている．評価にかかる時間はおよそ30～50分をかけ面接評価を行い，それとともに事前に収集した看護職員・精神保健職員・家族などの関係者から情報を総合して，最近1週間の

表5-3 PANSSの評価項目と重症度およびBPRSとの関連

		PANSSの評価項目と重症度		BPRS（Overall版）	
		評価項目	重症度	16項目版	18項目版
		日本語版		1962年	1966年
陽性尺度	1	妄想	1 2 3 4 5 6 7		
	2	概念の統合障害	1 2 3 4 5 6 7	○	○
	3	幻覚による行動	1 2 3 4 5 6 7	○	○
	4	興奮	1 2 3 4 5 6 7		○
	5	誇大性	1 2 3 4 5 6 7	○	○
	6	猜疑心	1 2 3 4 5 6 7	○	○
	7	敵意	1 2 3 4 5 6 7		
陰性尺度	1	情動の平板化	1 2 3 4 5 6 7	○	○
	2	情動的引きこもり	1 2 3 4 5 6 7	○	○
	3	疎通性の障害	1 2 3 4 5 6 7		
	4	受動性／意欲低下による社会的引きこもり	1 2 3 4 5 6 7		
	5	抽象的思考の困難	1 2 3 4 5 6 7		
	6	会話の自発性と流暢さの欠如	1 2 3 4 5 6 7		
	7	常同的思考	1 2 3 4 5 6 7		
総合精神病理評価尺度	1	心気症	1 2 3 4 5 6 7	○	○
	2	不安	1 2 3 4 5 6 7	○	○
	3	罪責感	1 2 3 4 5 6 7	○	○
	4	緊張	1 2 3 4 5 6 7	○	○
	5	衒奇症と不自然な姿勢	1 2 3 4 5 6 7	○	○
	6	抑うつ	1 2 3 4 5 6 7	○	○
	7	運動減退	1 2 3 4 5 6 7	○	○
	8	非協調性	1 2 3 4 5 6 7	○	○
	9	不自然な思考内容	1 2 3 4 5 6 7	○	○
	10	失見当識	1 2 3 4 5 6 7		○
	11	注意の障害	1 2 3 4 5 6 7		
	12	判断力と病識の欠如	1 2 3 4 5 6 7		
	13	意志の障害	1 2 3 4 5 6 7		
	14	衝動性の調節障害	1 2 3 4 5 6 7		
	15	没入性	1 2 3 4 5 6 7		
	16	自主的な社会回避	1 2 3 4 5 6 7		

（「社団法人日本精神科評価尺度研究会」会員専用サイト
http://jsprs.org/members/rsg/scales/「PANSS」.php）

精神症状の重症度を30項目について,「症状なし:1点」から「最重度:7点」に至る7段階評価となっている. PANSSの評価により, PANSSの総得点, 陽性・陰性・総合精神病理の3つの下位尺度得点が得られるだけではなく, 因子分析などの結果に基づく点数を計算することができる[7].

統合失調症認知機能簡易評価尺度日本語版 (Brief Assessment of Cognition in Schizophrenia, Japanese version：BACS-J)

対象患者：統合失調症(認知機能)

BACSは, 統合失調症患者における認知機能の簡便な評価尺度としてKeefeらによって開発され, 兼田らによりに日本語版 (BACS-J) が開発された (**表5-4**)[8]. 統合失調症患者における認知機能障害は社会生活の中では中核症状ともいえ, 認知機能障害が精神症状以上に重要な要因と考えられつつある. 統合失調症の認知機能障害は広範囲な領域に及び, なかでも注意・遂行機能・記憶・言語機能・運動機能の領域が注目されている. BACS-Jは言語性記憶, ワーキング・メモリ (作動記憶), 運動機能, 注意, 言語流暢性, および遂行機能を評価する6つの検査で構成され, 検査にかかる時間は30分程度である.

気分障害に関する評価尺度

ハミルトンうつ病評価尺度 (Hamilton Depression Scale：HAM-D)

対象患者：うつ病患者

HAM-Dは, 1960年にHamiltonによって発表された大うつ病患者の症状の特徴, 重症度, 症状の変化を測定するための尺度である. 研究用途や評価目的に応じたさまざまな改変版, 要約版, 拡張版などが開発された. うつ病の重症度を表す17項目 (項目1～17) で構成された主要17項目版とこれに追加の4項目 (項目18～21) を加えた21項目版が主に用いられている. 各項目の重症度評価は0～2の3段階評価または0～4の5段階評価となっている (**表5-5**)[9]. HAM-Dは, うつ病の診断のために使用できない点, 各項目の内容の定義が不明瞭であること, 重症度評価についての明確な判定段階基準が不明瞭であることなど, さまざまな問題点が指摘されている. この

表5-4 統合失調症認知機能簡易評価尺度（BACS）の検査項目と課題名

検査項目	課題名
言語性記憶と学習	言語性記憶課題
ワーキング・メモリ(作動記憶)	数字順列課題
運動機能	トークン運動課題
言語流暢性	意味（カテゴリー）流暢性課題，文字流暢性課題
注意と情報処理速度	符号課題
遂行機能	ロンドン塔検査

（「社団法人日本精神科評価尺度研究会」会員専用サイト
http://jsprs.org/members/rsg/scales/「BACS」.php）

表5-5 ハミルトンうつ病評価尺度（HAM-D）の評価項目と重症度

	評価項目 日本語版	重症度
1	抑うつ気分	0 1 2 3 4
2	罪業感	0 1 2 3 4
3	自殺	0 1 2 3 4
4	入眠障害	0 1 2
5	熟眠障害	0 1 2
6	早朝睡眠障害	0 1 2
7	仕事と活動	0 1 2 3 4
8	精神運動抑制	0 1 2 3 4
9	精神運動興奮，激越	0 1 2 3 4
10	精神的不安	0 1 2 3 4
11	身体的不安	0 1 2 3 4
12	身体症状，消化器系	0 1 2
13	身体症状，一般的	0 1 2
14	生殖器症状	0 1 2
15	心気症	0 1 2 3 4
16	体重減少	0 1 2
17	病識，洞察	0 1 2
18	日内変動	0 1 2
19	現実感喪失・離人症	0 1 2 3 4
20	妄想症状	0 1 2 3 4
21	強迫症状	0 1 2

（文献9）より引用）

ため，信頼性の問題を克服するためPottsら（1990）やWilliams（1988）による構造化面接が公表されており，わが国では日本語版構造化面接（中根ら，2003）が公表されている[10]．

Montgomery Asbergうつ病評価尺度（Montgomery-Asberg Depression Rating Scale：MADRS）

対象患者：うつ病患者

MADRSは「抗うつ薬治療に鋭敏な新しいうつ病評価尺度」としてMontgomeryらによって開発された観察者による評価尺度である．わが国で広く使われているHAM-Dが身体的要因も含めてうつ病症状を多次元で評価する尺度であるのに対し，MADRSは身体症状を除外してうつ病の中核精神症状のみを一次元的に評価することを目的として作成された[11]．評価項目は全部で10項目からなり，各項目の重症度は0（なし，正常）～6（最重度）の7段階で評価される（**表5-6**）[12]．わが国では昭和大学グループによる日本語版（MADRS-J）が公表されており，英文と日本語訳が同時開発された半構造化面接ガイド（Structured Interview Guide for MADRS：SIGMA）を用いることによってMADRS-Jは高い評価者間信頼性のあることが確認されている．

表5-6 Montgomery Asbergうつ病評価尺度（MADRS）の評価項目と重症度

	評価項目 日本語版	重症度
1	外見に表出される悲しみ	0 1 2 3 4 5 6
2	言葉で表現された悲しみ	0 1 2 3 4 5 6
3	内的緊張	0 1 2 3 4 5 6
4	睡眠減少	0 1 2 3 4 5 6
5	食欲減退	0 1 2 3 4 5 6
6	集中困難	0 1 2 3 4 5 6
7	制止	0 1 2 3 4 5 6
8	感情をもてないこと	0 1 2 3 4 5 6
9	悲観的思考	0 1 2 3 4 5 6
10	自殺思考	0 1 2 3 4 5 6

（文献11）より引用）

Young躁病評価尺度日本語版（Young Mania Rating Scale：YMRS）

対象患者：気分障害患者（躁病エピソード）

YMRSは，気分高揚，活動の量的－質的増加，性的関心，睡眠，易怒性，会話（速度と量），言語－思考障害，思考内容，破壊的－攻撃的行為，身なり，病識の11項目で構成されている臨床面接に基づく評価尺度である．易怒性，会話，思考内容，破壊的－攻撃的行為の4項目は，躁病エピソードが重症であり面接に協力が得られない場合を補うために，その他の7項目の2倍の重みづけがなされている．項目得点は0～4点または0～8点で，総得点は0～60点の範囲となっているスケールである（**表5-7**）[13]．YMRSは十分なトレーニングを積んだ精神科医の間では高い評価者信頼性が示されており，欧米での臨床試験に広く用いられている[14]．

表5-7 Young 躁病評価尺度（YMRS）の評価項目と重症度

	評価項目 日本語版	重症度
1	気分高揚	0 1 2 3 4
2	活動の量的－質的増加	0 1 2 3 4
3	性的関心	0 1 2 3 4
4	睡眠	0 1 2 3 4
5	易怒性	0 2 4 6 8
6	会話（速度と量）	0 2 4 6 8
7	言語－思考障害	0 1 2 3 4
8	思考内容	0 2 4 6 8
9	破壊的－攻撃的行為	0 2 4 6 8
10	身なり	0 1 2 3 4
11	病識	0 1 2 3 4

（「社団法人日本精神科評価尺度研究会」会員専用サイト
http://jsprs.org/members/rsg/scales/「YMRS」.php）

認知症に関する評価尺度

改訂長谷川式簡易知能評価スケール（Hasegawa Dementia Scale, Revised：HDS-R）

対象患者：老年期認知症患者

HDS-Rはわが国で汎用されている簡易知能検査の1つで、1974年に長谷川らによって発表された検査を1991年に加藤らが改定したものである。評価項目として、年齢、日付の見当識、場所の見当識、記名、計算・数字の逆唱、単語の復唱、単語の遅延再生、言語の流暢性などの質問項目で構成されている（表5-8）。評価方法は各項目で採点し、合計点30点満点中、20点以下は認知症の疑いをもってよいとされている。注意点として検査を受ける老人からの十分な協力が得られないときには誤った結果が出てしまうことがあるとされ、また、うつ状態や感冒などのために体力が衰えているときには実際の知的機能より低い得点を示すことがあるとされている[15]。

ミニメンタルステイト検査（Mini Mental State Examination：MMSE）

対象患者：老年期認知症患者

MMSEは簡易認知機能検査としてわが国でも広く使用されている。1975

表5-8 改訂長谷川式簡易知能評価尺度（HDS-R）の概要

	質問内容の概要	配点
1	年齢	0 1
2	日にち（または）曜日	0 1
3	居場所	0 1 2
4	3つの言葉の記憶	0 1
5	100－7	0 1
6	数字の逆唱	0 1
7	4で覚えた言葉の復唱	0 1 2
8	5つの物品テスト	0 1 2 3 4 5
9	知っている野菜の名前	0 1 2 3 4 5

（「社団法人日本精神科評価尺度研究会」会員専用サイト
http://jsprs.org/members/rsg/scales/「HDS-R」.php）

年にFolsteinらにより作成され，1985年に森らにより日本語版が作成された．評価項目は全11項目で構成されており，前半の5問は言語性テスト，後半の6問が動作性テストとなり認知機能を多面的に評価することができる（表5-9）．評価方法は各項目で採点した合計点30点満点中，23/24点が健常者と認知症の鑑別に推奨されているカットオフ値とされている．しかし，HDS-Rの検査同様MMSEの結果も年齢や教育歴に影響される可能性があり，若年者や高学歴の対象者では，より高位にカットオフ値を移動させるべきとの意見もみられる[16]．MMSEは認知症のスクリーニングテストとして臨床試験や臨床研究において国際的に広く使用されており，HDS-Rなどとの間で高い相関が認められている．

精神科に従事する薬剤師が活用すべき評価尺度

薬に対する構えの評価尺度（Drug Attitude Inventory-10：DAI-10）

対象患者：統合失調症において薬物治療を実施している患者

DAI-10はトロント大学のHoganとAwadにより1983年に開発された薬に対する構えの評価尺度DAI-30の短縮版であり，自覚的薬物体験を評価す

表5-9 ミニメンタルステイト検査（MMSE）の概要

	評価項目の概要 日本語版	最大評点
1	日時（西暦年，季節，曜日，日にち）	5
2	場所（地方名，県名，市名，病院名，何階）	5
3	相互に無関係な物品名3個	3
4	100から7を引く（連続5回まで），あるいは「フジノヤマ」の逆唱	5
5	3で提示した物品名の再度復唱	3
6	見せた品名（時計・鉛筆）を答える	2
7	文章の復唱	1
8	3段階の命令（「右手で紙をもつ」「紙を半分に折る」「机に置く」）	3
9	「目を閉じなさい」と書かれた文章を読み，指示に従う	1
10	文章を書く	1
11	図形の模写	1

（「社団法人日本精神科評価尺度研究会」会員専用サイト
http://jsprs.org/members/rsg/scales/「MMSE」.php）

る為の評価尺度として使用されている．DAI-10は10項目の質問がポジティブなものとネガティブなものに分かれており，ポジティブな質問に"そう思う"と答えるとプラス1点，"そう思わない"と答えるとマイナス1点となる．反対にネガティブな質問に"そう思わない"と答えるとプラス1点，"そう思う"と答えるとマイナス1点となり，これらの陽性反応と陰性反応の総和がマイナス10点からプラス10点となり，マイナスとなる場合は自覚的薬物体験が不良，プラスとなる場合は自覚的薬物体験が良好と判断する（表5-10）[17]．

〈著者の経験から〉

DAI-10を活用した服薬指導例では，入院加療中の拒薬傾向の患者に対し，DAI-10を実施したところ−4点であった．特に副作用に関する項目での陰性反応が多かったため，患者から副作用状況を確認し，抗精神病薬の減量など医師とともに副作用の軽減に努めた．3ヵ月後，精神症状の改善と副作用の軽減からDAI-10の評価も＋2点と自覚的薬物体験は良好となった．

表5-10 薬に対する構えの評価尺度（DAI-10）の評価項目

	評価項目	はい	いいえ
1	薬の良いところは悪いところを上回っている．	+1	−1
2	薬を服用していると，自分でないようで，とても変な感じだ．	−1	+1
3	自分自身の自由な選択で薬を服用している．	+1	−1
4	薬は，ゆったりとした気持ちにさせてくれる．	+1	−1
5	薬は，自分を疲れさせ，動きを鈍らせる．	−1	+1
6	具合の悪いときだけ薬を服用する．	−1	+1
7	薬を服用していると，より健康な気持ちでいられる．	+1	−1
8	こころや体が薬に支配されるのは不自然な感じがする．	−1	+1
9	薬を服用していると，考えをはっきりさせることができる．	+1	−1
10	薬を服用し続けていれば，病気になるのを防ぐことができる．	+1	−1

（精神医療情報総合サイト「e-らぽ～る」
http://www.e-rapport.jp/medicine/tackle/no2/02.html）

薬剤師が服薬指導時にDAI-10を評価することで，服薬に対するネガティブなイメージや，副作用体験によるマイナスイメージなどにより拒薬や怠薬が起こっていないかなどを把握し，対策を講じることが可能になると考える．

薬原性錐体外路症状評価尺度 (Drug-Induced Extrapyramidal Symptoms Scale：DIEPSS)

対象患者：抗精神病薬服用患者（薬原性錐体外路症状）

抗精神病薬を服用中の精神疾患患者にみられる錐体外路症状を評価する目的で1994年に開発されたスケールである．歩行，動作緩慢，流涎，筋強剛，振戦，アカシジア，ジストニア，ジスキネジアの個別症状8項目と概括重症度1項目の全部で9項目にて構成されている．各評価項目の重症度は0（なし）から4（重症）までの5段階で，各重症度にはそれぞれ具体的なアンカーポイントが設けられており，ビデオ画像を用いたトレーニングにより，高い評価者間信頼性や試験再試験信頼性があることも実証されている（表5-11)[18]．DIEPSS評価は，2012年の診療報酬改定より，「特定薬剤副作用評価加算」として一定の条件を満たした患者に対してDIEPSSを用いて錐体外路症状評価を行った上で治療方針を決定した場合に加算が得られることとなった（ただし現在のところ，評価者は「精神保健指定医又はこれに準ずる者」とされている）．このようにDIEPSS評価は，臨床の現場において

表5-11 薬原性錐体外路症状評価尺度（DIEPSS）の評価項目と重症度

	評価項目 日本語版	重症度
1	歩行	0 1 2 3 4
2	動作緩慢	0 1 2 3 4
3	流涎	0 1 2 3 4
4	筋強剛	0 1 2 3 4
5	振戦	0 1 2 3 4
6	アカシジア	0 1 2 3 4
7	ジストニア	0 1 2 3 4
8	ジスキネジア	0 1 2 3 4
9	概括重症度	0 1 2 3 4

（文献18)より引用）

汎用されつつある．その中で，DIEPSS評価を薬剤師が服薬指導時などに取り入れる際，「筋強剛」の評価において"患者に触れる"という問題が出てくる．しかし近年，薬剤師が患者に触れバイタルサインの計測を行い，薬剤性の副作用評価を実施するフィジカルアセスメントが大学の授業や臨床の現場にて取り入れられてきている．したがって，精神科の薬剤師ならではのフィジカルアセスメントの1つがDIEPSS評価であると考える．

〈著者の経験から〉

　DIEPSSを活用した服薬指導例は，入院後精神症状悪化のため抗精神病薬が増量となった患者に対し，患者の症状安定後に患者の同意を得たうえでDIEPSS評価を実施した．その結果，主な症状として筋強剛3点，振戦3点，流涎2点などの評価であった．この副作用の状況から，医師や看護師・作業療法士・精神保健福祉士とともに薬剤の減量を目的としたカンファレンスを実施し，薬剤の減量が実施となった．その結果，1年後には患者の精神症状は安定したまま，筋強剛0点，振戦0点，流涎0点となり，退院を目指すこととなった．薬剤性の副作用評価は薬剤師の責務であり，精神科の服薬指導にDIEPSS評価を積極的に取り入れていくべきであると考える．

主観的ウェルビーイング評価尺度日本語版（Subjective Well-being under Neuroleptic drug treatment Short form, Japanese version；SWNS-J）

対象患者：抗精神病薬治療を受けている統合失調症患者

　Subjective Well-being under Neuroleptic drug treatment（SWN）は1995年にNaber D.によって開発された．抗精神病薬治療を受けている統合失調症患者において客観的評価尺度では測りにくい認知的・情緒的側面を数値化するために作成され，全38項目からなる自記式評価尺度で，信頼性と妥当性は確かめられている．その後，20項目の短縮版SWN Short form（SWNS）が開発され，わが国では，2003年に渡辺らによって日本語版に当たるSWNS, Japanese version（SWNS-J）が開発された（表5-12）．患者1人に対し，10分程度の評価する時間は負担になりすぎることはなく，患者の薬物治療を含めたQOL評価は治療に関するアウトカムの1つになりうるのではないかと考える．また，SWNS-Jと錐体外路症状とは有意な相関が示されており，副作用が主観的ウェルビーイングに影響を与える可能性

表5-12 抗精神病薬治療下主観的ウェルビーイング（SWNS-J）の評価項目

1	私は無力で自分自身をコントロールできないと感じる．	まったく違う	あまりそう感じない	どちらともいえない	少しそう感じる	だいたいそう感じる	とてもそう感じる
2	自分自身のことはよくわかっている．	まったく違う	あまりそう感じない	どちらともいえない	少しそう感じる	だいたいそう感じる	とてもそう感じる
3	楽に考えられる．	まったく違う	あまりそう感じない	どちらともいえない	少しそう感じる	だいたいそう感じる	とてもそう感じる
4	将来に何の希望もない．	まったく違う	あまりそう感じない	どちらともいえない	少しそう感じる	だいたいそう感じる	とてもそう感じる
5	自分の身体は，自分にしっくりと調和しているように感じる．	まったく違う	あまりそう感じない	どちらともいえない	少しそう感じる	だいたいそう感じる	とてもそう感じる
6	人と知り合いになることに気後れする．	まったく違う	あまりそう感じない	どちらともいえない	少しそう感じる	だいたいそう感じる	とてもそう感じる
7	私は想像力やアイデアが豊かだ．	まったく違う	あまりそう感じない	どちらともいえない	少しそう感じる	だいたいそう感じる	とてもそう感じる
8	私は周囲の環境によく慣れており，よく通じている．	まったく違う	あまりそう感じない	どちらともいえない	少しそう感じる	だいたいそう感じる	とてもそう感じる
9	私は弱々しく疲れはてている．	まったく違う	あまりそう感じない	どちらともいえない	少しそう感じる	だいたいそう感じる	とてもそう感じる
10	私の気持ちも感じ方も鈍くなっている．何もかもどうでもいいように思える．	まったく違う	あまりそう感じない	どちらともいえない	少しそう感じる	だいたいそう感じる	とてもそう感じる
11	思考しにくく，考えがなかなか前に進まない．	まったく違う	あまりそう感じない	どちらともいえない	少しそう感じる	だいたいそう感じる	とてもそう感じる
12	私の気持ちや行動はその場の状況にそぐわない．ちょっとしたことにも不安になるのに重要なことは心に響いてこない．	まったく違う	あまりそう感じない	どちらともいえない	少しそう感じる	だいたいそう感じる	とてもそう感じる
13	周囲の人々と楽に付き合える．	まったく違う	あまりそう感じない	どちらともいえない	少しそう感じる	だいたいそう感じる	とてもそう感じる
14	周囲が普段と違って感じられ，奇妙で，こわい感じがする．	まったく違う	あまりそう感じない	どちらともいえない	少しそう感じる	だいたいそう感じる	とてもそう感じる
15	自分と他者とをきっぱり区別することは容易である．	まったく違う	あまりそう感じない	どちらともいえない	少しそう感じる	だいたいそう感じる	とてもそう感じる
16	自分の体を重荷に感じる．	まったく違う	あまりそう感じない	どちらともいえない	少しそう感じる	だいたいそう感じる	とてもそう感じる
17	考えがあちこち飛んでしまってまとまらない．すっきりと考えられない．	まったく違う	あまりそう感じない	どちらともいえない	少しそう感じる	だいたいそう感じる	とてもそう感じる
18	私は自分の周りで起こっていることに関心がありそれらのことを大切に感じている．	まったく違う	あまりそう感じない	どちらともいえない	少しそう感じる	だいたいそう感じる	とてもそう感じる
19	私の気持ちや行動はその時々の状況にふさわしい．	まったく違う	あまりそう感じない	どちらともいえない	少しそう感じる	だいたいそう感じる	とてもそう感じる
20	何もかもすべてうまくいくという自信がある．	まったく違う	あまりそう感じない	どちらともいえない	少しそう感じる	だいたいそう感じる	とてもそう感じる

（文献19）より引用）

があるとも示唆されている[19]．現在のところSWNS-Jを用いた薬剤師の報告はあまり多くないが，今後，薬剤師が副作用回避に向けた取り組みを行うことでQOL改善に寄与できるのはないかと考える．

参考文献

1) 浦田重治郎：我が国の抗精神病薬多剤併用大量投与を克服するために．臨床精神薬理，8：127-135, 2005.
2) 宮田量治：統合失調症の症状評価尺度．精神科，8：13-21, 2006.
3) 「社団法人日本精神科評価尺度研究会」会員専用サイト http://jsprs.org/members/rsg/scales/「BPRS」.php
4) 佐田美佐子ほか：精神症状評価尺度にはどのようなものがあるか．こころの臨床, 16：367-373, 1997.
5) 熊谷直樹ほか：10項目BPRS（Bech版）サブスケールの信頼性の検討－慢性精神分裂病の重傷度評価のために－．臨床精神医学，23：1195-1202, 1994.
6) 石田辰弥ほか：GAF尺度の有用性．精神科診断学，1：279-286, 1990.
7) 三宅誕美ほか：統合失調症　②BPRS, PANSS（包括的評価尺度）．臨床精神医学，39(増)：197-204, 2010.
8) 兼田康宏ほか：統合失調症認知機能簡易評価尺度日本語版（BACS-J）．精神医学，50 913-917, 2008.
9) 「社団法人日本精神科評価尺度研究会」会員専用サイト http://jsprs.org/members/rsg/scales/ HAM-D.php
10) 塩江邦彦ほか：ハミルトンうつ病評価尺度（HAM-D）の現状と今後の展開．精神科，7：460-465, 2005.
11) 高橋長秀ほか：うつ病　②評価尺度（MADRSなど）．臨床精神医学，39(増)：221-225, 2010.
12) 「社団法人日本精神科評価尺度研究会」会員専用サイト http://jsprs.org/members/rsg/scales/MADRS.php
13) 稲田俊也ほか：Young Mania Rating Scale　日本語版の信頼性についての予備的検討．臨床精神薬理，5：425-431, 2002.
14) 岩本邦弘ほか：躁病．臨床精神医学，39(増)：221-225, 2010.
15) 長谷川和夫：新・長谷川式簡易知能評価スケール．Brain Nurs，8：722-727, 2010.
16) 川畑信也ほか：認知機能障害の全般的評価に関する神経心理学的検査MiniMental State Examination（MMSE）．日本臨床，61：192-197, 2003.
17) DAI-10，DIEPSSを用いた薬剤業務の有用性．精神科医療情報総合サイト　eらぽ～る　http://www.e-rapport.jp/medicine/tackle/no2/01.html
18) 「社団法人日本精神科評価尺度研究会」会員専用サイト http://jsprs.org/members/rsg/scales/DIEPSS.php
19) 渡辺美智代：抗精神病薬治療下主観的ウェルビーイング評価尺度短縮版の日本語版作成とその信頼性と妥当性の検討．臨床精神薬理，6：905-911, 2003.

Chapter 6

精神保健福祉に関する法律

1 精神科医療の現状と特徴

　わが国の医療は医療制度改革により大きく変わろうとしている．国内における医療施設は諸外国に比べ人口当たりの病床数が多く，医療機能の分化・連携が十分進んでいないといわれており，病床当たりの医療従事者が少なく，平均在院日数が長期化している．また，患者・国民への医療に関する情報提供が不十分であるとされている．少子高齢化の進行，医療技術の進歩，国民の意識の変化は，医療環境の変化を必要とし，より質の高い効率的な医療サービスの提供が求められている．このような医療の構造的な変化は精神科医療においてもその変革を求めるものであり，精神保健医療福祉の改革ビジョンが示されている．

精神科医療の現状と特徴

　現在，国内には約250万人の精神障害者がおり，約35万床の精神科病床に，約32万人が入院し，約220万人が外来で治療を受けているといわれている．わが国におけるこの病床数と入院患者数は世界的にも突出しているといわれているが，わが国における精神障害者が諸外国と比べ特に多いわけではないことが多くの疫学的調査から判明している．現在の入院患者の中には，退院して社会の中で生活できる患者が多く含まれていること，老人病院と同様に社会的入院が多く含まれていることが推定されており，その是正のために精神保健医療福祉の改革ビジョンが示されている．

　現在の精神科医療は，1987年の精神衛生法から精神保健法，そして精神保健福祉法への転換により，精神障害者を入院させて治療することから，退院を促進し外来通院により地域社会の中で治療することが推進されるようになってきている（図6-1）．また，さまざまな社会資源の整備により，精神科病床数約72,000床を削減し，社会復帰を促進することが大きな目標となっている．

精神科医療の変化

1987年に精神衛生法が精神保健法に改正される以前は，精神障害をもった患者を施設に閉じ込めて社会から隔離することが中心の精神科医療であった．しかし現在，精神科医療は精神障害者の社会復帰に重点を置き，ノーマライゼーションを目指し，さまざまな社会資源の整備が進められている．一方で，2003年の心神喪失者等医療観察法の成立を経て，指定入院医療機関および指定通院医療機関の整備が開始され，精神科医療が大きく変化している．また，2002年8月にはさまざまな偏見にさらされてきた「精神分裂病」という病名が「統合失調症」に変更されたことも大きな変化である．精神科医療の現場では，療養環境の整備ばかりでなく，患者の処遇改善，インフォームド・コンセントの推進による情報開示などさまざまな変化が起きている．

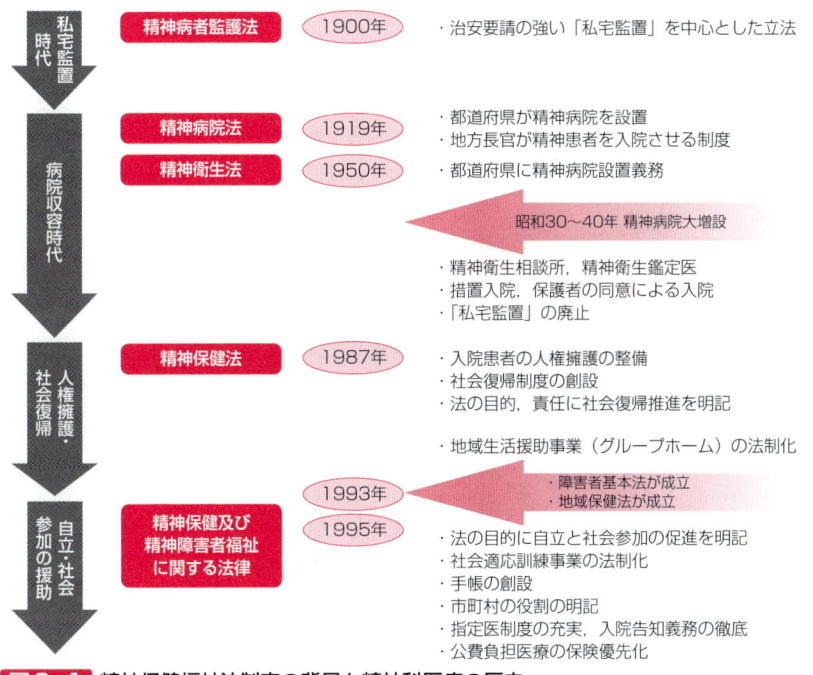

私宅監置時代	精神病者監護法	1900年	・治安要請の強い「私宅監置」を中心とした立法
病院収容時代	精神病院法	1919年	・都道府県が精神病院を設置 ・地方長官が精神患者を入院させる制度
	精神衛生法	1950年	・都道府県に精神病院設置義務
	← 昭和30〜40年 精神病院大増設		
			・精神衛生相談所，精神衛生鑑定医 ・措置入院，保護者の同意による入院 ・「私宅監置」の廃止
人権擁護・社会復帰	精神保健法	1987年	・入院患者の人権擁護の整備 ・社会復帰制度の創設 ・法の目的，責任に社会復帰推進を明記
			・地域生活援助事業（グループホーム）の法制化
		1993年	・障害者基本法が成立 ・地域保健法が成立
自立・社会参加の援助	精神保健及び精神障害者福祉に関する法律	1995年	・法の目的に自立と社会参加の促進を明記 ・社会適応訓練事業の法制化 ・手帳の創設 ・市町村の役割の明記 ・指定医制度の充実，入院告知義務の徹底 ・公費負担医療の保険優先化

図6-1 精神保健福祉法制定の背景と精神科医療の歴史

2 心神喪失者等医療観察法（医療観察法）

　かつて，わが国においては，重大な犯罪を犯した精神障害者を適切に治療し，社会復帰させるための法律も施設も整備されておらず，精神障害者による犯罪は特異なものとして社会に受け取られ，その結果，精神障害者は危険な存在とされていた．このような状況の中，2001年に起きた大阪府池田市における児童殺傷事件をきっかけとして，触法心身喪失者観察法案が国会で審議され，2003年7月に「心神喪失等の状態で重大な他害行為を行った者の医療及び観察等に関する法律（心神喪失者等医療観察法）」が制定された．この法律が制定されたことにより，わが国にはこれまでにない新しい精神科医療が整えられるようになった．

　医療観察法における精神科医療は，多職種におけるチーム医療が基本であり，医師，看護師のみならず，法律家，精神保健福祉士，臨床心理技術者，作業療法士，薬剤師などが医療チームの構成メンバーとなっている．しかし，このチーム医療の職種に薬剤師が明記されていない．

心神喪失者等医療観察法の背景[1]

心神喪失者等に対する新たな処遇制度の制定

　2003年7月16日に新たな処遇制度として「心神喪失等の状態で重大な他害行為を行った者の医療及び観察等に関する法律」（以下，心身喪失者等医療観察法）が公布された．この法律は，重大犯罪行為（殺人，放火，強盗など）を行った心神喪失者等に対し，犯罪の原因となった病状を改善するとともに，同様の行為を再度起こさないために，継続的かつ適切な医療を提供し社会復帰に結びつけることを目的としている．

現行の制度と課題

　現行の制度では，殺人，放火，強盗などの重大な犯罪を行った心神喪失者等が不起訴処分や無罪判決になると，処遇の判断が司法から医療に委ねられている．そのため，医療が必要と判断された場合は措置入院などの行政処分となるが，医療が必要でない場合は釈放され，その後をフォローする体制さえないのが現状であった．

　制度面の課題として，不起訴または無罪判決等となった者の約4割に措置入院症状がないこと，責任能力を判断する鑑定の信頼性が疑問視されていること，被害者などが処遇の決定過程を知る仕組みがないことがあげられる．

　医療面の課題として，入退院の判断は知事が行うが実情はその委任を受けた医師に委ねられていること，入院医療機関の体制の違いなどで医療の提供内容にバラツキがあること，退院後の処遇を確実に継続させるための仕組みがないことが指摘されている．

心神喪失者等医療観察法制定のポイント

　新たな処遇制度では現状の問題を解決するために，①公正な手続きの実現（裁判所の適切な鑑定や専門家・関係者の意見を踏まえ，最も適切な処遇を決定），②専門的医療の提供（入院医療は全額国費で，国公立の指定入院医療機関で適切な処遇を実施），③地域ケアの確保（退院後は指定通院医療機関で医療を継続し，保護観察所が都道府県などと連携のうえ，処遇の実施計画を定め，観察・指導等を実施），④被害者などへの配慮（裁判所の手続きなどの傍聴を被害者に認め，審判の結果を通知する仕組みを整備）の4項目が重要なポイントとなっている．

心神喪失者等医療観察法の概要

入院または通院の決定手続き

　心神喪失者等に対する審判は，検察官の申し立てにより開始される．申し立てを受けた地方裁判所では，裁判官1人と精神保健審判員（精神科医）1人が，鑑定結果（専門家医師による3ヵ月以内の鑑定入院）や検察官および心神喪失者等または弁護士である付添い人から提出された資料をもとに検討

し，精神保健参与員（精神障害者福祉等専門家）の意見を聴いたうえで統一した意見として，入院治療させるかまたは通院治療させるかを決定する．このとき心神喪失者等は弁護士である付添い人を選任することができ，鑑定入院命令の取り消しの申し立て，入院・通院治療決定の不服申し立て，退院許可の申し立て，処遇終了の申し立てなどを行うことができる．処遇の決定に不服がある場合は，高等裁判所に抗告することもできる．

入院治療

入院決定を受けた心神喪失者等は，厚生労働大臣が指定した指定入院医療機関（国，都道府県，特定独立行政法人）で，原則1年6ヵ月入院し専門的な医療を受けることになる．指定入院医療機関の管理者は，裁判所に対し原則として6ヵ月ごとに，退院許可または入院継続の確認の申し立てをしなければならない．裁判所は，指定入院医療機関の管理者から退院の申し立てを受けたときは，退院を許可することができる．

通院治療

通院治療審判において通院治療の決定，または退院後に通院決定となった心神喪失者等は，厚生労働大臣が指定した指定通院医療機関で治療を受けるとともに，保護観察所の社会復帰調整官（精神保健福祉士のほか専門的知識を有する者）による観察・指導等（精神保健観察）を受けることになる．社会復帰調整官は心神喪失者等の処遇に関し，指定通院医療機関や都道府県知事などと協議のうえ実施計画を策定する．

精神保健観察の下で行う通院治療期間は原則3年間であるが，裁判所は2年を超えない範囲で延長することができる．裁判所は心神喪失者等および保護者または保護観察所長からの申し立てがあった場合は，精神保健観察の下での通院治療を終了するが，必要がある場合は保護観察所長からの申し立てにより，再度入院を決定することもできる．

対象者の状況

1997～2001年の5年間に心神喪失者等が，重大な犯罪行為（殺人，放火，傷害致死，強盗など）を行い，不起訴や無罪などになった精神障害者数

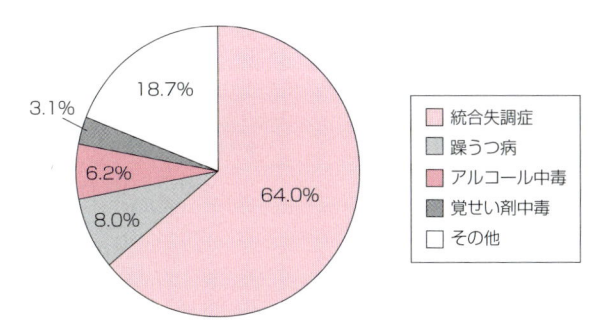

図6-2 心神喪失等の状態での重大な犯罪行為
殺人，放火，傷害致死，強盗などを行った者の障害別内訳　　　　（平成9〜13年厚生労働省調査）

統合失調症 64.0%
躁うつ病 8.0%
アルコール中毒 6.2%
覚せい剤中毒 3.1%
その他 18.7%

は1,785人（年間平均357人）であり，このうち，統合失調症が64%を占めている（図6-2）．

指定入院医療機関

指定入院医療機関の概要

指定入院医療機関は，心神喪失者等医療観察法による入院決定を受けた対象者に対して厚生労働大臣の委任を受けて入院医療を提供する．設置主体は国・都道府県・特定（地方）独立行政法人である精神医療を専門に実施している医療機関に限定されており，厚生労働大臣が開設者の同意を得て指定し，国費による手厚い専門的な精神医療を行う．

指定入院医療機関の整備目標

対象者は毎年300人程度と見込んでおり，人口500万人当たり1ヵ所の病棟（30床程度）を確保することが必要である．そのため，当面24ヵ所程度を目標におおむね2〜3ヵ月に2ヵ所程度の開設を目指し，段階的に整備される．整備目標数のうち2/3を都道府県立病院が担うことになる（図6-3）．

指定入院医療機関の医療体制

心神喪失者等は，居住地に最も近い指定入院医療機関におおむね1年6ヵ月程度入院することになる．しかし，症状の軽い場合は早期に退院すること

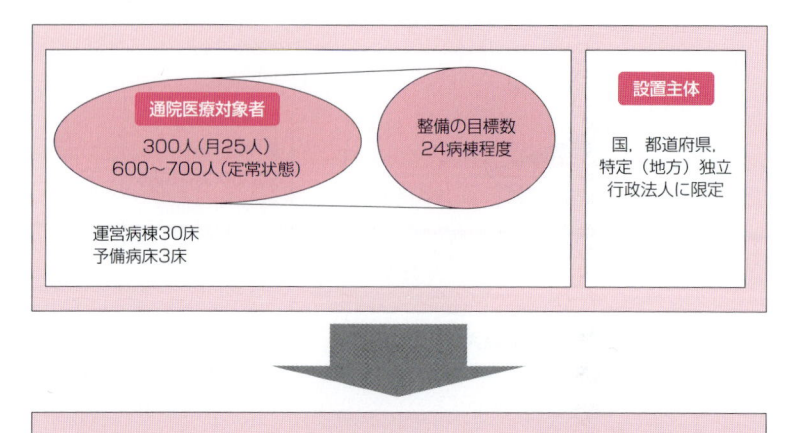

```
┌─────────────────────────────────────────────────────┬──────────────────┐
│  ╭──────────────╮  ╭──────────╮                     │  設置主体         │
│  │ 通院医療対象者 │  │整備の目標数│                  │                   │
│  │ 300人(月25人) │  │24病棟程度│                    │  国,都道府県,     │
│  │ 600〜700人(定常状態)│  ╰──────────╯              │  特定(地方)独立   │
│  ╰──────────────╯                                   │  行政法人に限定   │
│                                                     │                   │
│  運営病棟30床                                        │                   │
│  予備病床3床                                         │                   │
└─────────────────────────────────────────────────────┴──────────────────┘
                              ▼
┌─────────────────────────────────────────────────────────────────────────┐
│ 指定入院医療機関は,精神医療を専門に実施している国と都道府県の既存の病院において,│
│ 対象者の増加に応じて段階的に整備                                          │
└─────────────────────────────────────────────────────────────────────────┘
```

図6-3 指定入院医療機関

もあり,入院期間が1年6ヵ月を超える場合は,1〜3ヵ月の頻度で入院継続の必要性を評価することになる.

入院処遇をする病棟は,「急性期ユニット」(6床,予備病床1床),「回復期ユニット」(14床,予備病床2床),「社会復帰ユニット」(8床),「共用ユニット」(5床:回復期と社会復帰の共用)の4つのユニットで構成されている.

各ユニットは「急性期(1週〜3ヵ月)」,「回復期(13週〜1年)」,「社会復帰(49週〜1年6ヵ月)」の3期に分けて到達目標を設定し,院内の治療評価会議において定期的に病状などを評価し,その症状の段階に応じて対象者ごとに治療計画を作成し実施される.

治療期ごとの目標は,「急性期治療」では身体的回復と精神的安定,治療への動機づけの確認,対象者との信頼関係構築を,「回復期治療」では病識と自己コントロール能力の獲得,日常生活能力の回復を,「社会復帰期治療」では障害の受容,社会生活能力(服薬管理,金銭管理など)の回復と社会参加の継続が治療目標となっており,標準的なクリティカルパス(治療計画・治療内容)に基づいて治療が行われる.

人員配置基準は,医師が3〜4人程度(患者に対しておおむね10:1〜

8：1），看護師が夜勤体制でも5～6人（看護師総数でおおむね40～48人），その他作業療法士，臨床心理技術者，精神保健福祉士などが6～7人程度，事務職員（裁判所や地元などの対外的な窓口）が非常勤を含んで2人程度が必要となる．

指定通院医療機関

指定通院医療機関の概要

指定通院医療機関（病院，診療所）は常時勤務する精神保健指定医を配置し，指定入院医療機関から退院，あるいは通院決定を受けた対象者に厚生労働大臣の委任を受けて通院医療を提供する．厚生労働大臣は精神医療を専門に行う都道府県立病院だけでなく，地域バランスを考慮し，一定水準の医療が提供できる民間医療機関等も指定し，国費により必要な医療を行う．都道府県立病院だけでは，対象者の通院医療に対応できないため多くの民間医療機関（病院，診療所，薬局）の協力が不可欠である（図6-4）．

指定通院医療機関の整備目標

対象者が全国で1,000～2,000人程度と見込まれるため，各都道府県に最低2ヵ所，人口100万人あたり2～3ヵ所程度が指定される．このうち，精

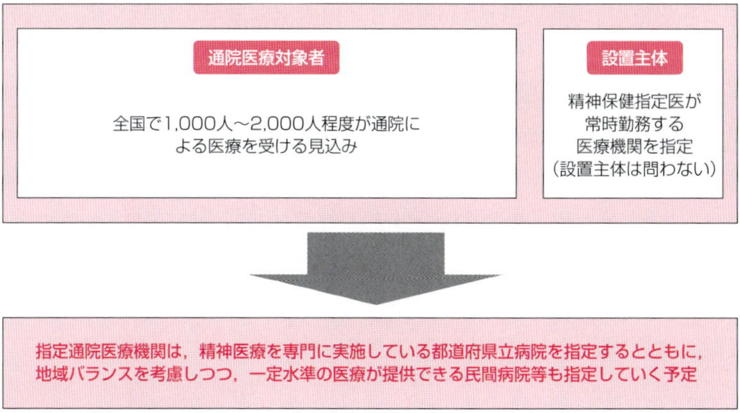

図6-4 指定通院医療機関

神医療を専門に行う都道府県立病院は基本的にすべて候補先となり，目標確保数の不足分は，一定水準の医療が提供できる民間医療機関等の中から整備される．なお，各指定通院医療機関が担当する対象者数は，平均5～10人程度になると想定されている．

一定の水準の医療が提供できる医療機関の基準は，訪問看護を実施し，かつ看護配置基準が3：1以上の医療機関を想定している．16都道府県でこの基準を満たす病院の必要数に満たないため，基準を満たさない病院についても，訪問看護を行っている他の医療機関と連携することにより必要な体制を確保する予定である．これらの基準を満たさない病院と連携する医療機関はこの制度においてサブ的な位置づけとなる．

指定通院医療機関の医療体制

指定通院医療機関は，対象者の状況に応じて訪問や通院による専門的な医療を提供するとともに，一時的な病状悪化の場合などには精神保健福祉法などに基づく入院医療を提供することも想定している．生活面では，保護観察所（社会復帰調整官），他の医療・福祉の社会資源が連携をとりつつ対象者を支援する．なお，対象者は地元にある指定通院医療機関に通院することになる．

通院治療の期間は，「通院前期」（1～6ヵ月），「通院中期」（7ヵ月～2年），「通院後期」（25ヵ月～3年）の3期に分けて目標を設定し，その評価に基づき治療を計画的に行い，原則3年以内（対象者の病状に応じて最大5年まで）となる．その後は，一般の精神障害者と同様の医療が提供される．

それぞれの期間の治療目標は，「通院前期」では入院医療から通院医療への円滑な移行を，「通院中期」では限定的な社会活動への参加と定着を，「通院後期」では地域社会への参加の継続・拡大と一般精神医療への移行となっている．また，治療は標準的なクリティカルパス（治療計画・治療内容）に基づいて行われる．診療方針は，保護観察所を中心とするケア会議で，通院医療機関への外来通院を，「通院前期」は1週間に1回，「通院中期」と「通院後期」は2週間に1回実施するなどの治療計画に基づいて作成される．

指定通院医療機関のスタッフは，看護師，作業療法士，臨床心理技術者，精神保健福祉士などが一定水準以上であることが必要となる．

精神科医療の水準向上(心神喪失者等医療観察法の附則3条)

心神喪失者等医療観察法の附則3条には、主たる目的である専門的な医療を心神喪失者等に提供するとともに、すべての精神障害者に提供する精神保健・医療・福祉を抜本的に見直し、その底上げを図ることを明記している(図6-5)．このことは、この法律を施行することによって、本格的に精神障害者対策に取り組む強固な国の姿勢がみられる．具体的には2002年12月に精神保健福祉対策本部が発足し、当時厚生労働大臣が本部長を務めていることであり、今後対策を積極的に推し進めるためには、それ相当の費用が必要であり、関係する省庁との交渉を順調に進めるための対応策の1つであると考えられる．

精神保健福祉の課題に対応するため、精神保健福祉対策本部は2003年度より普及啓発、精神病床等、在宅福祉・地域ケア等についての3つの検討会を開催し、検討を進めている．その結果、附則3条に明記されているように、精神科病床の人員配置を今以上に引き上げ、精神障害者が罹病後速やかに治療できる急性期医療や、重度の精神障害者に手厚い医療が提供できるよう機能分化が図られることが予測される．

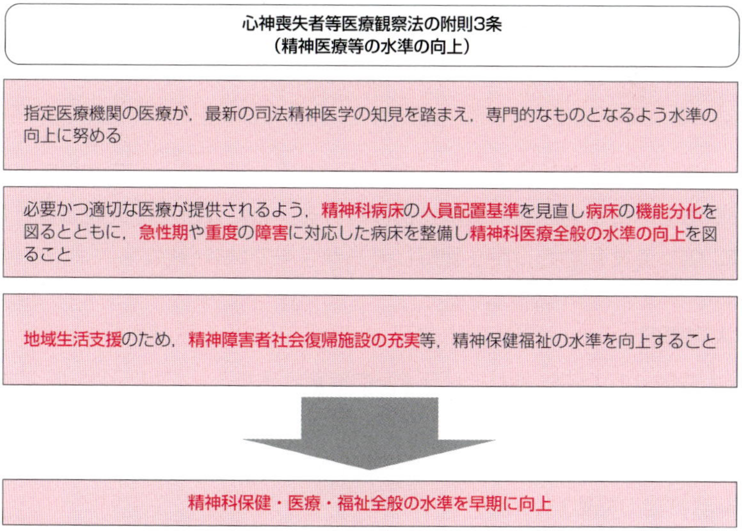

```
┌─────────────────────────────────────┐
│  心神喪失者等医療観察法の附則3条         │
│      (精神医療等の水準の向上)           │
└─────────────────────────────────────┘

指定医療機関の医療が、最新の司法精神医学の知見を踏まえ、専門的なものとなるよう水準の
向上に努める

必要かつ適切な医療が提供されるよう、**精神科病床の人員配置基準**を見直し**病床の機能分化**を
図るとともに、**急性期**や**重度**の障害に対応した病床を整備し**精神科医療全般の水準の向上**を図
ること

**地域生活支援**のため、**精神障害者社会復帰施設の充実**等、精神保健福祉の水準を向上すること

                    ↓

精神科保健・医療・福祉全般の水準を早期に向上
```

図6-5 心神喪失者等医療観察法の附則3条

3 心神喪失者等医療観察法と薬剤師

　心身喪失者等医療観察法の中で薬剤師に関する項目として，「第三節指定医療機関（指定医療機関の指定）の項の第十六条2」において，指定通院医療機関の指定は，厚生労働省令で定める規準に適合する病院もしくは診療所または薬局について，その開設者の同意を得て厚生労働大臣が行うと規定している．「第三節指定医療機関の管理者の講ずる措置（資料提供の求め）の項の第九十条2」において，指定医療機関の管理者は適切な医療を行うため必要があると認められるときは，その必要な限度において他の医療施設に対し，対象者の診療または調剤に関する情報その他の必要な資料の提供を求めることができると規定されている．指定医療機関とは指定入院医療機関と指定通院医療機関の2種類であり，前者は国公立の精神科病院を，後者は一定の基準を満たした民間精神科病院および保険薬局を示している．このようなことから，本法律が薬剤師業務とは無縁のものではないことが理解できる．

心神喪失者等医療観察法における薬剤師の役割[2]

　心神喪失者等医療観察法により薬剤師が業務を行う場として，指定入院医療機関および指定通院医療機関があげられる．したがって，入院処遇と地域処遇に関する薬剤師の役割を理解しておかなくてはならない．

入院処遇

　厚生労働省の入院処遇ガイドラインに薬剤師業務として以下の記載がある．

A 急性期（治療目標；12週で回復期へ移行）
〈薬剤師業務の概要〉
・病歴・薬歴・家族歴・生育歴などの情報収集

> **薬剤師業務の概要**
>
> 薬剤師は当該病棟専属の配置ではないが，対象者の治療に果たす役割の大きい下記の業務については，可能な範囲において新病棟におけるMDT（multidisciplinary team：多職種チーム）での協力・連携をするものとする．

- 薬物療法計画作成に対する支援（向精神薬以外の合併症治療に用いる薬剤に関する情報提供も含む）
- 予測される効果と副作用（過鎮静，急性期錐体外路症状など）のチェック
- 薬歴管理による重複投与，相互作用，禁忌などのチェック
- 医療スタッフへの情報提供
- 対象者への服薬指導

Ⓑ 回復期（治療目標；36週（通算48週）で社会復帰期へ移行）

〈薬剤師業務の概要〉
- 薬物療法のチェック（多剤併用，大量療法：力価換算など）
- 抗パーキンソン薬・ベンゾジアゼピン系薬などの継続に関するチェック
- 効果の評価と副作用（認知機能障害，遅発性錐体外路症状など）チェック
- 服薬の継続に関する問題点（自覚的薬物体験）のチェック
- 服薬指導

Ⓒ 社会復帰期（治療目標；24週（通算72週）で退院）

〈薬剤師業務の概要〉
- 服薬の継続に必要な知識の提供
- 自己管理に向けた支援
- デポ剤に関する情報提供
- 退院時処方に関する薬学的チェック
- 服薬指導

地域処遇（指定通院医療機関における薬剤の役割）

心神喪失者等医療観察法（医療観察法）における指定通院医療機関として，「病院もしくは診療所又は薬局が指定されること」となっている．したがって，地域処遇における薬剤師の役割は，指定された病院もしくは診療所の薬剤師または薬局の薬剤師が担うことになり，指定された薬局の薬剤師による業務も重要となる．つまり，現在医薬分業が定着しつつあり，医療観察法における対象者に関しても，薬局において調剤を受ける可能性が高い．薬局が対象者の地域処遇で果たす役割はさまざまなものが考えられ，ケア会議に参加することで地域における各精神保健福祉分野の職種に対して，対象者に使用されている薬剤情報を提供し，服薬に関する情報を共有することができる．対象者に対しても，適切な薬物治療の提供と規則正しい服薬の継続のための情報提供が必要であり，薬学的管理（薬効・副作用・相互作用などのモニター）を行う．対象者が使用する可能性のある市販薬（ドリンク剤やサプリメント）や衛生材料などについても適切な情報提供と使用上の管理，ケア会議メンバーによる情報の共有を行う必要がある．

本法律では，重大犯罪行為を行った心神喪失者等に対する法の整備だけではなく，本法律の下で実践した治療体系や社会復帰までのノウハウを，精神科医療改革に反映しようということが示されている．本法律は，入院から退院そして社会復帰までの新たな流れを想定していることも重要なポイントとなることを見逃してはならない．

薬剤師はこれまで薬剤師法や薬事法のみの理解，自分達が実際に働く領域における法律の理解は乏しく，医療法ですら十分理解していなかったと考えられ，精神科領域においても精神保健福祉法に関する理解がほとんど進んでいないのではないかと危惧される．心神喪失者等医療観察法は精神科医療の将来図としての位置づけが想定されており，十分理解する必要がある．

文献

1) 吉尾　隆：心神喪失者等医療観察法．薬剤師のための精神科薬物療法〈統合失調症編〉，pp74-85, 薬事日報, 2005.
2) 吉尾　隆：薬剤師の学ぶべきこと．3 司法精神医学教育, 司法精神医療, pp272-278, 中山書店, 2006.

一般索引

あ

- アカシジア……85, 349
- 悪性症候群……110, 331, 340
- 悪夢障害……238
- アザピロン系薬物……144, 151, 160
- アスペルガー障害……283, 286, 288
- アセチルコリンエステラーゼ阻害薬……58
- アセチルコリン受容体拮抗薬……51, 56
- アセトアルデヒド……190
- アデニル酸シクラーゼ……29
- アデノシン受容体……116
- アドヒアランス……372
- アドレナリンα_2自己受容体……113
  - ――遮断作用……111
- アミロイドβタンパク……297, 302
- アミロイドカスケード仮説……297
- アルコール……180
  - ――依存……25, 186
- アルコール脱水素酵素……62
- アルコール離脱症候群……187, 191
- アルツハイマー型認知症……13, 58
- アルツハイマー病……296
- アルデヒド脱水素酵素……62, 190
- アロステリック……13
  - ――活性化リガンド……59
  - ――結合……306
- アロディニア……354

い

- 意識混濁……351
- 依存性人格障害……165, 169
- 依存性薬物……178, 180
- 遺伝的素因……180
- イネイブリング行動……203, 209
- イノシトール-1-リン酸分解酵素……115
- イノシトールリン脂質代謝……39
- 医療観察法……400
- 陰性症状……16, 66
- インフォームド・コンセント……354

う

- うつ病……17, 104, 109, 127, 346, 385, 387
  - ――障害……104
  - ――相……126
- 上乗せ効果……358
- 運動緩慢……321

え

- 英国国立臨床有効性評価機構……261
- エタノール……232
- 演技性人格障害……164, 169
- エンドルフィン……190

お

- 嘔吐……225
- オピオイド製剤……354
- オピオイド鎮痛薬……182
- オピオイドローテーション……347, 355
- オレキシン神経……236

か

- 改革ビジョン……398
- 概日リズム……47
  - ――睡眠障害……234, 238, 243
- 外出恐怖……134
- 外傷後ストレス障害……152
- 改訂長谷川式簡易知能評価スケール……389
- 海馬……298
- 回避性人格障害……165, 169
- 回復期……367, 404, 409
- 解離障害……135
- 化学物質……205
- 化学療法後神経障害性疼痛……354
- 過換気症候群……162
- 覚せい剤……178, 180, 205
  - ――精神病……183
- 覚醒障害……230
- 下肢静止不能症候群……54
- 過食……219, 225
- 過食症……21
- 家族教育……258
- 家族心理教育……367
- 家族性アルツハイマー病……297
- 過鎮静……277, 380
- 渇望……178
  - ――抑制薬……190
- カテコール-O-メチル基転移酵素阻害薬……35, 56
- カテコールアミン……115
  - ――遊離抑制……115
- 過敏性腸症候群……161
- カフェイン……232
- 過眠症……242
- 仮面うつ病……162
- 仮面様顔貌……322
- がん……344
- 簡易精神症状評価尺度……381
- 環境の要因……105
- 感情表出……365
- がん疼痛……354
- カンナビノイド受容体……182
- 緩和医療……344

き

- 記憶障害……299
- 気管支喘息……161
- 喫煙……92, 100
- 拮抗作用……37
- 機能の全体的評定尺度……381
- 気分安定薬……38, 110, 115, 126, 129, 262, 278
- 気分障害……10, 104, 256, 270, 388
- 気分変調性障害……38, 104
- 逆耐性……207
- ギャンブル依存……25
- 急性間欠性ポルフィリン症……149, 155
- 急性期……367, 404, 409
- 急性中毒……15, 201, 207, 212
  - ――症状……183, 198
- 急速交代型……108
- 境界性人格障害……163, 167
- 強剛……321
- 強迫行為……294
- 強迫症状……257
- 強迫神経症……134
- 強迫性障害……20, 134, 152
- 強迫性人格障害……165, 170
- 恐怖症……208
- 恐怖神経症……134

409

恐怖性障害 152
拒食症 21
筋強剛 322
筋弛緩作用 148, 250
筋弛緩療法 241
緊張病型 66

く
薬に対する構えの評価尺度 390
クリティカルパス 406
グルクロン酸転移酵素 117
グルタミン酸 303
　——仮説 70
　——作動性神経 17
クロイツフェルト - ヤコブ病 14
クロザリル患者モニタリングサービス 98
クロルプロマジン換算 29, 78, 84, 86

け
けいれん性疾患 255
血液脳関門 53, 330
月経障害 30
幻覚薬 181
幻肢痛 359
倦怠感 351
原発性過眠症 237
原発性睡眠障害 237
原発性不眠症 230, 237
健忘 153, 160, 250
健忘症 150

こ
高アンモニア血症 358
行為障害 270
抗うつ薬 110, 136, 161, 248, 356
口腔内崩壊錠 91, 350
攻撃性 174, 264, 277, 290, 294
高血糖 92, 349
抗コリン作用 120
抗コリン薬 51, 56, 331
抗酒薬 62, 190, 192
甲状腺ホルモン 120
抗精神病薬 28, 76, 262, 265, 277, 348, 392
向精神薬 27
合成麻薬 205
抗躁薬 39
抗てんかん薬 115, 358
行動療法 241
抗パーキンソン病薬 51, 85
広汎性発達障害 24, 283
抗ヒスタミン作用 111, 120
抗ヒスタミン薬 248
抗不安薬 41, 136, 159
高プロラクチン血症 17, 31, 35, 94, 266, 349
興奮 277, 294
高力価 30
コカイン 180, 205
呼吸関連睡眠障害 231, 237, 243
呼吸中枢 236
呼吸抑制 159
国際疾患分類 11
黒質 320
孤発性アルツハイマー病 297
コリンエステラーゼ 13

　——阻害薬 302, 313
コルサコフ症候群 10

さ
催奇形性 22
再摂食症候群 222
ザイディス錠 91, 117
再取り込み促進 115
サーカディアン・リズム 47
三環系抗うつ薬 33, 35, 109, 266, 277, 356

し
自己愛性人格障害 163, 168
持効性筋注製剤 90
持効性抗精神病薬 99
自殺 105, 126
　——企図 112
脂質異常症 349
支持的精神療法 350
視床下部 157
視床下部 - 下垂体 - 副腎皮質 106
自傷行動 257, 264, 290
ジスキネジア 56, 323, 324, 331, 334
ジストニア 85
姿勢反射障害 321
シゾイド人格障害 164, 167
疾病及び関連保健問題の国際統計分類 11
指定通院医療機関 402, 408
指定入院医療機関 402, 408
自閉 283
自閉症スペクトラム障害 283, 286
自閉性障害 264, 283, 286
社会技能訓練 84
社会恐怖 151
社会生活技能訓練 369
社会不安 294
　——障害 134
社会復帰 398, 404
　——期 409
社交不安障害 20
遮断 113
周産期 22
周辺症状 57, 299, 308
主観的ウェルビーイング評価尺度日本語版 393
術後痛症候群 354
受容体過感受性仮説 106
症状自己管理 369
常染色体優性遺伝 297
常同行動 257, 294
衝動性 174, 272
小児期崩壊性障害 286
常用量依存 42, 153, 160, 196
自律訓練法 241
自律神経障害 322
自立生活技能 370
心因性 10
　——疼痛 354
侵害受容性疼痛 354
人格障害 22, 163
心気症 208
心気障害 135
心気神経症 135
神経細胞新生仮説 107
神経症 10

神経障害性疼痛 354, 356
神経症性障害 19, 21
神経性過食症 218, 225
神経性食思不振症 218, 225
神経性大食症 21
神経性無食欲症 21
神経発達論的成因仮説 69
進行性核上性麻痺 298
心身症 20, 156
心神喪失者等医療観察法 400, 407
振戦 56, 320
心臓神経症 161
心臓弁膜症 330
身体依存 178, 180, 208
心的外傷後ストレス障害 134
心毒性 120, 266
シンナー 205
心理教育 75, 289, 364
——ガイドライン 366
心理社会的治療 223

す

錐体外路症状
　　28, 30, 52, 78, 85, 265, 277, 318, 348, 380, 392
睡眠行動障害 231
睡眠時随伴症 231, 238
睡眠時無呼吸症候群 231, 236
睡眠時遊行症 239
睡眠障害 22, 111, 128, 145, 230, 336
睡眠薬 45, 136, 145, 160
すくみ足 322, 336
スティーブンス・ジョンソン症候群 266, 358
ストレス 157
ストレス-脆弱性モデル 68, 364
ストレスライフイベント 105
スピリチュアル 344

せ

性依存 25
生活技能訓練 74, 369
性機能障害 30
静止時振戦 321
脆弱性因子 105
精神異常発現薬 27
精神依存 178, 180, 205
精神運動興奮 346
精神衛生法 399
精神刺激薬 48
精神障害の診断と統計の手引き 12
精神症状 322
精神遅滞 10, 23, 253
精神毒性 205
精神賦活作用 35
精神保健医療福祉 398
精神保健観察 402
精神保健法 399
精神療法 110, 172
青斑核 116
脊柱管狭窄症 354
摂食障害 21
摂食制限 219
セロトニン 5-HT$_{1A}$ 自己受容体 37
セロトニン 5-HT$_{1A}$ 受容体 42, 144, 160
——部分作動作用 118

——部分作動薬 44
セロトニン 5-HT$_2$ 受容体 114
——拮抗作用 111
セロトニン 5-HT$_{2A}$ 受容体 31
——拮抗作用 101, 118
セロトニン 5-HT$_3$ 受容体 37,114
セロトニン・ドパミン拮抗薬 31
セロトニン・ノルアドレナリン再取り込み阻害薬
　　34, 37, 109, 113
セロトニン拮抗・再取り込み阻害薬 33, 36, 109, 111
セロトニン再取り込み阻害作用 111
セロトニン症候群 110, 112
セロトニントランスポーター 35
染色体異常 254
選択的セロトニン再取り込み阻害薬 34, 37, 109, 112
前頭側頭型認知症 14
全般性不安障害 133,150
せん妄 346

そ

躁うつ病 104, 110
増強療法 120
双極Ⅰ型障害 104
双極Ⅱ型障害 104
双極性障害 19, 38, 110, 126, 128, 350
躁症状 350
早朝覚醒 232, 351
躁転 108, 112, 126, 129
躁病相 126

た

第一世代抗精神病薬 28, 30, 78
代謝促進作用 115
体重増加 349
耐性 178, 180
体性痛 354, 359
第二世代抗精神病薬 28, 31, 78, 224
大麻 182, 205
退薬症状 178, 180, 183, 199
タウ蛋白 13, 297
ダウン症候群 23, 254
多元受容体標的化抗精神病薬 31
多幸感 126, 130, 182
多剤併用大量処方 380
脱感作 45
脱炭酸酵素 53
脱法ドラッグ 180
脱抑制 150, 159, 174
多動 290
多動性 272
ダルク 185
断酒 188
——効果 190

ち

地域援助プログラム 366
チエノジアゼピン系抗不安薬 42
チエノジアゼピン系薬物 139, 143
置換漸減療法 191, 212
チック障害 25
知的障害 253
知能指数 254
遅発性ジスキネジア 85, 265
遅発性ジストニア 85

項目	ページ
注意欠陥・多動性障害	24, 48, 263, 269
中核症状	57, 299
中止後症候群	124, 128
中枢神経系興奮薬	180
中枢神経系抑制薬	180
中枢神経変性疾患	298
中途覚醒	232, 351
中毒性表皮壊死症	117
直接L-ノルエピネフリン	57
治療抵抗性統合失調症	98
チロシン水酸化酵素	53
鎮痛補助薬	354

て

項目	ページ
低栄養状態	223
定型抗精神病薬	28
低力価	30
適応障害	10, 345, 350
転換性障害	135
電気けいれん療法	120
電撃様疼痛	358

と

項目	ページ
統計的診断マニュアル	11
統合失調型人格障害	167
統合失調感情障害	38
統合失調症	10, 16, 350, 383, 385, 390, 393
統合失調症型人格障害	164
統合失調症認知機能簡易評価尺度日本語版	385
陶酔感	182
糖尿病患者	349
トゥレット症候群	25
特定不能の広汎性発達障害	286
特発性レストレスレッグス症候群	238
特効性注射剤	118
ドパミン・システム・スタビライザー	31, 95, 118
ドパミンD_2受容体	29, 69, 78, 82
——拮抗作用	80, 101
ドパミン仮説	69, 173
ドパミン作動薬	330, 334
ドパミン受容体作動薬	51, 53, 330
ドパミン受容体遮断作用	80
ドパミン代謝酵素阻害薬	55
ドパミン脱炭酸酵素阻害薬	53
ドパミントランスポーター	50, 181
ドパミン放出促進薬	51, 54
ドパミン補充薬	329
ドパミン遊離促進薬	331
トライエージ®	199

な

項目	ページ
内因性オピオイド様物質	190
内因性疾患	10
内臓痛	354
ナルコティック アノニマス	185
ナルコレプシー	230, 236, 242

に

項目	ページ
ニコチン	182, 232
ニコチン性アセチルコリン受容体	59, 305
二相性	324
日常生活動作	300
乳汁分泌	30
入眠困難	249
入眠障害	145, 232, 351
ニューロパティックペイン	359
尿素系睡眠薬	45
尿中薬物簡易検査キット	199
妊娠	129
認知機能障害	66, 309, 311
認知行動療法	75, 84, 109, 289, 374
認知症	296, 346, 390

の

項目	ページ
脳幹網様体賦活系	46
脳血管障害性認知症	13, 58
脳循環代謝改善薬	58
脳内報酬系	178, 182, 196, 206
ノルアドレナリン再取り込み阻害作用	111
ノルアドレナリン再取り込み阻害薬	276
ノルアドレナリン作動性・特異的セロトニン作動性抗うつ薬	34, 37, 109, 113
ノルアドレナリントランスポーター	35
ノルアドレナリン補充薬	56, 332

は

項目	ページ
廃用症候群	354
破瓜型	66
パーキンソン症状	310, 312, 317
パーキンソン病	25, 319
パーソナリティ障害	38, 164
発達障害	269
パニック障害	10, 20, 41, 117, 133, 151
パニック発作	20, 151
ハミルトンうつ病評価尺度	385
バルビツール酸系睡眠薬	45, 149, 153, 246
反抗挑戦性障害	270
反社会性人格障害	164, 169
反跳性神経症	160, 198, 250
反跳性不眠	145, 147, 153

ひ

項目	ページ
ピクロトキシン結合部位	46
ヒスタミンH_1受容体拮抗作用	114
ヒステリー	134
ビタミンB_6	53
ピック球	14
非定型抗精神病薬	28
非バルビツール酸系睡眠薬	45, 150, 155
皮膚粘膜眼症候群	117
非ベンゾジアゼピン系睡眠薬	46, 148, 153, 246
肥満蔑視	219
評価尺度	380
広場恐怖	20, 143, 152

ふ

項目	ページ
不安	344, 346
不安障害	33, 41, 256
不安神経症	133
フィジカルアセスメント	373, 393
不穏	277
副腎皮質刺激ホルモン放出因子	157
服薬コンプライアンス	117
服薬自己管理	369
——モジュール	367, 370
不食	219
不随意運動	324
不注意	273
ブチリルコリンエステラーゼ	306
不眠	351

ふ

- 不眠症 ……………………………… 240, 246
- プリオン蛋白 ……………………………… 14
- ブロイラーの基本症状 ……………………………… 70
- プロラクチン ……………………………… 95
- ——上昇 ……………………………… 150

へ

- ヘテロ受容体 ……………………………… 113
- ベンゾジアゼピンω_1受容体 ……………………………… 153
- ベンゾジアゼピン依存症 ……………………………… 196
- ベンゾジアゼピン系抗不安薬 ……………………………… 41, 137, 159, 225
- ベンゾジアゼピン系睡眠薬 ……………………………… 46, 145, 153, 246
- ベンゾジアゼピン系の薬物 ……………………………… 136, 150, 152, 192, 200
- 芳香族L-アミノ酸脱炭酸酵素 ……………………………… 53
- 放射線照射後疼痛症候群 ……………………………… 354

ほ

- 報酬効果 ……………………………… 181
- ホスファチジルイノシトール代謝回転 ……………………………… 40, 115
- ポリグラフ検査 ……………………………… 240

ま

- マイナートランキライザー ……………………………… 41
- 麻酔導入薬 ……………………………… 359
- 末梢COMT阻害薬 ……………………………… 333
- 末梢性ドーパ脱炭酸阻害剤 ……………………………… 330
- 慢性疼痛 ……………………………… 356

み

- ミクロソームエタノール酸化系酵素 ……………………………… 62
- ミニメンタルステイト検査 ……………………………… 389

む

- ムスカリン性アセチルコリン受容体 ……………………………… 56
- 無動 ……………………………… 321
- 無動機症候群 ……………………………… 183

め

- メジャートランキライザー ……………………………… 28
- メラトニンMT$_1$受容体作動薬 ……………………………… 240
- メラトニン受容体作動薬 ……………………………… 45, 47, 150, 249

も

- 妄想型 ……………………………… 66
- 妄想性人格障害 ……………………………… 164, 167
- 持ち越し効果 ……………………………… 147, 160, 250
- モノアミン仮説 ……………………………… 35, 40, 106
- モノアミン再取り込み ……………………………… 110
- モノアミン酸化酵素 ……………………………… 25, 35

や

- 夜驚症 ……………………………… 238
- 薬原性錐体外路症状 ……………………………… 80, 373
- 薬原性錐体外路症状評価尺度 ……………………………… 392
- 薬剤管理指導業務 ……………………………… 373
- 薬剤性パーキンソニズム ……………………………… 52
- 薬物依存 ……………………………… 25, 142, 178
- 薬物渇望 ……………………………… 214
- ——期 ……………………………… 210
- 薬物探索行動 ……………………………… 183, 199
- 薬物治療アルゴリズム ……………………………… 77
- 薬物治療モニタリング ……………………………… 115
- 薬物乱用 ……………………………… 179
- やせ ……………………………… 221
- やせ願望 ……………………………… 219

ゆ

- 有機溶剤 ……………………………… 178, 182, 205
- 有機溶剤精神病 ……………………………… 183

よ

- 陽性・陰性症状評価尺度 ……………………………… 383
- 陽性症状 ……………………………… 16, 66, 78
- 予期不安 ……………………………… 20
- 抑うつ ……………………………… 344, 351
- ——状態 ……………………………… 106
- 抑制制G蛋白質 ……………………………… 29
- 四環系抗うつ薬 ……………………………… 33, 36, 109, 111

ら

- ラピッドサイクラー ……………………………… 108, 126

り

- 離脱 ……………………………… 160
- 離脱症状 ……………………………… 16, 42, 124, 142, 153, 178, 180, 183, 188, 198, 201, 207
- リハビリテーション期 ……………………………… 367
- リハビリテーションプログラム ……………………………… 366

れ

- レストレスレッグス症候群 ……………………………… 54, 231, 244, 337
- レット障害 ……………………………… 286
- レビー関連神経突起 ……………………………… 309
- レビー小体 ……………………………… 309, 313, 319
- レビー小体病 ……………………………… 309
- レビー神経突起 ……………………………… 313
- レボドパ製剤 ……………………………… 330, 334
- レボドパ賦活薬 ……………………………… 333

ろ

- 老年期認知症 ……………………………… 389

A

- AChE ……………………………… 58
- ACTH ……………………………… 157
- ADHD ……………………………… 24, 48, 263, 269
- ADL ……………………………… 300, 369
- ALDH1 ……………………………… 62
- ALDH2 ……………………………… 62
- α-シヌクレイン ……………………………… 310, 312, 320
- APA ……………………………… 108
- APL ……………………………… 59

B

- BACS-J ……………………………… 385
- βアミロイド蛋白 ……………………………… 13
- β遮断薬 ……………………………… 151
- BPRS ……………………………… 381
- BPSD ……………………………… 299, 315

C

- CAGEテスト ……………………………… 188
- CD-10 ……………………………… 11
- COMT ……………………………… 35, 56
- CPMS ……………………………… 98
- CRF ……………………………… 157
- Crowの二症候群仮説 ……………………………… 72
- CYP ……………………………… 112
- CYP1A2 ……………………………… 92, 100, 266
- ——阻害作用 ……………………………… 99
- CYP2C19 ……………………………… 112
- CYP2D6 ……………………………… 112
- CYP3A4 ……………………………… 96, 112
- ——阻害作用 ……………………………… 97
- ——誘導作用 ……………………………… 99

413

D

DAI-10	390
delayed on	323, 335
DIEPSS	373, 392
Diphasic ジスキネジア	336
DOPAC	55
DSA	31, 97
DSM-IV	11, 104
DSS	31, 82, 118

E

EBM	122
ECT	120
EPS	80

G

G 蛋白質	29
GABA	40, 115
$GABA_A$ 受容体	42, 182, 240, 246
GABA 作動性神経	42
GAF	381
Gi	29
γ- アミノ酪酸作動性神経	40
γ- アミノ酪酸トランスアミナーゼ	115
Gs	29

H

HAM-D	385
HDS-R	389
Hoehn&Yahr	327
HPA 仮説	106
HVA	55

I

ICD	11

L

L- ドーパ	51, 53, 56
——賦活薬	56
Lyell 症候群	117

M

M6G	347
MADRS	387
MAO	25, 35, 55
——阻害薬	152
MAO_B	55
——阻害薬	53, 332
MARTA	31
MDMA	181
Mel1a 受容体	47
Mel1b 受容体	47
MMSE	389
Montgomery Asberg うつ病評価尺度	387
3-MT	55
MT_1 受容体	47
MT_2 受容体	47
MT_3 受容体	47

N

N- メチル -D- アスパラギン酸受容体拮抗薬	58, 303
Na^+ チャネル抑制	116
NaSSA	34, 37, 109, 113, 120
NICE	261
NMDA	58, 303
NMDA 受容体拮抗薬	61, 70, 315, 359
no-on	323, 335
NR2B	359
NSAIDs	354

O

OD 錠	89
ω_1 受容体	45
ω_2 受容体	45, 153
ω_3 受容体	45
On-off 現象	323
OROS®	101

P

PANSS	383
PDD	283
PDD-NOS	288
peak-dose ジスキネジア	324, 335
PTSD	134

Q

QOL	344

R

REM 睡眠	147, 231, 237
——行動異常症	336
——行動障害	245

S

SARI	34, 36, 109, 111
SDA	31, 80
SNRI	34, 37, 109, 113, 120, 127, 278, 356
SSRI	34, 37, 109, 112, 120, 127, 151, 224, 261, 266, 278, 351
SST	74, 84, 367
Stevens-Johnson 症候群	117
SWNS-J	393

T

TCA	33, 35, 109, 110
TDM	115, 126, 129
$\varDelta^9$-THC	182

W

wearing off	56, 323, 332, 334, 339

Y

YMRS	388
Young 躁病評価尺度日本語版	388

薬剤索引

あ
アカンプロセート··190
アトモキセチン····················25, 48, 276, 279, 281
アポモルヒネ···54
アマンタジン···54, 331
アミトリプチリン··110, 173
アモキサピン··110, 175
アリピプラゾール··············39, 82, 86, 95, 118, 261, 350
アルプラゾラム·······································139, 142, 151, 351

い
イフェンプロジル···359
イミプラミン··110, 277, 290, 293

え
エスシタロプラム··112, 224
エスゾピクロン···149, 247
エスタゾラム···147, 227
エチゾラム···138, 143, 145, 196
エチルロフラゼペイト··138
エンタカポン··56, 333, 339

お
オキサゾラム··139
オランザピン
　················39, 86, 91, 117,224, 228, 261, 290, 292, 349

か
ガバペンチン··244, 358
カベルゴリン··330, 339
ガランタミン···13, 58, 304, 307, 315
カルバマゼピン
　················39, 116, 173, 175, 266, 278, 292, 358
カルビドパ··53, 330

く
クアゼパム···148
クエチアピン·································93, 261, 308, 316, 349
クロキサゾラム··144
クロザピン···81, 86, 98
クロチアゼパム··139
クロナゼパム···117, 245, 317
クロミプラミン··110, 263, 290, 293
クロルジアゼポキシド··142
クロルプロマジン···202, 214, 348

け
ケタミン···359

し
ジアゼパム······················142, 192, 194, 200, 202, 214
シアナミド··62, 190, 194
ジスルフィラム······································62, 190, 194

す
スルピリド···266

せ
セチプチリン··111
セルトラリン·································112, 127, 224, 227, 291
セレギリン··53, 55, 332, 339

そ
ゾニサミド···56, 333
ゾピクロン··148, 153
ゾルピデム··127, 148, 153

た
タリペキソール···330

炭
炭酸リチウム··················39, 115, 126, 128, 266, 292
タンドスピロン·····················42, 44, 136, 144, 151, 160

ち
チアプリド···348

て
デキストロメトルファン··359
デシプラミン··277
デュロキセチン·································113, 127, 175, 358

と
ドネペジル·······················13, 58, 304, 307, 313, 317
ドパミン··53, 320, 330
トフィソパム··139
トリアゾラム···145, 196
トリクロホスナトリウム···150
ドロキシドパ···332
ドンペリドン···335

な
ナルトレキソン··190

に
ニトラゼパム···147

は
パリペリドン··101
バルプロ酸ナトリウム
　················39, 115, 126, 128, 173, 175, 266, 278, 292, 294, 358, 375
パロキセチン·································112, 127, 224, 227, 291
ハロペリドール·································214, 277, 290, 292, 348

ひ
ビペリデン···174, 214, 375
ピモジド··265, 277, 290, 292, 294
ピリドキサール···53

ふ
フェニトイン··358
ブトクタミド···150
プラミペキソール·································54, 244, 330, 339
フルオキセチン···224
フルタゾラム·································142, 147, 175, 196, 227, 375
フルボキサミン·································112, 174, 224, 226, 291, 293
フルマゼニル···201
フルラゼパム···148
ブロチゾラム···145, 214
ブロナンセリン··31, 97
プロプラノロール···151
ブロマゼパム··138, 143, 227
ブロモバレリル尿素··150
プロメタジン·································46, 57, 202, 214
ブロモクリプチン···330
プロラクチン···95

へ
ペモリン··48, 242
ペルゴリド··330
ヘロイン···205
ペロスピロン·································81, 94, 175, 349
ベンセラジド···53, 330

ほ
抱水クロラール···150

ま
マプロチリン··36, 111

み
ミアンセリン……………………………………111
ミルタザピン……………………………113, 120
ミルナシプラン…………………………………113

め
メキサゾラム……………………………………142
メサドン……………………………………185, 212
メタゼパム………………………………………141
メチルフェニデート
　……………15, 25, 48, 242, 259, 263, 275, 277, 279, 281
メマンチン……………………………58, 61, 307, 315

も
モサプリド…………………………………318, 335, 339
モダフィニル……………………………………48, 242
モルヒネ…………………………………180, 205, 347

よ
抑肝散………………………………291, 308, 315, 317

ら
ラメルテオン………………………45, 47, 150, 240, 243, 249
ラモトリギン………………………………39, 41, 116

り
リスペリドン……………81, 86, 89, 174, 200, 214, 224, 228,
　　　　　　　　　261, 263, 277, 290, 292, 294, 349, 375
リバスチグミン………………………13, 58, 306, 313
リルマザホン……………………………………147

れ
レボドパ……………………………51, 53, 56, 317, 323
レボドパ／カルビドパ………………………317, 339
レボメプロマジン………………………………214

ろ
ロピニロール…………………………………330, 338
ロフラゼプ酸エチル……………………144, 192, 200
ロラゼパム………………………………………138, 143
ロルメタゼパム…………………………………147

薬剤師レジデントライブラリー
臨床精神薬学   ©2013

定価（本体 3,200 円＋税）

2013年4月10日　1版1刷

編　者　　野田　幸裕
　　　　　吉尾　隆

発行者　　株式会社　南山堂
　　　　　代表者　鈴木　肇

〒113-0034　東京都文京区湯島4丁目1-11
TEL 編集(03)5689-7850・営業(03)5689-7855
振替口座　00110-5-6338

ISBN 978-4-525-70701-9　　　　　　Printed in Japan

本書を無断で複写複製することは，著作者および出版社の権利の侵害となります．
JCOPY ＜(社)出版者著作権管理機構 委託出版物＞
本書の無断複写は著作権法上での例外を除き禁じられています．複写される場合は，
そのつど事前に，(社)出版者著作権管理機構(電話 03-3513-6969，FAX 03-3513-6979，
e-mail: info@jcopy.or.jp)の許諾を得てください．

スキャン，デジタルデータ化などの複製行為を無断で行うことは，著作権法上での
限られた例外（私的使用のための複製など）を除き禁じられています．業務目的での
複製行為は使用範囲が内部的であっても違法となり，また私的使用のためであっても
代行業者等の第三者に依頼して複製行為を行うことは違法となります．

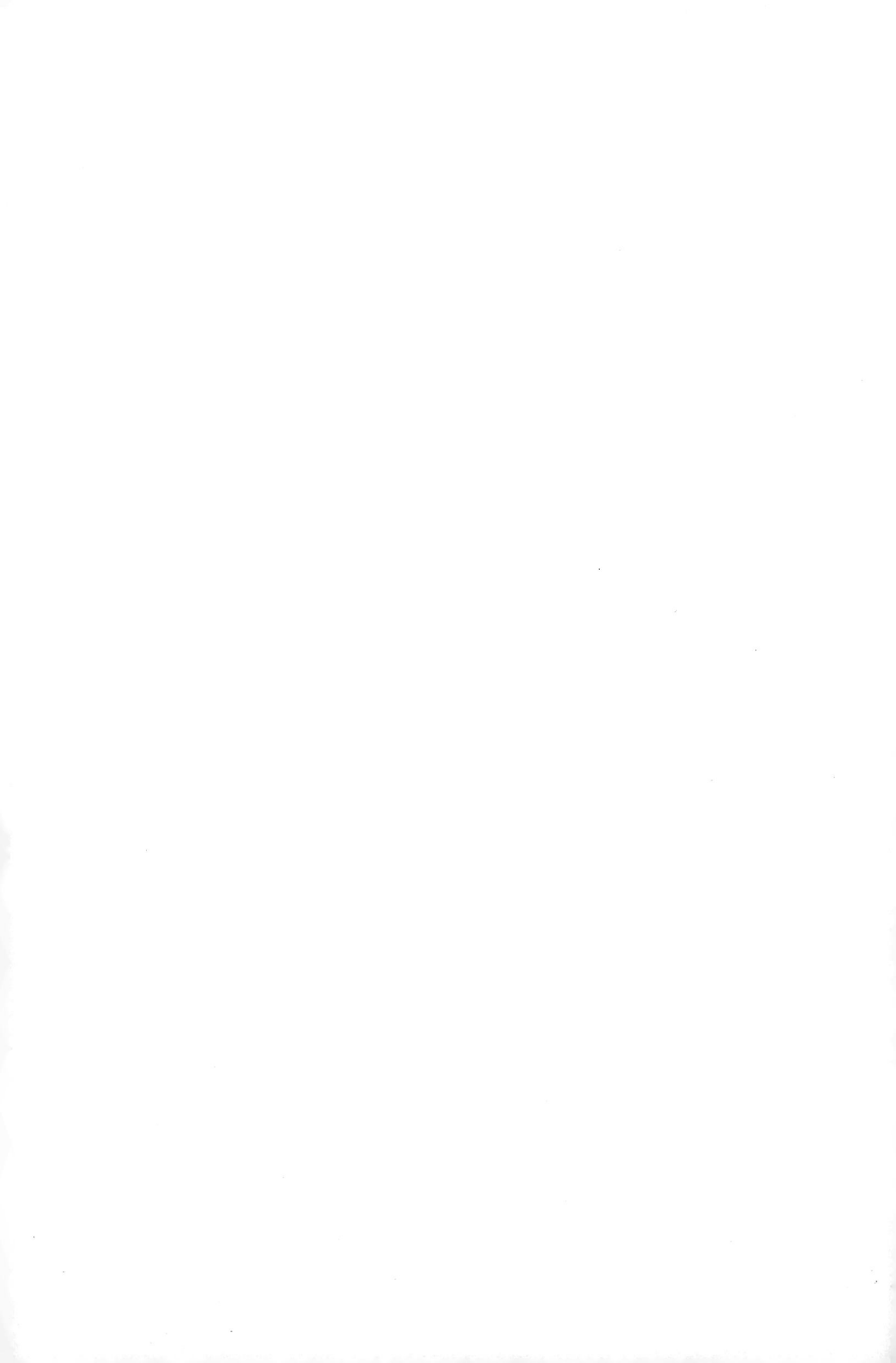